国家卫生和计划生育委员会"十二五"规划教材
全国高等医药教材建设研究会"十二五"规划教材
全国高职高专院校教材

供临床医学专业用

预防医学
实训及学习指导

主　编　王万荣　刘明清

副主编　肖焕波　刘　琥　张　谦

编　者（以姓氏笔画为序）

丁　可（南阳医学高等专科学校）　　　李锐锋（大庆医学高等专科学校）

王万荣（安徽医学高等专科学校）　　　肖焕波（首都医科大学燕京医学院）

刘　琥（济宁医学院）　　　　　　　　何雪娟（沧州医学高等专科学校）

刘明清（沧州医学高等专科学校）　　　张　谦（重庆医药高等专科学校）

严　璟（曲靖医学高等专科学校）　　　庞振清（沧州市疾病预防控制中心）

李彦国（沧州医学高等专科学校）　　　段爱旭（山西大同大学医学院）

人民卫生出版社

图书在版编目（CIP）数据

预防医学实训及学习指导/王万荣，刘明清主编.
—北京：人民卫生出版社，2014
ISBN 978-7-117-19280-4

Ⅰ.①预⋯ Ⅱ.①王⋯②刘⋯ Ⅲ.①预防医学-高等
职业教育-教学参考资料 Ⅳ.①R1

中国版本图书馆 CIP 数据核字（2014）第 166326 号

人卫社官网	www.pmph.com	出版物查询，在线购书
人卫医学网	www.ipmph.com	医学考试辅导，医学数
		据库服务，医学教育资
		源，大众健康资讯

预防医学实训及学习指导

主　　编：王万荣　刘明清
出版发行：人民卫生出版社（中继线 010-59780011）
地　　址：北京市朝阳区潘家园南里 19 号
邮　　编：100021
E - mail：pmph @ pmph.com
购书热线：010-59787592　010-59787584　010-65264830
印　　刷：北京人卫印刷厂
经　　销：新华书店
开　　本：787×1092　1/16　　印张：13
字　　数：324 千字
版　　次：2014 年 9 月第 1 版　2017 年 5 月第 1 版第 5 次印刷
标准书号：ISBN 978-7-117-19280-4/R·19281
定　　价：22.00 元

打击盗版举报电话：**010-59787491**　**E-mail：WQ @ pmph.com**
（凡属印装质量问题请与本社市场营销中心联系退换）

　　《预防医学实训及学习指导》是国家卫生和计划生育委员会"十二五"规划教材《预防医学》（第5版）的配套教材。本教材依据第七轮全国高职高专临床医学专业规划教材整体规划和要求，贯彻"三基"（基础理论、基本知识、基本技能），体现"五性"（思想性、科学性、先进性、启发性、适用性）以及重点突出、详略得当的原则，贴近基层临床预防工作岗位，精心选编了10个代表性的预防医学实训项目；同时将教材中的重点、难点内容进行提炼与总结，形成学习指导。上篇为实训指导，共设计了10个实训项目。每个项目均由实训目标、实训内容、实训用物、实训要点和实训任务5个部分组成。下篇为学习指导，共11章。每一章均由"学习要点"、"内容要点"、"复习题"及"参考答案"4部分组成。"学习要点"列出了国家助理执业医师考试大纲要求的重要细目，方便学员有针对性地对照学习；"内容要点"包括"教材知识点"和"本章难点与注意点"，前者简明地归纳了教材各章节中的重要知识点和技能点，后者列出了章节内学习难点和注意点，教师教学和学员自学时需要特别关注；"复习题"包括选择题（参照执业医师考试题型）、思考题、案例分析（综合应用题），根据"国家医学考试中心"的出题规范，兼顾各章难易程度不同，重点围绕临床预防实际应用命题。每章后附有"参考答案"，其中，选择题和案例分析给出了参考答案；部分思考题给出了答案要点。

　　本教材适用于三年制临床医学、口腔医学、护理、助产等专业使用，并可作为《预防医学》课程复习和备考以及国家助理执业医师考试备考的参考书。

　　在编写过程中，参考了同类教材、学习指导或相关文献资料；得到编委所在学校领导和同行的大力支持。在此一并表示衷心的感谢！

　　由于时间和能力所限，难免有错误与疏漏之处，恳请广大师生批评指正。

编者

2014年6月

目　录

上篇　实训指导

下篇　学习指导

上篇 实训指导

实训项目一 环境有关疾病案例讨论

一、实训目标

1. 通过总结典型案例惨痛教训认识人与自然和谐发展的重要性。
2. 能够对环境污染相关疾病进行初步识别,提出环境保护合理化建议。
3. 能够叙述环境污染案例的调查方法。

二、实训内容

1. 环境污染典型事件。
2. 环境污染的来源、污染物的转归。
3. 环境污染物对健康的危害及特点。
4. 环境保护措施。

三、实训用物

环境污染录像片;国外典型环境污染事件材料;中国环境污染事件材料。

四、实训要点

(一)国外典型环境污染事件

1. 洛杉矶光化学烟雾事件　发生在 20 世纪 40 年代初期美国洛杉矶市。该市三面环山。市内高速公路纵横交错,占全市面积的 30%。当时,这个城市拥有 250 万辆汽车,每天消耗汽油约 1600 万升。汽车尾气排放等导致大气中存在大量碳氢化合物、氮氧化物、一氧化碳和铅烟等污染物。该市处于 50km 狭长的盆地中,一年约有 300 天出现逆温现象,汽车排出的废气积累,在阳光照射下,生成淡蓝色的光化学烟雾,其中含有臭氧、氧化氮、乙醛和其他氧化剂,滞留市区时间长达好几天。光化学烟雾主要刺激眼、喉、鼻,引起眼病、喉痛、胸痛和头疼,严重时会死亡。其后 1952 年 12 月的一次烟雾中,65 岁以上老人死亡 400 余人。

2. 痛痛病事件　1955～1972 年发生在日本富士山县神通川流域。锌、铅冶炼工厂等排放的含镉废水污染了神通川水体,两岸居民利用河水灌溉农田,使土地含镉量高达 7～8ppm,居民食用含镉量达 1～2ppm 的稻米和饮用含镉水而中毒,引起肾损害。此事件持续十多年,至 1972 年才查明病因。据资料报道,至 1972 年 3 月患者已超过 180 人,死亡 34 人,此外还有 100 多人出现可疑症状。由于患者经常"哎呦-哎呦"地呼叫呻吟,日本人便称这种奇怪的病症为"哎呦-哎呦病",即"痛痛病"。

3. 米糠油事件　1968 年 3 月发生于日本北九州市、爱知县一带。九州大牟田一家粮食加工公司用油工厂在生产米糠油时,为了追逐利润,降低成本,用多氯联苯作脱臭工艺中的热载体,由于管理不善,混入米糠油中,米糠油销售各地,许多人食用后中毒或死亡。米糠油的副产物黑油作家禽饲料,引起大量家禽死亡。食用中毒者超过 1400 人,至七八月份超过 5000 人,其中 16 人死亡,实际受害者 13 000 人。几十万只鸡死亡。多氯联苯能富集在人体内,不易排出,也无有效的治疗方法。

4. 印度博帕尔农药厂事件　1984 年 12 月 3 日凌晨,坐落在博帕尔市郊的美国联合碳化物公司(专门生产滴灭威、西维因等杀虫剂)储存液态异氰酸甲酯的钢罐发生爆炸,40 吨毒气很快泄漏。没有任何警告,没有任何征兆,一片"雾气"在博帕尔市上空迅速蔓延,方圆 40 平方千米以内 50 万人的居住区整个被"雾气"形成的云雾笼罩。人们睡梦中惊醒并开始咳嗽,呼吸困难,眼睛被灼伤。许多人在奔跑逃命时倒地身亡,还有一些人死在医院里,众多的受害者挤满了医院,医生却对有毒物质的性质一无所知。该事件迄今直接致死 2.5 万人,间接致死 55 万人,永久残疾 20 多万人。事件发生后该公司没有教市民如何逃生,没有给予市民最基本的建议——不要惊慌,要待在家里并保持眼睛湿润。该公司安全管理错误与工人操作失误引发了 20 世纪最著名的一场灾难。

(二)国内典型环境污染事件

1. 云南澄江锦业工贸公司重大环境污染事件　2005 年至 2008 年间,该公司长期将含砷废水通过明沟、暗管直接排放到厂区最低凹处没有经过防渗处理的天然水池内,并抽取该池内含砷废水进行洗矿作业;雨季降水量大时直接将天然水池内的含砷废水抽排至厂外邻近阳宗海的磷石膏渣场放任自流,造成阳宗海水体受砷污染,水质从 II 类下降到劣 V 类,饮用、养殖等功能丧失,县级以上城镇水源地取水中断。

2. 江苏标新化工有限公司投放危险物质事件　2007 年 11 月底至 2009 年 2 月 16 日期间,盐城市标新化工有限公司法定代表人胡文标、生产负责人丁月生,明知生产过程中产生的废水含有苯、酚类有毒物质,仍向河中排放,致使盐城市区城西、越河自来水厂取水口被污染,造成 20 多万居民饮用水停水长达 66 小时 40 分钟,直接经济损失 543.21 万元。

3. 重庆云光化工公司污染环境事件　云光公司受一家企业委托,处置其生产过程中产生的危险废物(次级苯系物有机产品)。此后,云光公司作为专业的化工危险废物处置企业,违反国家关于化工危险废物的处置规定,直接将危险废物工业废水和工业污泥转交给不具有化工危险废物处置资质的私人处置。2011 年 6 月 12 日,28 吨多工业废水被倾倒在兴文县共乐镇境内的大坳口公路边的荒坡处;6 月 14 日,3 车危险废物约 75 余吨被倾倒在黄水沱振兴硫铁矿的荒坡处,致使当地环境受到严重污染,并对当地居民的身体健康和企业的生产产生影响。

五、实训任务

【任务 1-1】第二次世界大战前后,一些发达国家致力于经济起飞,忽视了环境保护,结果发生了一系列"公害"事件。不仅直接影响了经济的持续发展,而且对人类本身的健康也产生严重的危害,甚至威胁着人类的生存。国外重大污染事件给人们留下了深刻而惨痛的教训。我国面临的环境污染形势日渐严峻。从我国近年处理的污染环境重大案件看,企业违法排污主要有三个特点:一是部分正规的化工、矿产或垃圾处理企业,直接违法排放有害物质;二是部分化工企业为降低治污成本,将化工废液及固体废物等低价售给无处置资质的公司或个人,由其非法倾倒;三是部分中小化工企业利用暗管、渗井、渗坑等,非法排放有毒有害物质。在这些案件中,有的非法排污的化工、采矿等企业是当地招商或扶持的高利税重点项目。

问题1:当今社会工业高度发展,如何正确处理工业发展与环境保护的关系?

问题2:你所在的区域存在哪些环境污染现象?请分析该污染对当地经济社会可持续发展带来的影响。

问题3:作为医护人员如何为美丽中国建设发挥作用?

【任务1-2】日本熊本县水俣镇是水俣湾东部的一个小镇,水俣湾外围的"不知火海"海产丰富,是渔民们赖以生存的主要渔场,"不知火海"丰富的渔产使小镇格外兴旺。

1956年4月,来自水俣镇入江村的一位6岁小女孩因病被送至当地窒素公司(当地一家主要生产氮肥的化工厂)附属医院,病情急速恶化,1个月后患儿双眼失明,全身性痉挛,不久死亡。死者两岁的妹妹也罹患相同的病症,不久又发现许多村民都有问题。轻者口齿不清、步履蹒跚、面部痴呆、手足麻痹、感觉障碍、视觉丧失、震颤、手足变形;重者精神失常,酣睡或兴奋,身体反弓高叫,直至死亡。由于病因不明,该病被称做"水俣怪病"。

问题1:你认为引起"水俣怪病"的可能原因是什么?为什么?

问题2:为寻找病因,应从哪些方面进行调查?

1956年,日本熊本大学医学部成立水俣病研究组。经过调查发现,早在1950年,当地就出现了异常现象,大量的海鱼成群聚集在海面,任人捕捞,海面上经常见到死鱼、海鸟尸体,水俣市的捕鱼产量大幅下降。1952年,当地猫出现不寻常现象,病猫步态不稳,抽搐、麻痹,甚至跳海死去,被称为"跳舞病"、"自杀猫",但当时未引起注意,接着,狗、猪也发生了类似的发疯情形。

通过调查,专家们认为病因是由于长期食用水俣湾鱼贝类后引起的重金属中毒,毒物可能来自窒素公司化工厂排出的废水。据调查,当时工厂化工废水内含有多种重金属,研究人员侦察的矛头指向窒素公司。

问题3:该次中毒事件能否认为是环境污染事件?什么是环境污染?已知病因却未采取任何措施会造成哪些影响?

1958年,研究人员发现水俣病患者临床和病理表现与职业甲基汞中毒症状非常吻合。进一步进行环境调查发现,在窒素公司工厂废水排出口附近底泥中含汞量达2.01ppm,水俣湾中贝类含汞量在11.4~39.0ppm,病猫肝脏的含汞量在37~145.5ppm,患者发汞值高达96.8~705ppm。1960年研究人员从水俣湾的贝类体中提取到了甲基汞。

问题4:请用本例说明食物链在生物富集中的作用。

问题5:环境调查说明了什么?水俣病的病因是什么?理由是什么?

问题6:如果发现某地居民汞值明显高于正常,要查出原因,应做哪些工作?

1925年,这家窒素公司在水俣湾建厂,后又开设了合成醋酸厂。1949年后,公司开始生产氯乙烯(C_2H_3Cl),年产量不断提高,1956年超过6000吨。与此同时,工厂在合成醋酸时所用的催化剂氯化汞和硫酸汞没有经过任何处理便随废水排放到水俣湾中。

尽管做了大量调查,但由于未采取实际防治措施,病例仍不断出现。同时此事造成水俣湾鱼贝类市场价格一落千丈,当地居民陷入贫困,反而只得大量食用自产有毒鱼贝,使灾情扩大。

然而,窒素公司声称其生产过程中只使用无机汞,不使用甲基汞,拒绝承认该工厂是污染来源。1962年研究人员在该厂生产过程中形成的渣浆中测出了氯化甲基汞。氯化汞和硫酸汞大部分沉淀在湾底的泥里,在此通过甲基钴氨素的细菌作用变成毒性十分强烈的甲基汞。甲基汞每年能以1%速率释放出来,对上层海水形成二次污染,长期生活在这里的鱼虾贝类最易被甲基汞所污染。甲基汞具有脂溶性、原形蓄积和高神经毒3项特性;人体受害的主要器官为大脑皮质,主要症状有隧道视野、运动失调震颤、语言障碍等。水俣病的遗传性也很强,孕妇吃了被甲基汞污染的海产品后,可能引起婴儿患先天性水俣病。截至1974年底,官方正式确认的水俣病患者为798名,其中死亡107人,还有约2800人等待确认。

问题7:为什么窒素公司拒绝承认其是污染源?如何去证实?

问题8:为什么说水俣病是公害病?公害病有什么特点?今后如何预防类似事件的发生?

(严 璟 王万荣)

实训项目二 健康危险度评估

一、实训目标

1. 能利用调查问卷对评估对象的健康危险因素进行收集。
2. 会查阅相对应的危险分数转换表。
3. 掌握危险分数的计算方法。
4. 会评估危险类型。
5. 能为评估对象提出有针对性的预防保健措施。

二、实训内容

1. 利用调查问卷收集评估对象的健康危险因素。
2. 危险分数转换表的查阅。
3. 危险分数的计算。
4. 健康危险度的个体评估。

三、实训用物

健康危险度评估问卷,危险分数转换表,计算器。

四、实训要点

(一)健康危险度评估问卷
健康危险度评估问卷的内容包括:
1. 行为生活方式 吸烟、饮酒、体力活动和使用安全带等。
2. 环境因素 经济收入、居住条件、家庭关系、生产环境、心理刺激和工作紧张程度等。
3. 生物遗传因素 年龄、性别、种族、疾病遗传史、身高和体重等。
4. 医疗卫生服务 是否定期体格检查、X线检查、直肠镜检查、乳房检查和阴道涂片检查等。
5. 疾病史 详细了解个人的患病史、症状、体征及相应检查结果。包括个人疾病史:婚姻与生育状况;初婚年龄、妊娠年龄、生育胎数等;家庭疾病史:家庭中是否有人患冠心病、糖尿病、乳腺癌、直肠癌、自杀和高血压等。

上述资料一般采用自填式问卷调查法,辅以一般体格检查、实验室检查等手段获得。

（二）危险分数转换表

危险分数转换表是将危险因素转换成危险分数的关键,只有通过这种转换才能对危险因素进行定量分析。危险分数是根据人群的流行病学调查资料,如各种危险因素的相对危险度(RR)及其人群中的发生率或死亡率(P),经过数理统计模型计算得到。总之,危险因素与死亡率之间的数量依存关系是通过危险分数转换这个中间环节来实现的(实训表2-1)。

实训表 2-1　冠心病危险分数转换表(男性40～44岁组)

死亡原因	危险指标	测量值	危险分数
冠心病	收缩压 kPa(mmHg)	26.6(200)	3.2
		23.9(180)	2.2
		21.3(160)	1.4
		18.6(140)	0.8
		16.0(120)	0.4
	舒张压 kPa(mmHg)	14.1(106)	3.7
		13.3(100)	2.0
		12.5(94)	1.3
		11.7(88)	0.8
		10.9(82)	0.4
	胆固醇(mg/dl)	280	1.5
		220	1.0
		180	0.5
	糖尿病史	有	3.0
		已控制	2.5
		无	1.0
	运动情况	坐着工作和娱乐	2.5
		有些活动的工作	1.0
		中度锻炼	0.6
		较强强度锻炼	0.5
		坐着工作,有定期锻炼	1.0
		其他工作,有定期锻炼	0.5
	家族史	父母二人60岁以前死于冠心病	1.4
		父母之一60岁以前死于冠心病	1.2
		父母健在(<60岁)	1.0
		父母健在(≥60岁)	0.9
	吸烟	≥10支/日	1.5
		<10支/日	1.1

续表

死亡原因	危险指标	测量值	危险分数
		吸雪茄或烟斗	1.0
		戒烟（不足 10 年）	0.7
		不吸或戒烟 10 年以上	0.5
	体重	超重 75%	2.5
		超重 50%	1.5
		超重 15%	1.0
		超重 10% 以下	0.8
		降到平均体重	1.0

（三）危险度的评估方法

健康危险度评估是研究致病危险因素和慢性病发病率及死亡率之间数量依存关系及其规律性的一种技术。它将生活方式等因素转化为可测量的指标，预测个体在一定时间发生疾病或死亡的危险，同时估计个体降低危险因素的潜在可能，并将信息反馈给个体。

1. 危险分数　危险分数是代表发病危险的指标。对于个体某一疾病的危险分数而言，危险分数为该个体发生或死于该疾病的概率与同年龄同性别人群发生或死于该疾病的概率比值。通过对个体的评估，可以计算以下三种危险分数：

（1）目前的危险分数：根据目前的情况所计算的现实的危险分数。依据个体的生活方式、遗传因素等确定。

（2）一般人群的危险分数：同年龄同性别人群的危险分数。作为评估对象的参照，因此都为 1。

（3）目标危险分数：由于有些与行为方式有关的危险因素是可以改变的，因此，计算出全面建立健康行为的理想生活方式下个体的危险分数。目标危险分数应小于或等于目前的危险分数。

2. 计算目前的危险分数　对于大多数慢性病来说，其危险因素往往不是单一的，因此，需要计算组合危险分数，即把每一项危险因素对某病发病或死亡的影响进行综合。组合危险分数计算方法如下：

先根据危险分数表查得在每一项危险因素中的危险分数，再根据下列公式计算：

$$P_z = (P_1 - 1) + (P_2 - 1) + \cdots\cdots + (P_n - 1) + Q_1 * Q_2 * \cdots\cdots * Q_m$$

P_i：≥1 的各项危险分数

Q_i：<1 的各项危险分数

将大于或等于 1 的危险分数减 1 作为相加项，小于 1 的部分相乘作为相乘项，相加项和相乘项之和即为组合危险分数。假设某人冠心病的各项危险分数为 10，意味着他死于冠心病的危险是和他（她）同年龄、同性别个体的危险的 10 倍，因此他属于冠心病的高危人群。

3. 目标危险分数的计算　应该看到，有些危险因素是人为难以改变的，如家族史、既往病史等。而有些因素通过努力是可以改变的，如吸烟、酗酒等。如果改变不良习惯，可降低疾病的危险性。计算这些可改变的危险因素消除或降低后的发病或危险即为目标危险分数。

计算目标危险分数的方法与上述的组合危险分数计算方法一致,只是所估计的是不良行为得到控制或改变情况下的危险分数。

4. 健康危险度的个体评估　通过比较目前的危险分数、一般人群的危险分数、目标危险分数即可以对该病的发病或死亡危险进行评价。评价结果可以分为以下4种。

低危险型:被评价者发生该病的目前的危险分数小于1,即低于同年龄、同性别一般人群的发病或死亡危险。当然,通过进一步调整行为方式仍然可以进一步降低危险,但程度有限。

自创型:被评价者发生该病的目前的危险分数大于1,而目标危险分数远小于目前的危险分数。被评价者发生该病的目前的危险分数大于1,说明危险分数的平均水平较高;目标危险分数和目前的危险分数相差较大,说明这些危险分数属于自创型,通过降低危险分数的措施,可以降低发病危险。

难以改变的危险因素型:被评价者发生该病的目前的危险分数大于1,但目标危险分数和目前的危险分数相差较小。说明个体危险因素主要来自生物遗传因素和既往病史,通常不易改变,降低发病危险的可能性较小。

一般危险型:被评价者发生该病的目前的危险分数接近于1,目标危险分数和目前的危险分数相接近。说明被评价者的发病危险接近于一般人群,降低的可能性有限。

(四)危险度的评估步骤

1. 收集危险因素资料,获取与评估疾病有关的各项危险因素指标。
2. 查阅该年龄、性别的危险分数表,得到各项因素所对应的危险分数。
3. 利用组合危险分数计算方法计算目前的危险分数。
4. 对各项危险因素进行重新评估,根据改变不良行为方式后的因素组合,查表获得各项因素所对应的新的危险分数。
5. 利用组合危险分数计算方法计算目标危险分数。
6. 通过目前危险分数、目标危险分数和一般人群危险分数的比较,确定死亡危险的类型。

五、实训任务

【任务2-1】　某地某男,公司白领,42岁,血压130/90mmHg,胆固醇240mg/dl,体重超重30%,每天吸烟20支,办公室坐着工作为主,无冠心病和糖尿病家族史。

问题1:对该个体死于冠心病的目前危险性进行评估。

问题2:针对该个体存在的危险因素,提出降低危险因素的措施。

问题3:如果该男性遵照医嘱,完全去除可改变的危险因素,重新评估危险性。

问题4:评估该个体的危险类型。

(何雪娟)

实训项目三　糖尿病患者的食谱编制

一、实训目标

1. 了解食谱编制的原则。

2. 学会并掌握食谱编制的步骤与方法,能编制一日食谱。

3. 能对食谱进行评价,提出改进建议。

二、实训内容

1. 食品交换法制订食谱

2. 营养成分计算法评价食谱

三、实训用物

食物成分表、计算器

四、实训要点

(一)食谱编制原则

1. 营养治疗目标 通过平衡膳食,配合药物治疗和体育锻炼,将血糖控制在理想范围,使血脂、血压保持在理想范围;并保证患者充沛的体力;有效防治各种糖尿病急、慢性并发症的发生;通过合理的营养改善整体的健康状况。

2. 膳食原则

(1)制订合理的、个体化的能量供给标准:以个人饮食习惯为基础,结合病情、年龄、身高、实际体重、活动强度等情况确定总能量,以达到目标体重。

(2)调整三大营养素供能比例:限制脂肪、给予适量碳水化合物、优质蛋白质。在合理控制总能量的前提下,碳水化合物供热比占50%~60%为宜,以复合多糖类食物为主,应尽量选择 GI 较低的食物和适量的粗粮、杂粮,适当增加膳食纤维摄入量;脂肪供热比≤30%,按低脂低胆固醇膳食标准配制;蛋白质供热比15%~20%,以优质蛋白为主。

(3)平衡膳食:选择多样化富含多种营养素的食物,保证丰富的维生素、矿物质供给;多饮水,限制饮酒;坚持定时定量定餐。

(二)食品交换法制订食谱

食谱编制步骤

(1)判断体型;

(2)计算每日所需的总能量;

(3)查表确定全天各类食物的交换份数;

(4)将各类食物的交换份数安排到各餐次;

(5)根据患者饮食习惯和嗜好,选择并交换食物,制订一日食谱;

(6)对食品进行评价与调整。

【示例 3-1】 患者刘女士,女性,56 岁,身高 156cm,体重 65kg,退休,2 型糖尿病患者。空腹血糖 7.8mmol/L,餐后 2 小时血糖 8.6mmol/L,肝肾功能未见异常。以食品交换份法为该患者编制一日食谱。

1. 判断体型

(1)标准体重法

标准体重(kg) = 身高(cm) - 105

标准体重指数 = (实际体重 - 标准体重)/标准体重×100%

评价标准:±10% 为正常;≥10% 为超重;≥20% 为肥胖。

（2）体质指数（BMI）法

$$BMI = 体重（kg）/身高（m）^2$$

评价标准：18.5～23.9 为正常，24～27.9 为超重，≥28 为肥胖。

本例患者：标准体重 = 156 − 105 = 51kg；

标准体重指数 = （65 − 51）/51 × 100% = 27.5%；

$$BMI = 体重（kg）/身高（m）^2 = 26.7$$

本例患者属超重。

2. 计算每日所需总能量 根据体型和体力活动程度，参考实训表 3-1，确定每 kg 标准体重所需能量，然后计算出每日所需总能量。

每日所需总能量 = 标准体重（kg）× 能量供给标准（kcal/kg）

实训表 3-1 成年糖尿病患者每日能量供给量（kcal/kg）

体型	卧床	轻体力劳动	中体力劳动	重体力劳动
消瘦	20～25	35	40	45～50
正常	15～20	30	35	40
肥胖	15	20～15	30	35

本例患者，退休，从事日常家务，属轻体力活动；体型为超重。根据实训表 3-1，每 kg 标准体重所需能量为 20～25kcal。

每日所需总能量 = 51 × （20～25）kcal = 1020～1275kcal；

根据患者年龄，给予 1200kcal。

3. 查表确定全天各类食物的交换份数（实训表 3-2）

实训表 3-2 不同能量饮食中各类食物的交换份数

能量（kcal）	交换总份数	谷薯类	蔬菜类	水果类	肉蛋类	乳类	油脂类
1000	12	6	1	—	2	2	1
1200	14.5	7	1	—	3	2	1.5
1400	16.5	9	1	—	3	2	1.5
1600	18.5	9	1	1	4	2	1.5
1800	21	11	1	1	4	2	2
2000	23.5	13	1	1	4.5	2	2
2200	25.5	15	1	1	4.5	2	2
2400	28	17	1	1	5	2	2

本例患者每日所需总能量为 1200kcal，全天食物交换总份数为 14.5，其中谷类 7 份、蔬菜类 1 份、肉蛋类 3 份、乳类 2 份、油脂类 1.5 份。

4. 将各类食物的交换份数安排到各餐次 一般将食物按 1/5、2/5、2/5 能量比或 1/3、1/3、1/3 能量比分配到早、中、晚三餐。本例患者各餐交换份数，见实训表 3-3。

实训表 3-3 各餐食物交换份数

食物类别	各餐交换总份数	早餐份数	中餐份数	晚餐份数
谷薯类	7	2	3	2
蔬菜类	1	0	0.5	0.5
水果类	—	—	—	—
肉蛋类	3	0	2	1
乳类	2	2	0	0
油脂类	1.5	0	1	0.5
合计	14.5	4	6.5	4

5. 制订一日食谱 根据患者饮食习惯和嗜好,选择并交换食物。根据食物的来源和性质将食物分成几大类,制订出各类食物等值交换表(实训表 3-4)。

每一食物交换份的能量相近(多为 377kJ,即 90kcal)。同类食物所含蛋白质、脂肪、碳水化合物相近,可以互换。

实训表 3-4 常见食物等值交换表(每份能量 90kcal)

食物类别	食物名称	交换量(g)	食物名称	交换量(g)	营养素含量
谷薯类(富含碳水化合物、膳食纤维)	大米、小米、糯米、高粱米、面粉、玉米面、各种挂面	25	烧饼、烙饼、馒头、窝头、面包、生面条	35	蛋白质 2g、碳水化合物 20g
	土豆	100	鲜玉米	200	
蔬菜类(富含矿物质、维生素、膳食纤维)	大白菜、油菜、圆白菜、韭菜、菠菜、茼蒿、莴笋、西红柿等	500	白萝卜、茭白、冬笋	400	蛋白质 5g、碳水化合物 17g
			丝瓜、南瓜、青椒	350	
			洋葱、蒜苗	250	
水果类(富含矿物质、维生素、膳食纤维)	李子、葡萄、香蕉、苹果、桃、橙子、橘子等	200	西瓜	500	蛋白质 1g、碳水化合物 21g
			草莓	300	
肉蛋类(富含蛋白质、脂肪)	鱼虾类	80	鸡蛋、鸭蛋、皮蛋	60	蛋白质 9g、脂肪 6g
	瘦猪肉、牛肉、羊肉、鸡肉、鸭肉、鹅肉	50	肥瘦猪肉	25	
			火腿、香肠	20	
乳类(富含蛋白质、脂肪)	牛奶、羊奶	160	酸奶	130	蛋白质 5g、脂肪 5g、碳水化合物 6g
	奶粉	20	乳酪	25	
大豆类(富含蛋白质)	南豆腐	150	北豆腐	100	蛋白质 9g、脂肪 4g、碳水化合物 4g
	豆腐干、丝	50	腐竹	20	
油脂类(富含脂肪)	菜籽油、豆油、花生油、棉籽油、芝麻油、	10	牛油、羊油、猪油(未炼)	10	脂肪 10g

根据上表,为本例患者粗配食谱如下:

早餐:两面馒头(小麦面 30g,玉米面 20g)

　　　无糖酸奶 250ml

中餐:米饭(大米 50g,高粱米 25g)

　　　素炒小白菜(小白菜 250g、油 10g)

　　　清蒸鱼(鱼 150g)。

晚餐:云吞(面 50g,瘦肉 25g,白菜 100g,油 5g)。

　　　油菜拌豆腐干(油菜 150g,豆腐干 25g)。

6. 对食品进行评价与调整。

(三)营养成分计算法评价食谱

根据食谱的制订原则,食谱的评价应该包括以下几个方面:

(1)食谱中所含五大类食物是否齐全,是否做到了食物种类多样化?

(2)各类食物的量是否充足?

(3)全天能量和营养素摄入是否适宜?

(4)三餐能量摄入分配是否合理,早餐是否保证了能量和蛋白质的供应?

(5)优质蛋白质占总蛋白质的比例是否恰当?

(6)三种产能营养素(蛋白质、脂肪、碳水化合物)的供能比例是否适宜?

【示例3-2】营养成分计算方法

1. 计算一日营养素摄入量。参照食物成分表,分别计算该食谱早、中、晚三餐主要营养素摄入量(实训表3-5)。

实训表 3-5　一日营养素摄入量计算表

食物名称	重量(kg)	蛋白质(g)	脂肪(g)	碳水化合物(g)	能量(kcal)	钙(mg)	铁(mg)	锌(mg)	视黄醇(μgRE)	硫胺素(mg)	核黄素(mg)	尼克酸(mgNE)	抗坏血酸(mg)
早餐合计													
午餐合计													
晚餐合计													

2. 计算能量来源分配比例及三餐能量分配比例(实训表3-6、实训表3-7)。

实训表3-6 能量来源分配计算表

营养素	摄入量（g）	能量（kcal）	供能百分比（%）
蛋白质			
脂肪			
碳水化合物			
合计			

实训表3-7 三餐能量分配计算表

餐别	能量	百分比（%）
早餐		
午餐		
晚餐		
合计		

3. 根据评价结果调整食谱。

4. 根据患者饮食习惯和嗜好,选择并交换食物。

五、实训任务

【任务3-1】患者李某,男,52岁,身高166cm,体重75kg,汽车驾驶员。近一个多月常觉疲倦、烦渴多饮。临床检查:血压136/80mmHg,无糖尿病并发症表现。实验室检查:空腹血糖7.4mmol/L,餐后血糖11.5mmol/L,血脂正常。以食品交换份法为其制订一日食谱。

(张 谦)

实训项目四 苯中毒案例讨论

一、实训目标

1. 掌握职业病的诊断原则。

2. 能叙述苯的主要接触机会和苯中毒的主要表现。

3. 能说出苯中毒的治疗原则和预防措施。

4. 学会职业中毒案例的分析方法。

二、实训内容

1. 苯的理化特性和主要接触机会。

2. 苯中毒的临床表现、诊断和鉴别诊断、治疗原则和预防措施。

3. 慢性苯中毒的案例分析。

三、实训用物

苯中毒防治录像片、多媒体计算机、职业性苯中毒诊断标准(GBZ68-2008)。

四、实训要点

苯中毒是接触苯蒸气或液体所致的急性和慢性疾病,急性中毒以中枢神经系统的抑制为主要表现,慢性中毒则以造血系统损害为主要表现。诊断依据是职业性苯中毒诊断标准(GBZ68-2008)。播放职业性苯中毒防治录像片。

结合工作场所实际,预防苯中毒的措施包括:用无毒或低毒原料代替苯;对生产管道经常维修,防止跑、冒、滴、漏;加强防护设备和通风排毒措施。在有苯发生的地方采用隔离、密闭设备。采用局部抽风排毒设备时罩口接近毒源,控制风速不应小于 0.5m/s,避免含毒气流通过工人呼吸带;做好个人防护。在苯浓度较高的环境中工作,应佩戴防毒面具,一般苯作业环境应佩戴防毒口罩,防止皮肤吸收。工作场所应备有淋浴和眼睛冲洗器具。

五、实训任务

【任务 4-1】 职业病防护案例分析

患者张某,女,36 岁,某皮鞋厂仓库保管员。因头痛、头昏、乏力、失眠、多梦、记忆力减退、月经过多、牙龈出血而入院。入院检查结果:神志清楚,呈贫血面容,皮肤黏膜无瘀点,体温 37℃,呼吸 21 次/分,血压 110/65mmHg,心肺未见异常,腹部平软,肝在肋下 1.5cm,血常规检查:白细胞计数 $2.5 \times 10^9/L$,中性粒细胞 $1.3 \times 10^9/L$,血小板 $50 \times 10^9/L$,红细胞 $3 \times 10^{12}/L$,血红蛋白 60g/L;尿常规检查正常,肝功能检查正常。骨髓检查诊断为再生障碍性贫血。

问题 1:引起再生障碍性贫血的常见生产性毒物是什么? 其接触机会有哪些?

问题 2:欲确定其为职业性中毒,还应调查哪些方面的证据?

患者自诉以往身体健康,从 1990 年开始担任仓库保管员工作,工作一直勤勤恳恳,每天都在仓库工作。仓库中存在有苯、甲苯、汽油、醋酸乙酯等化学品。经测定,空气中苯浓度最低为 $120mg/m^3$,最高达 $360mg/m^3$(苯的时间加权平均容许浓度为 $6mg/m^3$),是标准值的 20~60 倍,诊断为慢性苯中毒。

患者的办公室设在仓库内,工作时无任何防护措施,室内无通风排毒装置。在岗期间无健康检查制度,未接受过职业卫生宣传教育。上岗前未进行健康检查。本人不知道仓库中存放的苯、甲苯、醋酸乙酯等是有毒的物质,从事此工作后出现头痛、头昏、乏力、失眠、多梦、记忆力减退、月经过多、牙龈出血才去医院就诊。

问题 3:请说出慢性苯中毒的主要临床表现和毒作用机制。试比较急、慢性苯中毒的临床表现有何不同?

问题 4:造成患者慢性苯中毒的原因是什么?

问题 5:如何防止此类事件再次发生?

住院后经用升白细胞药、多种维生素、核苷酸类药物、泼尼松、丙酸睾酮、辅以中草药治疗,患者的病情好转,血象已回升至正常水平,即出院,休息半个月后,又回到原工作岗位,继续从事仓库保管工作。7 个月后患者又出现反复发热、口腔溃疡、月经过多、牙龈出血等症状,且症状较以前严重而再次入院治疗。

问题 6:简述慢性苯中毒的治疗和处理措施。

问题 7:患者为什么再次入院? 其后果如何?

问题 8:此患者经治疗出院后,应注意哪些方面?

(何雪娟 刘明清)

实训项目五　疾病暴发的调查分析

一、实训目标

1. 能够通过具体练习,熟悉疾病暴发的流行病学调查分析方法。
2. 应用流行病学调查方法分析疾病暴发的性质。
3. 熟悉疾病暴发的调查与处理步骤。

二、实训内容

1. 疾病暴发的调查与处理步骤。
2. 疾病暴发原因的调查与分析。

三、实训用物

传染病暴发调查录像片、多媒体设备。

四、实训要点

(一)暴发调查的一般步骤和方法

1. 准备与组织　接到暴发报告后,立即做好进入现场的准备和组织。准备工作内容包括:区域的确定和划分;人员选择与培训;物资筹备与供应;实验室支持等。

2. 核实诊断

(1)核实临床诊断。

(2)病例的定义:暴发调查中首先要制定暴发病例的定义,作为现场调查时发现病例的标准。制定病例定义主要是根据临床表现、流行病学资料以及实验室证据。

(3)确定暴发的存在:在接到暴发信息后,首先必须认真核查信息的真实性,排除疫情被人为地夸大和缩小。

(4)了解暴发的范围与程度。

3. 现场调查

(1)病例的发现:对于法定报告的传染病,通过传染病报告系统能够全面地发现病例。对于病因未明或新发传染病,必须通过多途径去发现病例。

(2)个案调查:个案调查是对单个疫源地或单个病家的调查,调查内容包括临床症状与体征,实验室检测结果,患者近期的活动情况与饮食条件改变情况等。

(3)实验室检测:在现场调查中,应做好标本的采集,标本的采集要具有代表性,同时采用高灵敏度和高特异度的检测方法。

4. 暴发调查的分析　对于暴发调查资料,主要分析疾病的三间分布。

(1)时间分布:暴发的时间分布最好用流行曲线图来描述。

(2)地区分布:按病例的发病地点绘制标点地图,也可以按照病例的不同区域或单位进行统计,计算罹患率。

(3)人群分布:病例按照年龄、性别、职业等相关的特征分组,计算罹患率。

5. 提出假设　对初步调查资料进行描述性分析,了解疾病三间分布特征,通过病例与非病例的比较分析,提出假设。

6. 验证假设　在疾病暴发调查中,一般采用边调查边干预的方法,在调查早期,有了初步的假设后即开展有针对性的干预措施,因此,在验证假设时,干预措施效果评价也是验证假设的手段。

7. 完善控制措施　暴发的控制措施是随着暴发调查的进程不断完善的。

8. 总结报告　调查结束,暴发终止后及时写出总结报告。内容包括疫情概况、暴发经过、现场调查、实验室检测结果、流行病学分析结果、采取的措施与效果评价,经验教训及今后的工作建议等。

（二）暴发原因的调查与分析

1. 确定诊断　依据临床症状和体征,疾病流行特征和实验室检验结果,明确诊断。

2. 推断暴发性质和类型　依据流行曲线推断暴发性质和类型。

3. 传播途径的分析和判断　依据疾病流行特征、传播实现的条件和实验室检查结果分析传播途径。

4. 追查传染源　经食物或饮水传播引起的暴发,传染源的判断依据是潜伏期、暴露机会和实验室检验结果。对空气飞沫传播引起的暴发,依据是后发病例与传染源的接触机会,接触时是否在传染期内。

【示例5-1】1959年摩洛哥Meknes市及其邻近地区一些城镇,突然发生大量不明原因麻痹病例。通过流行病学现场调查,对比分析不同人群,不同地区麻痹发病水平,有以下几个方面的发现。

（一）摩洛哥麻痹暴发的流行病学特点

1. 经查明第一批患者发生于1959年8月31日至9月24日,随后发病例数不断增加,每日新增病例数在200~300人。到10月2日,已发现2000多例患者,最后总病例数达到40 000多人。

2. 暴发集中在Meknes及其邻近地区的一些城镇,如Sidi Slimane,Sidi Kacem和Khemisset,其他地区所见到的少数患者,几乎全部在近期内曾到过Meknes。有一位居住在Marrakesh的男性患者是在离开Meknes14天之后发病的。

3. 分布在Meknes各处的病例有明显的差异。除1例曾接受穆斯林生活方式男性患者外,欧洲人、犹太人与较富裕的穆斯林教徒均未见有发病者。患者均集中分布在最贫穷穆斯林教徒居住的城镇周围各处。然而,即使是在这些地区,病例的分布也不平衡。因为,穷人中最贫穷者大部分是分散居住。

4. 不同性别、不同年龄的人对此病普遍易感,女性成年人发病率最高,其次为男性成年人,年龄较大的儿童发病率最低。当一户有两例患者时,则他们的发病时间间隔4~5天。

5. 从9月14日至18日,有25万多人参加在Meknes及其邻近地区庆祝穆罕默德生日的庆祝活动。但是所有参加者,不论在Meknes或在离开该城市后,无一例患此病者。参加上述庆祝活动者通常都是自带食物。

6. 在本病暴发期间,有一队100名士兵驻扎在Meknes,其中只有2名患病。这2名士兵曾在镇上按传统习惯吃过食物,未在营房吃饭。与此同时,在Meknes监狱中未见有发表者,但有数名犯人在被释放后几天内患本病。

（二）临床表现

典型病例起病时有腓肠肌疼痛与压痛,继而出现手套、袜套型分布的表浅感觉异常与缺乏。1~2天后,这种感觉障碍可减轻或消失。与此同时,患者出现行动无力,最初病变涉及足背屈肌与外翻肌,然后侵犯腓肠肌。患者短距离行走时,表现为笨拙地抬高足部行走步态。

通过对流行病学调查和临床观察,基本确定该病的主要临床表现是急性末梢神经炎,还有不明显的上运动神经元病变。

(三)对暴发原因的调查与分析

1. Meknes 当地治疗所的医生在本病暴发期间曾看到食用油标本像旧机油一样黑。当地有许多患者认为这种食用油是引起本病暴发的原因。有一个家庭曾怀疑该食用油有问题,因而先将此食用油烹饪过的食物喂他们自己的狗。狗吃过该食物后,当时未立即发病。他们认为食用油无问题,于是就吃此食物。几天之后,这个家庭的人与狗均发病。从而证实了上述食用油是本病的病因。

2. 当时调查人员推测污染食用油的可能是矿物油。因为,本病临床表现与1939年以来在德国、瑞士以及世界大战以前在美国所见到的磷酸邻甲苯酯中毒暴发所描述的临床症状相似。磷酸邻甲苯酯是作为特殊目的被加到一些油类之中的,这些油类价钱比较便宜,穷人购买得比较多,所以欧洲人、犹太人与较富裕的穆斯林教徒均未见有发病者。

3. 从疾病暴发区买来黑色食用油送到卫生研究所进行分析检测,结果发现黑色食用油中含有磷酸盐和甲苯,并证实毒性物质是人工制造的润滑油,该润滑油含大约3%的磷酸甲苯酯混合物。磷酸甲苯酯对神经系统具有高度毒性,20世纪30年代初在美国曾引起麻痹大暴发。此次摩洛哥麻痹暴发就是由磷酸甲苯酯中毒引起的。

五、实训任务

【任务5-1】某年7月3日,某市卫生防疫站召集了一次紧急座谈会,在会上报告了以下事件:距市中心15千米某中学于6月27日下午2时后,每小时有数名腹泻、呕吐和腹痛患者到保健科就诊,当晚10时以后至28日黎明时,患者人数剧增,每小时近100名。29日起病例逐渐减少,至7月3日大体方告平息。病程绝大多数为20小时,重症的200名,用救护车送市医院治疗,其余患者留校治疗,并动员部分健康学生作服务员,任服务员的学生后来也有些人得病,无死亡。

该校共有师生员工2621人,教职员122人,住宿生2217人,走读生267人,工友15人。住宿生与部分教职员工在校用膳,由学校大厨房制备,并分别在某饭厅内用膳,部分教职员家居校内或学校附近,吃家庭自制伙食,走读生则绝大多数在家庭进餐。

饭厅分配系按班级划分:全校共有46个班,分别固定在四个饭厅用膳。

根据初步调查,患者均认为6月27日午餐有问题,是日早餐有油条、豆腐干、稀饭。午餐有茄子、小白菜、凉拌菜(肚子、粉皮、肉片、虾、绿豆芽)、榨菜汤及饭,晚餐有茭白烧肉、咖喱洋芋、汤和饭。

问题1:保健科医师接到第一例患者时,首先会作何诊断?

问题2:当同一天接到数例病症相似的患者时,应如何考虑?

问题3:如果怀疑与食物有关系,应做何处理?

问题4:根据现有资料,你是否需要进一步作调查?调查些什么?调查谁?怎样进行调查?并拟出调查表。

问题5:对调查所得资料如何进行整理、分析、下结论。

(段爱旭)

实训项目六 突发公共卫生事件案例讨论

一、实训目标

1. 正确理解和掌握突发公共卫生事件概念、分类及报告程序。
2. 能够运用突发公共卫生事件应急处理原则,现场采取应急控制措施。
3. 体会突发公共卫生事件处置中,政府及其相关部门沟通、协作的重要性。

二、实训内容

1. 突发公共卫生事件的发现与报告。
2. 突发公共卫生事件的调查处理。
3. 标本采集及个人防护。

三、实训用物

防护用品、标本采集箱、电脑等办公用品。

四、实训要点

(一)突发公共卫生事件报告

突发公共卫生事件监测机构、医疗卫生机构及有关单位发现突发公共卫生事件后,应在2小时内向所在地区县(区)级人民政府的卫生行政部门报告。

(二)现场流行病学调查

暴发疫情、突发公共卫生事件以及原因不明的严重疾病,均应快速、及时地开展现场流行病学调查,以明确病因或事件原因,确定事件性质,采取相应的防控措施。

(三)事件分析与假设论证

对现场调查资料进行分析,计算潜伏期,描述相关特征,开展病例对照研究,确定暴露因素。暴发疫情不同阶段,掌握资料不同,因此,调查控制是一个动态发展的过程。

(四)实验室检测验证

在现场调查的同时应根据病因假设采集各种样品标本。传染病暴发时,应先采集患者标本后用药治疗,环境标本应在消毒前采样。现场采集的标本应严格无菌操作,防止标本污染,并及时送实验室进行检测,证实、验证流行病学假设。

(五)控制措施落实

调查与实施防治措施要紧密结合,做到边调查、边分析、边采取措施,并不断地对防治措施进行补充和修订,以便及时控制疫情,防止疾病继续蔓延或事件危害扩散;积极隔离治疗患者,做好个人防护和环境消毒处理,防止院内感染;对密切接触者采取集中或自我医学观察措施。

【示例6-1】2005年6~8月四川省一起暴发疫情。

(一)疾病发现与报告

2005年7月11~12日,四川省资阳市雁江区疾病预防控制中心(CDC),两次接到资阳市第三人民医院报告,该院连续收治2名疑似流行性出血热患者,但流行病学不支持,雁江区CDC在实施调查中,第二例患者死亡。进一步调查结果显示:6月下旬以来,资阳市相继发生了多例以急性起病、高热,伴有头痛等全身中毒症状,重者出现中毒性休克、脑膜炎为主要临床表现的病例。7月16日,四川资阳市雁江区 CDC 通过《全国传染病与突发性公共卫生事件报告系统》紧急报告当地发生不明原因疾病,发病5例,死亡4例。

(二)暴发调查

1. 三间分布

(1)地区分布:发病区域相对集中,主要发生在四川资阳、内江等地。疫情呈散发,相互间没有明显联系,所有疫情均发生在农村、地处偏远、经济条件较差的地区。

(2)人群分布:所有病例均急起发病,病程短,病死率高,病例均有私自宰杀、加工病死猪的病史。

(3)时间分布:发病主要集中在6~7月份。6~8月份疫情区域的气候属湿热多雨季节,其中疫情最严重的资阳、内江温度较去年同期高近2℃,湿度高约2~5个百分点。

2. 暴露时间　以病例发病前1周内第一次暴露于病死猪(羊)的时间与发病时间的间隔估算潜伏期,计算最短潜伏期为2小时,最长为13天,平均潜伏期为2~6天。

3. 接触史　未发现病例之间有明确的接触史,病例也没有其他明显的动物、食物和水源等共同暴露史,且病例的密切接触者和家庭成员中未发现二代病例,无证据表明该病能在人与人间传播。病例发生前,当地农村既有病(死)猪的情况,且有证据表明当地猪群中存在链球菌感染疫情。

(三)实验室检查

病例的全血、脾脏标本获得纯培养的猪链球菌,分离菌株经形态学、生化反应、猪链球菌特异毒力基因等方法鉴定后符合猪链球菌2型的特征。患者发病前接触的猪和当地病死猪中同样分离到猪链球菌。

(四)疫情确定

根据病例的临床表现、流行病学调查和实验室检测结果,初步判断此次疫情为一起人-猪链球菌病暴发。主要依据:病例的潜伏期、主要临床症状、体征和临床实验室检测符合文献报道的人-猪链球菌感染后的普通型、中毒性休克综合征型和脑膜炎型的临床表现;病例发病前有病(死)猪的接触史;当地猪群中存在链球菌感染疫情。

(五)疫情控制

发生猪链球菌病疫情后,原卫生部、农业部高度重视,密切配合,及时研究、部署各项防控措施,协助四川省政府开展防控工作。四川省等有关地区党委、政府迅速行动,启动应急机制,按照应急预案,全面落实防控措施,有效控制了疫情扩散和蔓延。具体包括:对死猪(羊)进行焚烧、掩埋等无害化处理;封锁疫区,严格控制人员、车辆进出,严禁从疫区调出生猪及其产品;疫区对生猪实行预防性治疗,对疫区及周围进行严格消毒;对相关市(县)畜禽健康状况进行全面普查,开展流行病学调查;对群众进行广泛宣传,印发防疫宣传材料,防止宰杀和食用病死猪;积极隔离治疗患者,提高患者治愈率;对密切接触者进行医学观察;做好个人防护和环境消毒处理,防止院内感染发生。临床治疗包括一般治疗(吸氧、退热等)、病原治疗(早期、足量使用抗生素,使用三代头孢菌素治疗)、抗休克治疗、DIC 治疗等。截至8月20日,四川省累计报告人感染猪链球菌病例204例,死亡38例。首发病例时间为6月24日,最后1例发病为8月4日,人间疫情持续40天。

五、实训任务

【任务6-1】2005年10月16日某省医院接诊一名"重症肺炎"病例,患者为女性,12

岁,汉族,系初中一年级学生。该女孩于 10 月 8 日无明显诱因开始出现发热、咽痛症状;10 月 12 日到镇中心卫生院门诊就诊(体温 39℃),10 月 13 日住院治疗,拟诊"重症肺炎",予抗感染等治疗两天;10 月 15 日病情加重,出现腹痛、腹泻症状,大便呈黑褐色稀便,精神反应差,镇中心卫生院建议转上级医院进一步治疗;10 月 16 日入住省医院;入院诊断:重症肺炎并 ARDS、中枢神经系统感染、消化道出血、败血症、感染性休克(早期)。10 月 17 日 8 时该女孩死亡。当天省医院又收治其弟(该男孩 10 月 10 日也出现发热、轻咳症状;在镇中心卫生院门诊就诊,服药两天症状好转,未继续治疗,后病情加重,但无呕吐、腹痛和腹泻等症,因其姐已病故,患儿家长直接将其送往省医院进行救治)。后来根据流行病学调查(两人发病前 1 周内有病死禽接触史)、临床表现及实验室检查结果,由卫生部专家组和 WHO 专家组诊断为人感染高致病性禽流感 H5N1 确诊病例。

问题 1:该案例是否属于突发公共卫生事件?

问题 2:针对两例病例,省医院要进行报告吗?

问题 3:鉴于上述情况你认为省医院(接诊医生)应该开展哪些工作?

问题 4:医务工作者应该采取何种措施进行个人防护?

(庞振清)

实训项目七 数值变量资料的统计分析

一、实训目标

1. 能按照统计程序开展医药数理统计工作。
2. 能正确制作频数表与直方图。
3. 能熟练选用有关指标对医药计量资料进行统计描述。
4. 能够应用 SPSS 软件完成临床常见假设检验。

二、实训内容

1. 统计计算器的使用。
2. 集中趋势与离散趋势指标计算。
3. 参考值范围估计。
4. SPSS 软件与 t 检验。

三、实训用物

CASIO 82-TL 计算器或同系列计算器、计算机、Excel 及 SPSS 软件。

四、实训要点

(一)统计计算器的使用方法

统计计算器种类较多,需根据所使用的计算器类型及其说明书进行操作。利用该工具可完成小样本数据的统计处理。以下以 CASIO 82-TL 系列计算为例介绍如何利用该工具完成数据统计处理。

CASIO 82-TL 统计功能的使用

基本统计操作

1. 首先按 $\boxed{\text{MODE 2}}$ 进入 SD 模式。统计前要先清除上次内存中已有的统计记录: $\boxed{\text{SHIFT AC =}}$;

2. 接着输入统计数据(一个一个输,每个数据输完后按 $\boxed{\text{M +}}$ 录入);多个相同数据可用 $\boxed{;}$ 来输入(例如:输入 10 个 2,可按 $\boxed{2}$ $\boxed{;10 \text{ M +}}$, $\boxed{;}$ 的输入是 $\boxed{\text{SHIFT , }}$);发现输入错误立即删除的方法是按 $\boxed{\text{SHIFT AC}}$ 。

3. 输完数据后,求统计结果

$\boxed{\text{SHIFT 1 =}}$ 是平均数;

$\boxed{\text{SHIFT 2 =}}$ 是总体标准差;

$\boxed{\text{SHIFT 3 =}}$ 是样本标准差;

$\boxed{\text{RCL (−)}}$ 是 $\sum x^2$

$\boxed{\text{RCL 。,,,}}$ 是 $\sum x$

$\boxed{\text{RCL hyp}}$ 是 n(输入的数据的个数)

线性回归计算和相关系数 r

1. 首先进入线性回归状态: $\boxed{\text{MODE 3}}$(REG 模式) 1(函数类型 Y = A + BX)

2. 然后输入对应的(两组以上)X 和 Y:

X_1 , Y_1 $\boxed{\text{M +}}$

X_2 , Y_2 $\boxed{\text{M +}}$

...

X_n , Y_n $\boxed{\text{M +}}$

3. 输出结果

$\boxed{\text{SHIFT 7 =}}$ 和 $\boxed{\text{SHIFT 8 =}}$ 可分别求出关系式中的 A(截距)、B(斜率)。

$\boxed{\text{SHIFT(=}}$ 相关系数 r。

REG 模式里同样可以统计

输入 X,Y M +...,然后 SHIFT + 1 ~ 3 分别是 X 的平均数、标准差、方差,SHIFT + 4 ~ 6 分别是 Y 的平均数、方差、标准差。另外:

$\boxed{\text{RCL (−)}}$ 是 $\sum x^2$

$\boxed{\text{RCL 。,,,}}$ 是 $\sum x$

$\boxed{\text{RCL hyp}}$ 是样本数

$\boxed{\text{RCL sin}}$ 是 $\sum y^2$

$\boxed{\text{RCL cos}}$ 是 $\sum y$

$\boxed{\text{RCL tan}}$ 是 $\sum xy$

(二)利用 Excel 软件进行数据处理的方法

Excel 软件是常用的电子表格软件。该软件一方面不必编程就能对工作表中的数据进行检索、分类、排序、筛选等操作,另一方面利用系统提供的函数可完成各种数据的基本统计与分析。此外,Excel 提供了 14 类 100 多种基本的图表,包括柱形图、饼图、条形图、折线图及三维图,且不同类型图表表示也很容易改变,图表中的各种对象如:标题、坐标轴、网络线,图例、数据标志、背景等能任意的进行编辑,图表中可添加文字、图形、图像,利用图表向导可方便、灵活的完成图表的制作。

【**示例 7-1**】采用 Excel 软件对数据进行集中趋势与离散趋势描述。

首先建立包含 50 个观察值的数据库,数据处于一列 A1:A50;然后选中该数据列,按照以下顺序操作:点击"工具"→选中"加载宏"→选中"分析工具库"→选中"描述统计"→输出数据至指定列如 J1 列。各步骤执行结果见图实训 7-1~实训图 7-3,最后得到包括该组数据集中趋势与离散趋势指标值的一组统计量。

实训图 7-1　建立数据库并加载分析工具库

实训图 7-2　调出描述分析选择性输出统计结果

J	K
列1	
平均	95.44
标准误差	0.53464465
中位数	96
众数	97
标准差	3.78050855
方差	14.2922449
峰度	0.07849707
偏度	-0.5573837
区域	16
最小值	86
最大值	102
求和	4772
观测数	50
最大(1)	102
最小(1)	86
置信度(95.0%)	1.07440862

实训图 7-3　数据描述结果展示

(三)利用正态分布的特征处理数据

常用 $N(\mu, \sigma^2)$ 表示正态分布,用 $N(0,1)$ 表示标准正态分布。正态曲线下面积分布规律:①X 轴与正态曲线所夹面积恒等于 1 或 100%;②区间 $\mu \pm \sigma$ 的面积占总面积的 68.27%;③区间 $\mu \pm 1.96\sigma$ 的面积占总面积的 95.00%;④区间 $\mu \pm 2.58\sigma$ 的面积占总面积的 99.00%。

日常工作中有两个区间较为常用:$\mu \pm 1.96\sigma$ 占总面积的 95.00%,$\mu \pm 2.58\sigma$ 占总面积的 99.00%。对于正态分布和近似正态分布资料,确定 95% 参考值范围,双侧界限为:$\bar{x} \pm 1.96s$;单侧上限为:$\bar{x} + 1.645s$;单侧下限为:$\bar{x} - 1.645s$。

当总体标准差 σ 未知但样本例数 n 足够大(如 $n \geqslant 30$)时,按正态分布的原理,用下述公式计算总体均数 $1 - \alpha$ 的可信区间:

$$(\bar{x} - z_{a/2} \cdot S_{\bar{x}}, \bar{x} + z_{a/2} \cdot S_{\bar{x}}),缩写为 \bar{x} \pm z_{a/2} \cdot S_{\bar{x}}$$

(四)利用 SPSS 软件开展 t 检验

SPSS 的原意是 Statistical Package for Social Sciences,即社会科学统计软件包。SPSS 软件具有统计功能强大、操作界面友好、功能界面展现规范、分析结果输出整齐、数据接口较为通用等优点。该软件的基本功能包括数据管理、统计分析、统计绘图、图表分析、趋势研究、统计报表输出等。医务人员只要掌握一定的 Windows 操作技能,简单了解统计分析原理,就可以使用该软件为特定的调查或实验等科研工作服务。

1. 完全随机设计成组资料比较的 t 检验

【示例 7-2】某医师观察某新药治疗脑炎的疗效,将脑炎患者随机分为新药组和旧药组,得两组的退热天数如实训表 7-1 所示,请检验两药平均退热天数是否不同。

实训表 7-1　新药组与旧药组患者退热天数

分组编号	1	2	3	4	5	6	7	8	9	10	11	12
新药组	3.5	4	4.5	3	2.5	3.5	2	3	4	5	2.5	3.5
旧药组	6.5	5.5	5.5	5.5	6	4.5	6.5	4				

1. 建立数据文件。设计两个变量分别为"退热天数"和"分组"。变量"分组"值取 1 表示新药组数据,取 2 表示旧药组数据。建立数据文件,执行 File→Save 命令,以文件名"例 7-2. sav"命名然后保存(实训图 7-4)。

2. 执行 Analyze→Compare Means→Independent-Samples T Test 菜单命令,弹出 Independent-Sample T test 对话框(实训图 7-4)。将对话框中原左边矩形框内 Group 调入中间下部的"Grouping Variable"对话框中,用鼠标选中 group(??),单击"Define Groups"钮,弹出定义分组对话框,如实训图 7-5 所示。在"Group1"中填入"1"和"2",代表对新药组和旧药组进行分组分析。

把变量"退热天数"移入"Test Variable(s):"下的对话框,此时"OK"按钮被激活。单击"OK"按钮,得到输出结果,并对结果进行简要分析(实训图 7-6)。

实训图 7-4　应用 SPSS 软件进行成组 t 检验建库与选择命令

实训图 7-5　应用 SPSS 软件进行成组 t 检验操作过程

Group Statistics

	分组	N	Mean	Std.Deviation	Std.Error Mean
退热天数	1	12	3.417	.8747	.2525
	2	10	5.350	.8515	.2693

Independent Samples Test

		Levene's Test for Equality of Variances		t-test for Equality of Means							
										95% Confidence Interval of the Difference	
		F	Sig.	t	clf	Sig.(2-tailed)	Mean Difference	Std.Error Difference	Lower	Upper
退热天数	Equal variances assumed	.000	.998	−5.224	20	.000	−1.9333	.3701	−2.7053	−1.1613
	Equal variances not assumed			−5.237	19.470	.000	−1.9333	.3691	−2.7047	−1.1620

实训图 7-6　应用 SPSS 软件进行成组 t 检验结果

3. 分组描述统计表计算了基本的描述统计量。独立两样本 t 检验结果表输出了 t 检验两种可能的结果,表格结果输出行的第一行是等方差的 t 检验结果,第二行是异方差的校正 t 检验结果。取哪个检验结果,取决于独立两样本 t 检验结果表中方差齐性检验(Levenes Test for Equality of Variances)项,这里采用的是 F 检验。

本例由于方差齐性检验的显著性水平 Sig. 为 0.998 > 0.05,故认为两样本方差是相等的,所以选第一行等方差 t 检验的结果。由于 Sig.(2-tailed)为 0.000 < 0.01,所以认为两样本均值有差别,即两药平均退热天数不等,且差异具有高度统计学意义。

4. 配对设计的计量资料的 t 检验

【示例7-3】为了比较两种安眠药的疗效,将20名病情等状况大致相同的患者随机分成两组,分别服用甲乙两种安眠药,测得睡眠延长时数,见实训表7-2。

实训表 7-2　两种安眠药延长时数统计

安眠药甲	1.9	0.8	1.1	0.1	−0.1	4.4	5.5	1.6	4.6	3.4
安眠药乙	0	0.7	−0.2	−1.2	−0.1	2.0	3.7	0.8	3.4	2.4

假定两组睡眠延长时数均服从正态分布,试检验这两种安眠药的疗效有无显著性差异($\alpha = 0.01$)?

利用 SPSS 软件中的配对 t 检验完成统计分析的步骤,如实训图 7-7 ~ 实训图 7-9 所示。

实训图 7-7　应用 SPSS 软件建立数据库并选择配对 t 检验

实训图 7-8　应用 SPSS 软件进行配对 t 检验过程

Paired Samples Test

	Paired Differences							
				95% Confidence Interval of the Difference				
	Mean	Std.Deviation	Std.Error Mean	Lower	Upper	t	clf	Sig.(2-tailed)
Pair 1 甲药－乙药	1.1800	.7569	.2394	.6386	1.7214	4.930	9	.001

实训图 7-9　应用 SPSS 软件进行配对 t 检验结果

五、实训任务

【任务7-1】某地 25 例健康男子的血清总胆固醇值测定结果如下。

3.37	6.14	3.97	3.89	4.60	4.47	4.08	4.79
3.95	3.56	4.23	3.64	4.34	5.16	5.30	4.97
4.31	4.71	5.02	4.77	4.40	4.55	5.38	3.18
5.1							

问题 1：请根据这些数据，绘制出频数表、直方图。

问题 2：计算本组数据的均数、标准差、方差、变异系数、标准误、极差、中位数。

【任务7-2】调查 100 名成年男子血液中红细胞数（10^{12}/L），结果如下

4.35	4.57	4.36	4.48	4.55	4.47	4.86	4.76	5.02	4.65	4.89	4.79	4.28	4.55	4.62
4.72	5.00	5.09	4.67	4.77	5.15	4.76	4.83	4.52	4.31	4.90	4.89	4.80	4.81	4.43
4.58	4.43	4.54	4.21	4.64	4.96	4.90	4.32	4.78	4.69	4.64	4.52	4.55	4.59	4.75
4.69	4.85	4.96	4.83	4.66	4.76	4.82	4.72	4.70	4.72	4.96	4.58	4.66	4.66	
4.79	4.70	4.60	4.62	4.50	4.49	4.43	4.48	4.89	4.96	4.59	5.12	4.80	4.77	4.45
4.59	4.99	4.68	4.66	4.62	4.69	4.90	4.69	4.79	4.60	4.48	4.89	4.76	4.87	4.51
4.82	4.32	4.69	4.75	4.57	4.55	4.66	4.92	4.86	4.52					

问题 1：编制频数分布表，绘制频数分布图。

问题 2：计算均数、标准差及变异系数。

问题 3：制定当地的 95% 的正常值范围。

问题 4：计算标准误并估计总体均数 95% 的可信区间。

问题 5：计算中位数，并与算术均数结果进行比较。

【任务7-3】治疗 10 名高血压患者，对每一种患者治疗前、后的舒张压（mmHg）进行了测量，结果见实训表 7-3。

实训表 7-3　10 名高血压患者治疗前后的舒张压（mmHg）

病例编号	1	2	3	4	5	6	7	8	9	10
治疗前	117	127	141	107	110	114	115	138	127	122
治疗后	123	108	120	107	100	98	102	152	104	107

问题：治疗前后的舒张压有无差异？

【任务7-4】某医院用新药与常规药物治疗婴幼儿贫血，将16名贫血儿随机分为两组，分别接受两种药物治疗，测得血红蛋白增加量（g/L），见实训表7-4所示。

实训表7-4 两种药物治疗婴幼儿贫血结果

治疗药物	血红蛋白增加量（g/L）						
新药组	24	36	25	14	26	34	23	30
常规药组	14	18	20	15	22	24	21	25

问题：新药与常规药的疗效有无显著性差别（$\alpha = 0.05$）？

（王万荣）

实训项目八　分类变量资料的统计分析

一、实训目标

1. 能够按照统计工作的基本步骤开展统计工作。
2. 能熟练选用有关指标对分类变量资料进行统计描述。
3. 能够应用 SPSS 软件完成临床常见的 χ^2 检验。

二、实训内容

1. 率、构成比、相对比的计算。
2. 率的可信区间的计算。
3. SPSS 软件与 χ^2 检验。

三、实训用物

CASIO 82-TL 计算器或同系列计算器、计算机、SPSS 软件。

四、实训要点

【示例8-1】某医生欲比较甲、乙两种药物治疗慢性胃炎的疗效（实训表8-1），将150名慢性胃炎患者随机分为两组。甲药治疗82例，有效65例。乙药治疗68例，有效40例，问两种药物的疗效有无差别？

实训表8-1 两种药物治疗慢性胃炎的疗效比较

药物	有效	无效	合计	有效率（%）
甲药	65	17	82	79.27
乙药	40	28	68	58.82
合计	105	45	150	70.00

1. 建立数据文件 建立数据文件"例 8-1",定义变量:频数、药物(values 定义:1 = 甲药,2 = 乙药)、疗效(values 定义:1 = 有效,2 = 无效),如实训图 8-1 所示。选择菜单 File→Save 或 Save as,以"例 8-1". sav 文件名保存。

実训图 8-1　SPSS 的 Variable View 窗口

输入数据:点击数据编辑窗口左下角的 Data View,按顺序输入相应的数据。如实训图 8-2 所示。

実训图 8-2　SPSS 的 Data View 窗口

2. 统计分析

(1)打开数据文件"例 8-1. sav"。

(2)选择菜单 Data→Weigh Cases,弹出 Weigh Cases 对话框,选择 Weigh Cases By,选中变量"频数",将其送入 Frequency Variable 框中,如实训图 8-3 所示,单击 OK。

実训图 8-3　Weight Cases 对话框

选择菜单 Analyze→Descriptive Statistics→Crosstabs,弹出 Crosstabs 主对话框,选择"药物",送入 Row(s)框中;选择"疗效",送入 Column(s)框中,如实训图 8-4 所示。

实训图 8-4　Crosstabs 主对话框

单击 Crosstabs 框中的 Statistics,弹出 Statistics 子对话框,选择 Chi-square,如实训图 8-5 所示,单击 Continue 返回。

实训图 8-5　Statistics 子对话框

单击下方的 Cells,弹出 Cells 子对话框,在 Counts 复选框中选择 Observed、Expected;在 Percentages 复选框中选择 Row,如实训图 8-6 所示。单击 Continue 返回,再单击 OK,输出结果,如实训图 8-7。

实训图 8-6　Cells 子对话框

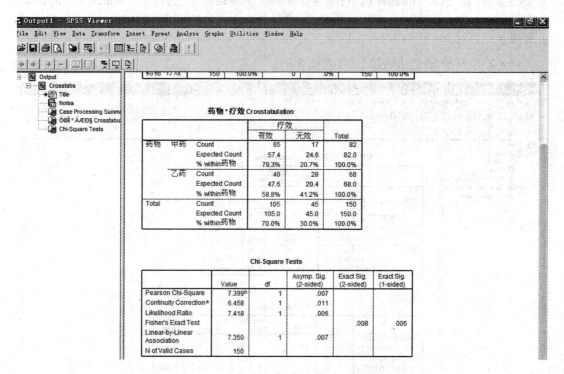

实训图 8-7　SPSS 分析结果

　　第一个表格为统计描述表,描述了甲药、乙药治疗慢性胃炎的疗效。本例甲药治疗 82 人,有效 65 人,有效率 79.3%;乙药治疗 68 人,有效 40 人,有效率 58.8%;总例数 $n=150$;最小的理论频数是 20.4。

　　第二个表格为四格表 χ^2 检验的 5 种检验的 6 种结果,即 Pearson χ^2、连续性校正 χ^2、似然比 χ^2、Fisher 确切概率(单、双侧)、Linear-by-Linear Association χ^2。本例选 Pearson $\chi^2=7.399,P=0.007$。按 $\alpha=0.05$ 的水准,拒绝 H_0,接受 H_1,可认为甲、乙两种药物治疗慢性

胃炎的疗效有差别。

【示例 8-2】 28 份白喉患者的咽喉涂抹标本,将每份标本分别用甲、乙两种培养基培养白喉杆菌,检查结果如实训表 8-2 所示,问两种培养基的培养效果有无差别?

实训表 8-2　两种白喉杆菌培养基的培养效果

甲培养基	乙培养基		合计
	+	−	
+	11(a)	9(b)	20
−	1(c)	7(d)	8
合计	12	16	28

调用 SPSS 的 Crosstabs 过程实现。操作步骤与例 8-1 类似。

不同点:①定义变量:频数、甲培养基(Values 定义:1 = 阳性,2 = 阴性)、乙培养基(Values 定义:1 = 阳性,2 = 阴性);②在 Crosstabs 主对话框中,变量"甲培养基"选入 Rows 框中,变量"乙培养基"选入 Columns 框中;③在 Statistics 子对话框中,选择 Chi-square 和 McNemar (配对 χ^2 检验或 McNemar 检验);④在 Cells 子对话框中,选择 Observed、Expected、Total(合计百分数)。

例 8-2 的 SPSS 输出结果如下(实训图 8-8):

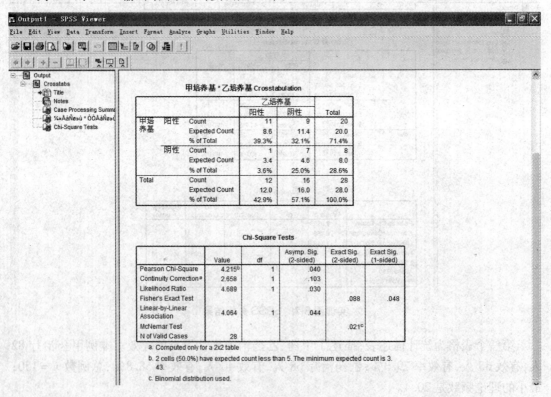

实训图 8-8　SPSS 统计分析结果

解释:第一个表格为统计描述表,描述了甲、乙两个培养基的培养效果。第二个表格为四格表 χ^2 检验的结果。配对四格表 χ^2 检验选择 McNemar Test 结果。SPSS 中 McNemar Test

采用二项分布计算精确概率。本例 $n = 28$，$P = 0.021$，按 $\alpha = 0.05$ 的水准，拒绝 H_0，接受 H_1，故可认为两种培养基的培养效果有差别，甲培养基的阳性率较高。

【示例8-3】某医生用三种方法治疗慢性支气管炎，观察结果见实训表8-3，问三种方法治疗的有效率有无差别？

实训表8-3 三种方法治疗慢性支气管炎的疗效比较

疗法	有效人数	无效人数	合计	有效率（%）
西药	58	32	90	64.44
中药	26	24	50	52.00
中西医结合	110	20	130	84.62
合计	194	76	270	71.85

完全随机设计的行×列表资料的 χ^2 检验，操作步骤与例8-1类似。

定义变量：频数、疗法（Values 定义：1 = 西药，2 = 中药，3 = 中西医结合）、疗效（values 定义：1 = 有效，2 = 无效）。

统计分析结果见实训图8-9。

解释：第一个表格为统计描述表，描述了三种疗法治疗慢性支气管炎的疗效。第二个表格为行×列表资料 χ^2 检验的结果。Pearson $\chi^2 = 22.656$，$df = 2$，$P = 0.000$，按 $\alpha = 0.05$ 的水准，拒绝 H_0，接受 H_1，故可认为三种疗法的有效率有差别。

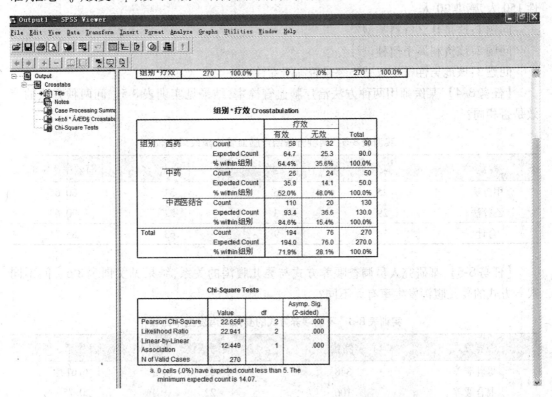

实训图8-9 行×列表资料 χ^2 检验 SPSS 统计分析结果

五、实训任务

【任务8-1】 某研究者根据以下资料(实训表8-4)认为沙眼20岁患病率最高,年龄大的反而患病率下降,你同意吗? 说明理由。

实训表8-4 某研究资料沙眼患者的年龄分布

年龄组	沙眼人数	构成比（%）
0 ~	47	4.6
10 ~	198	19.3
20 ~	330	32.1
30 ~	198	19.3
40 ~	128	12.4
50 ~	80	7.8
60 ~	38	3.7
70 ~	8	0.8
合计	1027	100.0

【任务8-2】 某药厂新近研制治疗高血压的新型药物,经352例高血压患者临床验证,显效率达65%,试估计总体率95%与99%的可信区间。

【任务8-3】 为了解某地寄生虫感染情况,随机抽查男性200人,感染40人;随机抽查女性150人,感染20人。

问题1:这是什么资料类型?

问题2:该资料属于何种设计?

问题3:该地男性寄生虫感染率是否高于女性?

【任务8-4】 某医师用两种方法治疗脑血管栓塞,结果见实训表8-5。问两种方法的疗效是否相同?

实训表8-5 两种方法治疗脑血管栓塞效果比较

疗法	有效	无效	合计	有效率（%）
甲疗法	25	6	31	80.65
乙疗法	29	3	32	90.63
合计	54	9	63	85.71

【任务8-5】 某研究人员调查喂养方式与婴儿腹泻的关系,结果见实训表8-6。问不同喂养方式的婴儿腹泻发生率有无不同?

实训表8-6 不同喂养方式的婴儿腹泻发生率比较

喂养方式	例数	腹泻例数	腹泻发生率（%）
母乳喂养	348	23	6.61
混合喂养	106	22	20.75
人工喂养	41	12	29.27
合计	495	57	11.52

【任务8-6】甲乙两医院合作进行鼻咽癌研究,资料见实训表8-7。

实训表8-7 两医院鼻咽癌患者病理组织学分类构成

医院	淋巴上皮癌	未分化癌	鳞癌	其他	合计
甲	74	7	18	20	119
乙	90	21	25	62	198
合计	164	28	43	82	317

问题:试比较两医院鼻咽癌患者的病理组织学分类构成有无不同?

【任务8-7】有50份痰液标本,每份分别接种在甲乙两种培养基中,观察结核杆菌的生长情况,结果见实训表8-8。

问题1:指出本试验的资料类型和设计类型。

问题2:比较两种培养基的效果有无不同?

实训表8-8 两种结核杆菌培养基的培养效果比较

甲培养基	乙培养基		合计
	+	−	
+	23(a)	12(b)	35
−	7(c)	8(d)	15
合计	30	20	50

(刘 琥)

实训项目九 病例对照研究资料分析

一、实训目标

1. 能够对病例对照研究资料进行均衡性检验。
2. 能够利用 EpiCalc 2000 软件和 SPSS 软件对病例对照研究进行数据处理。
3. 能够对病例对照研究不分层多暴露水平资料进行趋势分析。

二、实训内容

1. 病例对照研究研究的原理与分类。
2. 配比病例对照研究资料的整理与分析。
3. EpiCalc 2000 软件的应用。
4. 病例对照研究趋势 χ^2 检验方法。

三、实训用物

计算机、Excel 软件和 EpiCalc 2000。

四、实训要点

(一)病例对照研究分类

病例对照研究是最常用的一种分析性流行病学研究方法,也是探索罕见疾病危险因素唯一实际可行的研究方法,在病因研究中得到广泛应用。该研究是由果索因的一种研究方法,从时间上看是由现在回忆过去的情况,故又称回顾性研究。病例对照研究有两种基本分析类型。

1. 非匹配(成组)病例对照研究 按与病例组可比的原则,根据样本的大小,选择一定数量的对照。数量不需呈严格的比例关系,但对照的数量应等于或多于病例。其特点是简单易行。

2. 匹配病例对照研究 匹配又称配比,即要求对照在某些因素或特征(匹配因素)上与病例保持一致,目的是在研究时排除匹配因素的干扰,可提高检验效能。根据匹配方式的不同,可分为成组匹配(又称频数匹配)和个体匹配。

(二)成组病例对照研究分析方法

实施病例对照研究数据处理前需先做均衡性检验,即检验两组在研究因素以外其他主要特征有否可比性,必要时作显著性检验。

1. 资料整理 成组病例对照研究资料包括非匹配和成组匹配设计的资料,按实训表9-1整理成四格表。

实训表 9-1　成组病例对照研究资料整理表

暴露因素	病例组	对照组	合计
有	a	b	$a+b$
无	c	d	$c+d$
合计	$a+c$	$b+d$	$n=a+b+c+d$

2. 统计学假设检验 一般利用四格表 χ^2(卡方)检验($\nu=1$),若两组暴露比差异有统计学意义,说明该暴露因素与疾病存在统计学联系。

χ^2 检验公式:$\chi^2 = \dfrac{(ad-bc)^2 n}{(a+b)(c+d)(a+c)(b+d)}$ (条件:$n \geq 40$ 且所有 $T \geq 5$)

χ^2 校正公式:$\chi^2 = \dfrac{(|ad-bc|-n/2)^2}{(a+b)(c+d)(a+c)(b+d)}$ (条件:$n \geq 40$ 但有 $1 \leq T < 5$)

3. 关联强度分析 若某因素与疾病存在联系,应进一步估计其联系强度。病例对照研究中表示暴露与疾病之间联系强度的指标为比值比(odds ratio,OR),比值(odds)是指某事物发生的概率与不发生的概率之比。

$$OR = \frac{病例组的暴露比}{对照组的暴露比} = \frac{a/c}{b/d} = \frac{ad}{bc}$$

OR 显示暴露组的疾病危险度为非暴露组的多少倍,取值在 $0 \sim \infty$。当 $OR > 1$ 时,说明暴露因素使疾病的危险度增加,是疾病的危险因素,叫做"正关联"。OR 越大,该因素成为危险因素的可能性越大;当 $OR < 1$ 时,说明暴露因素使疾病的危险度减少,叫做"负关联",暴露因素对疾病有保护作用。OR 越小,该因素成为保护因素的可能性越大;当 $OR = 1$ 时,表示

暴露因素与疾病无关联,见实训表9-2。

实训表9-2　相对危险度与疾病联系的强度

OR <1	OR >1	联系强度
0.9 ~ 1.0	1.0 ~ 1.1	无
0.7 ~ 0.8	1.2 ~ 1.4	弱
0.4 ~ 0.6	1.5 ~ 2.9	中等
0.1 ~ 0.3	3.0 ~ 9.9	强
<0.1	10.0 ~	很强

4. 计算 OR 的可信区间　比值比是对暴露和疾病联系强度的一个点估计值,此估计值未考虑抽样误差,有其变异性,即按一定的概率(可信度)来估计本次研究总体的比值比在什么范围内,这个范围称比值比的可信区间,其上下限的数值为可信限,一般采用95%的可信限。OR 的95%可信区间估计常采用 Miettinen 法:

$$OR_L, OR_U = OR^{(1 \pm 1.96/\sqrt{x^2})}$$

(三)1:1 配比病例对照研究分析方法

1. 资料整理　将资料按实训表9-3进行整理。

实训表9-3　1:1 个体匹配病例对照研究资料整理表

对照组	病例组		合计
	有暴露史	无暴露史	
有暴露史	a	b	$a + b$
无暴露史	c	d	$c + d$
合计	$a + c$	$b + d$	$n = a + b + c + d$

2. 统计学假设检验　检验暴露史与疾病是否有联系。公式如下:

$$\chi^2 = (b - c)^2/(b + c), \nu = 1$$

校正公式:$\chi^2 = \dfrac{(|b - c| - 1)^2}{b + c}$　(条件:$b + c < 40$)

3. 计算比值比 OR

$$OR = \frac{c}{b}$$

4. 计算 OR 的95%可信区间

$$OR_L, OR_U = OR^{(1 \pm 1.96/\sqrt{x^2})}$$

【示例 9-1】精神疾病是常见病、多发病,在我国其患病率已在恶性肿瘤、心、脑血管病之后居第四位。为了解部队人群中发生精神分裂症的主要危险因素,某研究者做如下病例对照研究(中国行为医学科学2000年第1期第9卷)。

(1)病例组的选择:于1997年6月~1998年12月在解放军某医院精神科,收集处于恢复期的部队精神分裂症住院病例,病程控制在3个月~5年,共收集66例患者,全部男性,平均年龄24.6岁±4.6岁,首发年龄22.4岁±4.6岁,所有的病例均由该科富有多年临床经验的两名或以上的主治医生根据 CCMD-Ⅱ R 中精神分裂症的诊断标准,分别分开进行诊断,并共同诊断为精神分裂症的患者(不包括衰退型)。

(2)对照组的选择:按1:1配比,同期在连队选择与病例条件相仿(如年龄、性别、民族、入伍前的城乡来源等)健康军人作为对照,共66人。

(3)调查项目:根据文献,自行设计统一调查表,内容包括精神病家族史、家庭经济、性格、部队的特殊环境因素暴露的调查等47项因素。对某些重要的因素及量表在首次调查两星期后进行重复调查。

(4)资料的分析:本研究使用 SPSS 等软件对资料统计分析。首先对病例组和对照组的一般情况做均衡性检验,对性别、职务、城乡来源、文化程度等因素,因为计量资料故采用卡方检验;对病例组和对照组的年龄等因素因为计量资料故采用 t 检验或 U 检验。然后对可能的危险因素,包括是否冬季出生、幼年有无不良遭遇、有无精神病家族史、精神创伤事件、家庭经济状况分组、病前和家人关系程度等因素进行单因素分析。结果显示,冬季出生与精神分裂症的发病无明显关系;幼年不良遭遇、发病前有不顺心的事、受到行政处分等精神创伤事件与精神分裂症的发病有关;经济状况差、易生闷气、病前和家人长期关系紧张、病前和领导关系紧张、病前和战友关系紧张与精神分裂症的发病存在剂量反应关系。

【示例9-2】请应用 EpiCalc 2000 软件对实训表9-4 配比病例对照研究资料进行分析。

实训表9-4　外源性雌激素与子宫内膜癌1:1配比病例对照研究资料

对照组	病例组		合计
	有暴露史	无暴露史	
有暴露史	27	3	30
无暴露史	29	4	33
合计	56	7	63

步骤:安装并运行 EpiCalc 2000 软件,同时按下 SHIFT + F10,显示如实训图9-1,选择 2-by-2 unstratified,按实训图9-1 所示位置,输入实训表9-4 内四个数据,点击 OK,如实训图9-2。

实训图 9-1　启动 EpiCalc 2000 软件不分层分析功能

实训图9-2　2-by-2 unstratified 菜单下输入配对资料数据

```
Tables - 2-by-2 unstratified
19:22:11, 2013-12-29

              |    +      -  | Total
      --------+-------------+--------
         +  |    27     29  |   56
         -  |     3      4  |    7
      --------+-------------+--------
      Total |    30     33  |   63
```

```
Matched data
Z                                :    4.42
One-sided p-value                :    0.000005
Two-sided p-value                :    0.000010
McNemar Chi-square               :    19.53
p-value                          :    0.000010
McNemar odds ratio [95% CI]      :    9.67     [2.82, 39.77]
Difference in proportions [95% CI] :  0.41     [0.24, 0.59]
```

实训图9-3　输出配对数据处理结果

实训图9-3 显示,外源性雌激素与子宫内膜癌有联系,服用外源性雌激素者患子宫内膜癌的危险性是非暴露者的9.67倍,OR 的95%可信区间为2.82~39.77。

【示例9-3】成组病例对照研究分析方法

步骤:安装并运行 EpiCalc 2000 软件,同时按下 SHIFT + F10,显示如实训图9-4,选择2-by-2 unstratified,按实训图9-4 所示位置,输入实训表9-5 内四个数据。

37

实训图9-4 2-by-2 unstratified 菜单下成组病例对照研究资料数据输入

实训表9-5 口服避孕药(OC)与心肌梗死(MI)关系的病例对照研究结果

是否口服避孕药	病例组	对照组	合计
有	39(a)	24(b)	63
无	114(c)	154(d)	268
合计	153	178	331

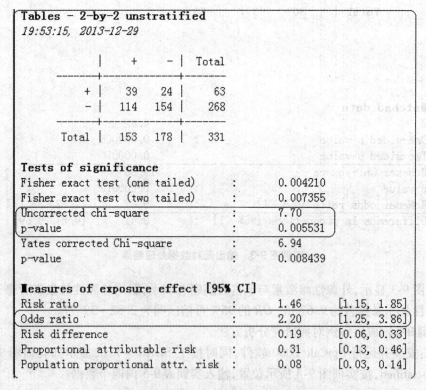

实训图9-5 成组病例对照研究资料数据分析结果

实训图9-5显示,口服避孕药(OC)是心肌梗死的危险因素,服用口服避孕药者患心肌梗死的危险性是非暴露者的2.20倍,OR 的95%可信区间为1.25~3.86。

本组数据如用 SPSS 处理,则操作步骤见实训图 9-6 ~ 实训图 9-9。

实训图 9-6　建立病例对照研究数据库

实训图 9-7　对频数进行加权处理

实训图 9-8　交叉统计分析

暴露史*分组Crosstabulation

Count

		分组		Total
		1	2	
暴露史	1	39	24	63
	2	114	154	268
Total		153	178	331

Chi−Square Tests

	Value	df	Asymp.Sig. (2−sided)	Exact Sig. (2−sided)	Exact Sig. (1−sided)
Pearson Chi−Square	7.697[b]	1	.006		
Continuity Correction[a]	6.938	1	.008		
Likelihood Ratio	7.708	1	.005		
Fisher's Exact Test				.007	.004
N of Valid Cases	331				

a.Computed only for a 2 × 2 table

b.0 cells(.0%)have expected count less than 5.The minimum expected count is 29.12.

Risk Estimate

	Value	95% Confidence Interval	
		Lower	Upper
Od ds Ratio for暴露史（1 /2）	2.195	1.250	3.855
Forcohort分组=1	1.455	1.146	1.847
Forcohort分组=2	.663	.476	.923
N of Valid Cases	331		

实训图9-9 病例对照研究分析结果

五、实训任务

【任务9-1】HBV 感染与原发性肝癌关系的一项病例对照研究所获资料见实训表9-6。

实训表9-6 HBV 感染与原发性肝癌的关系

发病情况	HBV +	HBV −	合计
病例	98	11	109
对照	49	60	109
合计	147	71	218

问题1:根据上表资料计算χ^2、OR、OR的95% CI,计算结果说明了什么问题?

问题2:列举病例对照研究的优缺点。

问题3:试举例说明病例对照研究中存在的常见偏倚及其控制方法。

【任务9-2】对孕妇在孕期及怀孕之前半年内家中或工作单位进行过装修的情况进行调查,以期探讨室内装修污染与异常妊娠结局之间的关系,结果见实训表9-7。

实训表9-7 装修异味 >3 个月与异常妊娠关系的 1:1 病例对照研究

对照组	病例组		合计
	装修异味 >3 个月	装修异味 ≤3 个月	
装修异味 >3 个月	2	21	
装修异味 ≤3 个月	2	168	
合计			

问题:室内有装修异味的时间在 3 个月以上时是否会增加孕妇发生异常妊娠的风险?

【任务9-3】装修异味时间与异常妊娠关系的病例对照研究得到表实训 9-8 结果。

实训表 9-8 有装修异味的时间与异常妊娠的关系

发病情况	有装修异味的时间(月)			
	未装修	≤3	>3	合计
病例	136	36	23	195
对照	159	34	5	198
合计	295	70	28	393

问题1:请计算不同暴露水平χ^2、OR、OR 95% CI、总的χ^2检验及趋势χ^2检验。

问题2:上述计算结果说明了什么问题? 并对其进行解释。

【任务9-4】注意缺陷多动障碍(ADHD)是儿童常见的精神障碍之一,主要临床表现有与年龄不相称的注意力易分散、不分场合地过度活动、情绪冲动并伴有认知障碍,智力正常或接近正常却常常出现学习困难等。为探讨儿童 ADHD 的危险因素,刘康香等采用调查表对来自某省儿童医院儿童保健门诊就诊的 204 例 6～12 岁儿童 ADHD 和 199 例 6～12 岁的正常儿童进行单因素分析和非条件多因素 Logistic 回归分析,研究可能导致 ADHD 发病的危险因素。以下为 ADHD 儿童与正常儿童的父母教养方式调查结果见实训表 9-9。

实训表 9-9   ADHD 儿童组与正常儿童组基本情况均衡性比较(部分)

类别	正常组 (n = 199)	ADHD 儿童 (n = 204)	χ^2	p
性别				
男性	153(76.88)	141(69.12)	3.08	0.079
女性	46(23.12)	63(30.88)		
儿童性格类型				
内向	150(75.38)	80(39.22)		
外向	49(24.62)	124(60.78)		
家庭类型				
核心家庭	163(81.91)	133(65.20)		
大家庭	34(17.09)	51(25.00)		
其他	2(1.01)	20(9.80)		
父母关系				
和睦	131(65.83)	144(70.59)		
不和睦	68(34.17)	60(29.41)		

实训表 9-10   父母教养方式与 ADHD 儿童的关系(单因素分析)

父母教养方式	正常组 (n = 199)	ADHD 儿童 (n = 204)	χ^2	p	OR	95% CI
积极引导	142(71.36)	91(44.61)	29.55	0.000	0.323	0.214 ~ 0.489
过分严厉管教	49(24.62)	71(34.80)				
体罚孩子	38(19.10)	123(60.29)				
放任自流	16(8.04)	11(5.39)				
溺爱	14(7.04)	41(20.10)				
父母教养方式一致	130(65.33)	105(51.471)				

问题 1:完成实训表 9-9 的单因素分析。两组儿童的性别、性格类型、家庭类型、父母关系等特征比较哪些差异有统计学意义,哪些差异无统计学意义?

问题 2:完成实训表 9-10。单因素分析表明父母教养方式中哪些可认为是 ADHD 儿童的危险因素?

研究者以儿童是否患 ADHD 为因变量,对单因素分析中两组儿童差异有统计学意义的自变量进行了多元 logistic 回归分析。发现儿童外向性格($OR =7.12$)、父母体罚孩子($OR =6.27$)、父母溺爱($OR =5.94$)、家庭收入低($OR =2.99$)、父母严厉管教($OR =2.27$)为儿童患 ADHD 的危险因素,儿童无既往病史($OR =0.08$)、核心家庭($OR =0.38$)、父亲文化程度高($OR =0.64$)、无家族病史($OR =0.36$)为儿童 ADHD 的保护因素。

问题 3:为何单因素分析中一些被认为对结果有影响的因素却在多因素分析后被排除?

(王万荣)

实训项目十 筛检试验的评价

一、实训目标

1. 能够掌握筛检试验评价指标的计算及含义,熟悉各项指标的相互关系。
2. 熟悉联合试验对灵敏度、特异度的影响。
3. 体会筛检试验的阳性结果截断值的确定原则,预测值与现患率的关系。

二、实训内容

1. 筛检试验评价指标的计算。
2. 各项评价指标间的相互关系。
3. 筛检试验的阳性截断值对灵敏度、特异度的影响。
4. 预测值与现患率的关系。
5. 联合试验对灵敏度、特异度的影响。

三、实训用物

CASIO 82-TL 计算器或同系列计算器。

四、实训要点

(一)筛检试验的评价

筛检试验评价就是将筛检试验与诊断目标疾病的标准方法,即"金标准",进行同步盲法比较,判定该方法对疾病"诊断"的真实性和价值。具体过程为:先确定适宜的"金标准",接着用金标准筛选适量的目标疾病患者(病例组)和非患者(对照组),然后用待评价筛检试验再对他们检测一次,然后将所获结果与金标准诊断结果进行比较,并用一系列指标来评价筛检试验对某病的诊断价值(实训表 10-1)。

对筛检试验主要从试验的真实性、可靠性及收益三个方面进行评价。

真实性的评价指标包括灵敏度、特异度、漏诊率、误诊率、约登指数。可靠性评价指标包括变异系数、符合率。收益的评价可从个体效益和社会效益等方面进行评价,也可采用间接反映试验收益的指标:阳性预测值、阴性预测值。

实训表 10-1 评价某筛检试验的资料整理表

筛检试验	金标准确诊		合计
	病例	非病例	
阳性	a（真阳性）	b（假阳性）	a + b
阴性	c（假阴性）	d（真阴性）	c + d
合计	a + c	b + d	n = a + b + c + d

（二）实训操作示例

【示例 10-1】实训表 10-2 是在 1 万人口中筛检糖尿病患者的结果,血糖分界点是 6.1mmol/L。

实训表 10-2 糖尿病的筛检试验结果

筛检结果	金标准		合计
	糖尿病	非糖尿病	
阳性（≥6.1mmol/L）	34	20	54
阴性（<6.1mmol/L）	116	9830	9946
合计	150	9850	10 000

问题 1：试计算该筛检试验的灵敏度和特异度。

分析：灵敏度 $= \dfrac{a}{a+c} \times 100\% = \dfrac{34}{150} \times 100\% = 22.67\%$

特异度 $= \dfrac{d}{b+d} \times 100\% = \dfrac{9830}{9850} \times 100\% = 99.80\%$

问题 2：当上述筛检分界点降低为血糖 5.8mmol/L 时,筛检结果阳性有 164 人,其中有 98 人属于非糖尿病组,试用此分界点水平计算该试验的灵敏度和特异度。

分析：将筛检试验结果整理如下实训表 10-3。

实训表 10-3 糖尿病的筛检试验结果

筛检结果	金标准		合计
	糖尿病	非糖尿病	
阳性（≥6.1mmol/L）	66	98	164
阴性（<6.1mmol/L）	84	9752	9836
合计	150	9850	10 000

$$灵敏度 = \frac{a}{a+c} \times 100\% = \frac{66}{150} \times 100\% = 44\%$$

$$特异度 = \frac{d}{b+d} \times 100\% = \frac{9752}{9850} \times 100\% = 99\%$$

问题3:降低筛检的分界点对假阳性和假阴性的影响如何?它如何影响灵敏度和特异度?

分析:筛检试验的分界点降低,灵敏度增大,特异度减小,假阳性率增加,假阴性率减小,即误诊率增加,漏诊率减小。

五、实训任务

【任务10-1】 CA19-9(19-9 糖原决定簇)为一种无损伤的非侵入性的胰腺癌诊断方法,为评价此法的真实性,使用该方法同时检测了 55 例经病理确诊的胰腺癌患者和 58 例非胰腺癌的人,结果如实训表 10-4。

实训表 10-4 CA19-9 检测胰腺癌和非胰腺癌人群的结果

CA19-9	胰腺癌患者	非胰腺癌人群	合计
阳性(>75U)	47	10	57
阴性(<75U)	8	48	56
合计	55	58	113

问题1:请计算此法的灵敏度、特异度、假阳性率、假阴性率、约登指数?

问题2:阳性预测值、阴性预测值?

【任务10-2】 CA19-9 在人群中的分布为一连续分布。实训图 10-1 为 CA19-9 在胰腺癌和非胰腺癌人群的分布示意图,若使用 CA19-9 在人群中作筛检或诊断。

实训图 10-1 胰腺癌患者和非胰腺癌人群 CA19-9 分布示意图

问题 1：为使灵敏度最高，诊断标准应取多少？该点灵敏度是多少？此时假阴性率是多少？

问题 2：为使特异度最高，应取什么标准？此时的特异度是多少？假阳性率是多少？

问题 3：已知青光眼人群和正常人群的眼压的分布与 CA19-9 的分布图相似，若同时使用此两种方法在人群中筛检这两种疾病，在选取标准时是否相同？为什么？

【任务 10-3】当使用 CA19-9 筛检或诊断胰腺癌时，不同的诊断标准时得到的灵敏度和特异度不一样，二者的关系如实训表 10-5：

实训表 10-5　不同诊断标准测得的 CA19-9 的灵敏度和特异度

CA19-9	灵敏度（%）	特异度（%）
>37U	98.1	76
>75U	85.5	82.8
>120U	80.0	86.2

已知甲地区人口 10 万人，胰腺癌患病率为 30/10 万；乙地区人口也为 10 万，其胰腺癌患病率为 15/10 万。现如果分别取 CA19-9 诊断标准大于 37U 和大于 75U 阳性，同时在这两个地区进行胰腺癌筛检。请回答：

问题 1：请将预期筛检结果填入实训表 10-6。

问题 2：预测值与现患率有何关系？

实训表 10-6　两地区胰腺癌预期筛检结果

诊断标准	现患率	阳性预测值	阴性预测值
>37U	30/10 万		
>37U	15/10 万		
>75U	30/10 万		
>75U	15/10 万		

【任务 10-4】某学者同使用 CA19-9 和 B 超检测胰腺癌和非胰腺癌人群，结果如实训表 10-7。

问题 1：请分别计算各单项试验及并联试验和串联试验的灵敏度、特异度？

问题 2：与各单项试验比较，联合试验的灵敏度、特异度有何变化？

实训表 10-7　CA19-9 和 B 超联合检测胰腺癌和非胰腺癌人群结果

CA19-9	B 超	胰腺癌	非胰腺癌
+	−	3	4
+	+	44	6
−	+	5	23
−	−	3	25

（肖焕波）

下篇 学习指导

绪　论

一、学习要点

1. 预防医学的定义、内容、特点、意义。
2. 现代健康观、影响健康的主要因素、健康决定因素生态学模型。
3. 疾病自然史与预防机会和三级预防策略。

二、内容要点

教材知识点

（一）预防医学概述

1. **概念**　预防医学是医学的一门综合性应用学科，它以人群为主要对象，分析健康与疾病在人群中的分布，研究不同环境因素对人群健康的影响及疾病发生、发展和流行的规律，探讨改善和利用环境因素、改变不良行为生活方式、减少危险因素、合理利用卫生资源的策略与措施，以达到预防疾病、促进健康、防制伤残和延长寿命的目的。公共卫生是以预防医学的观念、理论和技能为基础，针对疾病预防、健康促进而采取的社会性实践的总称。

2. **预防医学的研究方法**　主要有调查研究法、实验研究法和临床观察法，其中调查研究和实验研究是预防医学的两类基本研究方法。宏观研究方法是指针对人群调查研究和实验研究（现场试验）；微观研究方法是指整体或离体动物试验研究（实验室试验）。

3. **预防医学的研究内容**　分析疾病分布与健康水平的动态变化；研究环境因素对健康的影响；制定预防疾病、促进健康的策略和措施；探讨卫生保健与疾病防治的组织和管理方法。

4. **预防医学的特点**　①工作对象包括个体和确定的群体，患者和健康人，但更侧重于健康人群和无症状患者；②研究方法注重微观和宏观相结合，但更侧重于健康影响因素与人群健康关系的研究；③预防工作贯穿于疾病发生、发展的全过程，但更侧重于疾病发生前的预防与健康促进；④采取的对策具有更为积极的预防作用及更大的人群健康效益。

（二）健康及其影响因素

1. **现代健康观**　健康是躯体、心理和社会适应的完好状态，而不仅仅是没有疾病和虚弱。健康是日常生活的资源,而不是生活的目标。健康是一个积极的概念,它不仅是个人身体素质的体现,也是社会和个人的资源。为了达到身心健康和较好地适应社会的完美状态,每一个人都必须有能力去认识和实现这些愿望,努力满足需求和改善环境。健康的定义,包含了健康是什么(它的组成)和健康是做什么的(它的作用)的两个方面。

2. 影响健康的主要因素 ①环境因素:包括自然环境因素、社会环境因素、心理环境因素;②生活方式:包括消费类型、生活危害、职业危害;③卫生服务:包括疾病的预防、治疗、康复;④人类生物学因素:包括遗传、成熟老化、复合内因。在此基础上,目前对社会经济环境、物质环境、个人因素和卫生服务又进一步细分和强调。

3. 健康生态学模型 分为5层,核心层是先天的个体特质;第二层是个体的行为特点;第三层是社会、家庭和社区的人际网络;第四层是生活与工作条件;最外一层是宏观层面。强调健康是个体因素、卫生服务、环境因素之间相互依赖、相互作用和相互制约的结果,是指导预防医学和公共卫生实践的重要理论模型。

(三)三级预防策略

1. 疾病自然史及其各阶段 疾病自然史是指疾病的发生、发展和转归(结局)的自然规律。按照时间顺序、有无临床症状和体征分为4个阶段:病理发生期、临床前期、临床期、转归期。在疾病自然史的不同阶段,通过有效的早期诊断、预防和治疗措施可以改变疾病的自然史直至向健康转归。

2. 三级预防 是指根据疾病自然史及健康决定因素的特点,把疾病的预防分为三级。三级预防的特点是把预防的概念融入疾病发生发展的全过程、扩大到人生的全过程,把临床医疗工作与预防工作紧密结合,并且导向"预防为主"的方向。

(1)第一级预防:针对健康人或处于生物学改变期的患者采取的控制和消除健康危险因素、减少接触有害因素的预防措施,其目标是降低疾病或健康问题的发生率。

(2)第二级预防:针对临床症状或体征不明显的患者采取早期发现、早期诊断、早期治疗的预防措施,其目标是控制或延缓疾病发展,促使病变逆转,缩短病程或防止转为慢性及病原携带状态,降低现患率。

(3)第三级预防:针对已患病者采取的适时、有效的治疗和康复措施,其目标是预防并发症和残障,防止病情恶化,降低病死率。

(四)循证医学及其作用

1. 概念 循证医学是把最佳研究证据与临床专业技能和患者的价值整合在一起的医学,是研究通过科学的方法获得和利用最充分的证据并作出最佳医学实践决策的一门科学。

2. 应用 ①临床决策,主要是诊断和治疗,如病因学研究、诊断试验、治疗试验、预后研究、卫生经济学研究;②药物研究,评价药物的疗效,指导药物的更新、开发和利用;③医疗卫生行政决策;④管理医疗,制定规范性的基本医疗措施方案。

3. 循证医学实践的基础 临床医生的参与、患者的参与和可靠的信息来源。

4. 临床医生循证的途径有:①自己和同事的经验;②教科书和杂志;③学术会议的信息;④文献综述;⑤系统评价;⑥定期更新的电子系统评价。

(五)预防医学的作用与贡献

1. 预防是解决健康问题的根本性对策。

2. 预防是实现医学目的最优先考虑的要素。

3. 预防是最经济有效的卫生措施。

4. 预防为主是我国卫生工作方针的重要内容。

5. 预防是国民健康最主要的保障。

（六）预防医学的发展趋势

1. 学科发展表现为分化与综合相结合,各学科(包括人文学科等非医学学科)的交叉综合成为主导方向,特别是预防医学与临床医学、基础医学相结合。

2. 研究躯体性疾病预防的同时,重视心理、精神和行为因素对健康影响的研究。

3. 环境与健康问题将成为预防医学研究的热点。

4. 预防与保健相结合,推行预防保健、医疗康复一体的社区卫生服务,以达到促进健康、提高生活质量和人口素质的目的。

5. 医学预防与社会预防相结合,并逐渐向社会预防为主的方向发展,以适应医学模式的转变。

6. 研究方法上现场研究与实验室研究相结合、分子生物学与生物技术的发展和应用,将推动预防医学研究的全面发展。

（七）医学生学习预防医学的目的

树立预防为主的观念,学习预防医学的思维方法,运用预防医学的基本理论和技能,开展医疗卫生保健服务工作;在临床场所能敏锐地察觉和报告公共卫生问题,能提供个体化的健康维护计划,能与公共卫生人员一起促进社区人群健康;掌握影响疾病与健康的各种环境因素,充分认识改善和控制环境因素是预防疾病、促进健康、提高生命质量的重要措施;完整地认识现代医学的目标,培养良好的医德,为患者提供最佳的服务;为进一步接受继续医学教育奠定基础。

本章难点与注意点

1. 预防医学的定义、内容、特点。

2. 现代健康观、健康决定因素及健康生态学模型。

3. 疾病自然史与预防机会,三级预防策略。

4. 循证医学的基本概念及其在预防决策中的运用。

5. 学习预防医学的意义和目的。

三、复习题

（一）选择题

[A_1 型题]

1. 预防医学的研究对象是(　　)

　　A. 患者　　　　　　　　　B. 健康人　　　　　　　　C. 个体

　　D. 确定的群体　　　　　　E. 个体和确定的群体

2. 预防医学的研究内容,不包括(　　)

　　A. 分析疾病分布与健康水平的动态变化

　　B. 分析疾病分布并制订治疗方案

　　C. 研究与制定预防疾病、促进健康的策略和措施

　　D. 探讨卫生保健与疾病防治的组织和管理方法

　　E. 研究环境因素对健康的影响

3. 关于预防医学的研究方法,错误的是( )

    A. 调查研究方法、实验研究方法、临床观察方法

    B. 实验研究方法包括现场试验与实验室试验

    C. 宏观研究方法与微观研究方法相结合

    D. 使用实验动物的整体或离体实验(实验室试验)称为微观研究

    E. 临床观察、实验动物的整体实验称为宏观研究

4. 关于预防医学的特点叙述正确的是( )

    A. 工作对象侧重于患者   B. 工作方法侧重于微观研究

    C. 采取的对策更利于治愈疾病   D. 采取的对策更具有积极的预防作用

    E. 侧重于疾病发生后的康复

5. 既属于第一级预防,也属于第三级预防的是( )

    A. 治理环境污染   B. 禁止在公共场所吸烟   C. 体力活动促进

    D. 高血压管理   E. 卒中患者的康复训练

6. 属于第二级预防的是( )

    A. 开展宣传教育,提高防病知识以及自我检查

    B. 做好妇女保健、儿童保健、老年保健

    C. 做好婚前检查和优生优育工作

    D. 切断性传播疾病的传播途径

    E. 保护环境,防止污染

7. 疾病类型不同,三级预防策略亦有所不同。下述疾病在采取第一级预防的同时,还应兼顾第二级和第三级预防的是( )

    A. 细菌性痢疾   B. 恶性肿瘤   C. 食物中毒

    D. 职业中毒   E. 营养缺乏病

8. 健康观是指人们对健康的看法,关于现代健康观内涵的叙述错误的是( )

    A. 主要依赖于自我保健与预防措施

    B. 主要依赖于医生与药物

    C. 人力资源的组成部分

    D. 健康权是与每个人密切相关的、实实在在的人权

    E. 不仅长寿,而且有更好的生命质量

9. 物质环境因素对健康的影响按照有害物质的性质分为( )

    A. 空气、水、土壤、食物

    B. 自然环境因素、社会环境因素、心理环境因素

    C. 生物因素、化学因素、物理因素

    D. 工业污染、农业污染

    E. 生活危害因素、职业危害因素

10. 健康权是指( )

    A. 人人享有可能达到的一般标准的躯体健康和精神健康的权利

    B. 人人享有可能达到的最低标准的躯体健康和精神健康的权利

    C. 人人享有可能达到的最高标准的躯体健康和精神健康的权利

    D. 保证他人享有可能达到的最低标准的躯体健康和精神健康的权利

E. 保证他人享有可能达到的最高标准的躯体健康和精神健康的权利

11. 通过三级预防可以改变疾病的自然史直至向健康转归,但疾病自然史的各个阶段不包括(　　)

  A. 病理发生前期   B. 病理发生期   C. 临床前期

  D. 临床期   E. 转归期

12. 循证医学是研究通过科学的方法获得和利用最充分的证据并作出最佳医学实践决策的一门科学,下列叙述正确的是(　　)

  A. 科学的方法主要是指流行病学方法和临床观察方法

  B. 最充分的证据是指传统的、经验的证据

  C. 最佳决策是科学方法与充分证据的结合

  D. 把最佳研究证据与临床专业技能和患者的价值整合在一起

  E. 最大特点是以经验证据为基础开展医学实践活动

13. 循证医学实践中,寻求证据的最常用和最有效的一种方法是(　　)

  A. 教科书和杂志   B. 学术会议的信息   C. 文献综述

  D. 系统评价   E. 专家的经验总结

14. 开展循证医学实践应具有的三个要素是(　　)

  A. 医生、病人和证据 B. 医生、教科书和杂志 C. 病人、教科书和杂志

  D. 教科书、系统评价和证据 E. 专家、病人和证据

15. 循证医学时代的医生应具备的条件,不包括(　　)

  A. 具有医学理论知识和临床专业技能

  B. 在临床场所能按照教科书去诊治病人

  C. 掌握医学科学研究方法,解决临床疑难问题,为开展循证医学提供可靠证据

  D. 能够利用现代信息技术,及时获取最佳研究成果,并应用于临床实践

  E. 具有高尚的职业道德,不断进取,为患者提供最佳服务

16. 五星级医生应具备五个方面的能力,但应除外(　　)

  A. 能根据患者预防、治疗和康复的总体需要提供卫生服务

  B. 能从伦理、费用与患者等方面综合考虑,合理选择各种诊疗新技术

  C. 能承担健康教育的任务,有效地促进个体和群体的健康

  D. 能从医院与职工收入方面考虑采用各种诊疗新技术

  E. 能根据卫生保健的需求作出合适的反应及参与卫生决策

[A₂型题]

1. Bruhn 等对宾夕法尼亚州意大利人聚集的一个小镇 Reseto 进行了研究,发现这个小镇的死亡率比邻镇的死亡率低。其研究结论是:该小镇人群良好的健康主要是由于他们有紧密联系的社会关系,与其平均主义特征和人们的互助精神有关。导致该小镇人群健康状况比较好的这些因素属于(　　)

  A. 政治因素   B. 经济因素   C. 文化因素

  D. 社会网络因素   E. 受教育水平因素

2. 某种新药治疗流行性乙型脑炎患者 100 例,95 例治愈,得出结论:该药治愈率为95%。从循证医学的角度,该药是否可以在临床推广(　　)

  A. 可以

B. 需进行临床适用性评价

C. 不可以,该实验证据的真实性难以保证

D. 不可以,应先进行副作用研究

E. 不可以,应先进行 meta 分析

[B₁ 型题]

(1~2 题共用备选答案)

    A. 传染病   B. 多发病   C. 地方病

    D. 急性病   E. 慢性病

1. 第一次卫生革命的主要任务是预防( )

2. 第二次卫生革命的主要任务是预防( )

(3~5 题共用备选答案)

    A. 降低疾病或健康问题的发生率

    B. 提高公众的健康意识和自我保健能力

    C. 降低病死率

    D. 培养良好的健康行为和生活方式

    E. 降低现患率

3. 第一级预防的目标是( )

4. 第二级预防的目标是( )

5. 第三级预防的目标是( )

(6~8 题共用备选答案)

    A. 颁布食品安全法

    B. 乳腺癌的筛检

    C. 通过国境卫生检疫防止黄热病的传入

    D. 卒中患者的康复训练

    E. 扩大免疫规划

6. 属于第一级预防的是( )

7. 属于第二级预防的是( )

8. 属于第三级预防的是( )

(二)思考题

1. 试述预防医学的内容及其特点。

2. 如何理解现代健康观?健康的影响因素包括哪几个方面?

3. 举例说明三级预防策略的实施原则。

4. 循证医学主要应用于哪些方面?

5. 医学生为什么要学习预防医学?

四、参考答案

(一)选择题

[A₁ 型题]

1. E   2. B   3. E   4. D   5. D   6. A   7. B   8. B   9. C   10. C

11. A   12. D   13. D   14. A   15. B   16. D

［**A₂**型题］

1. D　　2. E

［**B₁**型题］

1. A　　2. E　　3. A　　4. E　　5. C　　6. E　　7. B　　8. D

(二)思考题(略)

(刘明清)

第一章

临床预防服务

一、学习要点

1. 临床预防服务与健康管理的概念、内容及实施原则。
2. 健康危险因素评估。
3. 健康维护计划的制订与实施。
4. 健康教育与健康促进概念。
5. 临床场所行为干预的基本模式——5A 模式、健康咨询的原则。
6. 烟草使用的行为干预与临床戒烟指导。

二、内容要点

教材知识点

（一）临床预防服务与健康管理

1. 临床预防服务与健康管理概述

（1）临床预防服务与健康管理的概念：临床预防服务是指由医务人员在临床场所（包括社区卫生服务工作者在家庭和社区场所）对健康者和无症状"患者"的健康危险因素进行评价，实施个体的预防干预措施来预防疾病和促进健康。健康管理是通过对个体和群体的健康状况进行全面监测、评估及预测，向人们提供有针对性的健康咨询和指导，并制订相应的健康管理计划，协调个人、组织和社会的行动，针对各种健康危险因素进行系统干预和管理的过程。健康管理的目的是控制可变的健康危险因素，降低慢性病的患病率和致残率，不断提高人们的生命质量。临床预防服务是健康管理的一部分，二者的核心思想都是以健康为中心。

（2）临床预防服务与健康管理的意义：①有助于控制慢性病和减少医疗费用；②有助于延长健康寿命和提高生命质量；③有助于解决卫生服务面临的矛盾和挑战。

（3）临床预防服务与健康管理的内容主要有：健康咨询、疾病筛检、免疫接种、化学预防和预防性治疗等。

（4）健康管理的基本策略：①生活方式管理；②需求管理；③疾病管理；④灾难性病伤管理；⑤因工残疾管理；⑥综合群体健康管理。

（5）临床预防服务与健康管理实施的原则：①收集个人健康相关信息要全面翔实；②服务对象参与制订临床预防服务和健康管理计划；③突出健康教育和健康咨询的先导作用；④强化个体健康自我管理意识；⑤临床预防服务和健康管理服务要具有针

对性。

2. 健康危险因素评估

(1)健康危险因素的概念及其分类:健康危险因素是指能使疾病和死亡发生可能性增加的因素,或者是使健康不良后果发生概率增加的因素,包括环境危险因素、行为危险因素、生物遗传危险因素、医疗卫生服务中的危险因素。

(2)健康危险因素的作用特点:潜伏期长、联合作用明显、特异性弱、广泛存在。

(3)健康危险因素评估的优先顺序:健康危险因素评估是研究危险因素与慢性病发病及死亡之间数量依存关系及其规律性的一种技术方法。它研究人们生活在有危险因素的环境中发生死亡的概率,以及当改变不良行为、消除或降低危险因素时,可能延长的寿命。在确定健康危险因素评估的优先顺序时,应从以下几方面综合考虑:①危险因素所致特定疾病的严重性;②危险因素的危险程度;③危险因素的分布情况;④危险因素实施干预措施后的效果;⑤危险因素与个体其他健康问题综合比较。

(4)健康危险因素收集:危险因素询问的主要内容、危险因素询问的主要技巧。

(5)健康危险度评估:是综合分析服务对象存在的危险因素,包括个人特征、生理参数、症状或亚临床疾病状态等,采用定性或定量的方法估算这些危险因素对个体健康的影响程度。评估的基本步骤为:采集服务对象健康相关信息、计算健康危险度评分、结果评价。

3. 健康维护计划的制订与实施　健康维护计划是指在特定的时期内,依据服务对象的年龄、性别以及具体的危险因素等而计划进行的一系列干预措施。计划应明确服务的内容和起止时间。

(1)健康维护计划的制订:①选择适宜的干预措施:根据服务对象的性别、年龄、健康危险度评估结果等信息,确定具体的干预措施,包括健康咨询指导、疾病的早期筛查、免疫接种、慢性病管理以及随访等;②确定干预和随访的频率。

(2)健康维护计划的实施:①建立流程表,包括健康指导、疾病筛检、免疫接种三个部分;②单项健康危险因素干预计划,如静坐生活方式者的体力活动促进计划、吸烟者的戒烟计划、肥胖者的体重控制计划等。

(二)健康相关行为干预

1. 行为与健康　行为是个体对内在刺激和外部条件的响应或反应。按行为对行为者自身和他人健康的影响,健康相关行为分为两类,即促进健康的行为和危害健康的行为。

(1)促进健康的行为:个体或群体表现出的、客观上有益于自身和他人健康的一组行为。可分为5类:基本健康行为、戒除不良嗜好行为、预警行为、避开环境危害行为、合理利用卫生服务行为。

(2)危害健康的行为:偏离个人和他人乃至社会的健康期望、客观上不利于健康的一组行为。可分为4类:不良生活方式与习惯、致病行为模式、不良疾病行为、违反社会法律、道德的危害健康行为。

2. 健康教育与健康促进

(1)健康教育与健康促进的概念:健康教育是指通过有计划、有组织的社会和教育活动,以促使人们自觉地采纳有益于健康的行为和生活方式,消除或减轻影响健康的危险因素,预防疾病、促进健康和提高生活质量。健康促进是促使人们提高、维护和改善他们自身健康的过程,是协调人类与环境的战略,它规定个人与社会对健康各自所负的责任。

(2)健康促进的实施:实施的场所包括社区、学校、医院、工作场所、公共场所及居民家庭。人生三个阶段的健康促进:①生命培育阶段的健康促进;②生命保护阶段的健康促进;③晚年生活质量阶段的健康促进。

(3)健康咨询:健康咨询是帮助个体及家庭改变不良行为最常用的一种健康教育方式,可帮助人们了解到自己可通过哪些努力来避免疾病的发生和提高生活质量。健康咨询的基本模式是"5A模式",即:评估、劝告、达成共识、协助、安排随访。健康咨询的原则是建立良好关系原则、针对性原则、情感中立原则、保密性原则、参与适度原则。

3. 成瘾行为的干预　成瘾行为包括物质成瘾和行为成瘾两种类型。物质成瘾具有相应的成瘾物质的摄入,如吸烟、酗酒、吸毒;行为成瘾如赌博成瘾、网络成瘾等,虽然没有成瘾物质的摄入,但对特定行为具有依赖性。成瘾依赖的共同特点:具有满足需要的强烈愿望,对物质和行为缺乏控制和节制,只想到物质的使用或行为的执行而不计后果。

(1)烟草使用的行为干预

1)烟草使用和二手烟的概念及其危害:①烟草使用是指通过口吸、咀嚼和鼻吸等方式使用烟草制品,主要指口吸烟草(吸烟)。按照吸食过程是否产生烟雾,烟草制品可分为两大类,即有烟烟草和无烟烟草。②二手烟是指从卷烟或其他烟草制品燃烧端散发的烟雾,且通常与吸烟者散发的烟雾混杂在一起。③烟草依赖是一种慢性高复发性和成瘾性疾病,是指带有强迫性的使用与觅求烟草,并于戒断后不断产生再次使用倾向的行为方式,其本质是尼古丁依赖。世界卫生组织已将烟草依赖作为一种疾病列入国际疾病分类(ICD-10,F17.2)。④吸烟是导致成人失能和早死的主要原因。世界前八位致死疾病中有6种疾病(缺血性心脏病、脑血管病、下呼吸道感染、慢性阻塞性肺疾病、结核和肺癌)与吸烟有关。吸烟导致发病率上升,有效工作日减少,医疗需求增加。吸烟量越大、起始吸烟年龄越小、吸烟的烟龄越长,对健康的危害越大。吸烟不仅使本人受害,还危及他人及全社会的健康。二手烟可使成人和儿童患多种疾病;胎儿期母亲吸烟或吸二手烟以及婴儿出生后吸二手烟均能使婴幼儿患多种疾病。在公众场所弥漫的烟雾是许多重金属污染物、多环芳烃、亚硝胺等有害物质的载体,引起被动吸烟者血氧含量下降、免疫机能改变,诱发癌症。

2)控烟策略与措施:执行有关政策和创建控烟社区环境;加强健康教育;改变个人行为和提高个人技能;开展社区活动,争取政府和非政府组织支持,争取具有一定影响力的人士广泛支持和参与,开展无烟家庭、无烟单位、无烟场所、世界无烟日活动。

3)临床场所戒烟策略与措施:快速干预戒烟的策略及措施,主要是遵循健康咨询"5A模式"的"5A戒烟法";强化干预的措施包括咨询及行为干预、药物治疗。

4)常用戒烟药物:一线临床戒烟用药,包括五种尼古丁替代疗法的戒烟药(尼古丁咀嚼胶、尼古丁吸入剂、尼古丁口含片、尼古丁鼻喷剂和尼古丁贴剂)和两种非尼古丁类戒烟药(盐酸安非他酮缓释片、伐尼克兰)。二线戒烟药物,包括可乐定和去甲替林,目前这两种药在临床上很少应用。在条件允许的情况下,应同时使用戒烟药物治疗及戒烟劝导和咨询措施。

5)常用戒烟技巧:推迟,若戒烟者有吸烟的想法,尽可能推迟吸烟的时间;躲避,看到别人吸烟时,尽可能避开;回避,回避吸烟的动机;分散,分散注意力;支持,争取周围同事、朋友、家庭和社会的支持。

(2)预防酗酒:充分利用多种媒体,广泛宣传酗酒的危害;改变饮酒的态度和不良习惯;如果不能避免饮酒,则尽可能坚持"低危饮酒标准";为减少酒精所产生的危害,建议饮用低度酒。

（3）禁止吸毒：吸毒在我国是明令禁止的违法行为。我国不断完善禁毒政策和法律，加强国际合作，坚持禁吸、禁贩、禁种、禁制，从根本上解决毒品问题。同时强化"三级预防"措施，有效预防和控制吸毒的发生及复吸。

本章难点与注意点

1. 临床预防服务和健康管理的概念。
2. 健康教育与健康促进的区别与联系。
3. 健康咨询的基本模式。
4. 控烟的策略及措施。

三、复习题

（一）选择题

[A₁ 型题]

1. 以下对临床预防服务叙述最准确的是（　　）
    A. 一种临床治疗服务
    B. 一种基层卫生服务
    C. 在临床场所实施第一级和第二级预防结合的服务
    D. 在临床场所实施第三级预防服务
    E. 在社区中实施的治疗服务

2. 临床预防服务的对象是（　　）
    A. 健康人　　　　　　B. 患者　　　　　　C. 无症状"患者"
    D. 健康人和无症状"患者"　E. 患者和无症状"患者"

3. 采用化学预防的对象主要是（　　）
    A. 已出现症状的患者　　B. 有既往病史的人　　C. 正在治疗的人
    D. 正在康复的人　　　　E. 无症状的人

4. 临床预防服务的第一步通常是（　　）
    A. 收集健康信息　　　　　　　B. 疾病危险性评价
    C. 健康改善计划制订　　　　　D. 健康改善计划制订的实施
    E. 疾病风险预测

5. 以下不属于健康危险因素的是（　　）
    A. 长期吸烟　　　　　B. 糖尿病家族史　　　C. 血清胆固醇浓度过高
    D. 肥胖　　　　　　　E. 适度锻炼

6. 临床预防服务内容中成本效果最好的是（　　）
    A. 健康咨询与教育　　B. 健康筛检　　　　　C. 免疫接种
    D. 化学预防　　　　　E. 以上都不对

7. 有性生活的妇女进行脱落细胞涂片检查的适宜频率是（　　）
    A. 每年1次　　　　　B. 每年2次　　　　　C. 每2年1次
    D. 每1~2年1次　　　E. 每1~3年1次

8. 临床预防服务的内容不包括（　　）
    A. 求医者的健康咨询　　B. 健康筛检　　　　　C. 免疫接种

D. 化学预防　　　　　　　　E. 急性疾病治疗

9. 健康管理的基本策略不包括(　　)

　　A. 生活方式管理　　　　B. 需求管理　　　　　　　C. 疾病管理

　　D. 残疾管理　　　　　　E. 以上都不是

10. 健康管理的特点不包括(　　)

　　A. 系统化　　　B. 标准化　　　C. 可量化　　　D. 个体化　　　E. 封闭化

11. 下列哪项不是化学预防(　　)

　　A. 绝经后妇女使用雌激素预防骨质疏松

　　B. 补充氟化物降低龋齿患病率

　　C. 幼儿补充含铁物质降低罹患缺铁性贫血的危险

　　D. 孕期妇女补充叶酸降低神经管缺陷婴儿出生的危险

　　E. 服用维生素C治疗维生素C缺乏症(坏血病)

12. 健康危险因素作用的特点不包括(　　)

　　A. 潜伏期长　　　　　　B. 联合作用明显　　　　　C. 特异性强

　　D. 特异性弱　　　　　　E. 广泛存在

13. 健康维护计划执行(　　)后就需要进行定期随访

　　A. 1个月　　　B. 2个月　　　C. 3个月　　　D. 4个月　　　E. 5个月

14. 对于有戒烟意愿的吸烟者,临床医生应该立即采取的措施是(　　)

　　A. 提供强化干预服务　　B. 帮助确定戒烟日期　　　C. 帮助确定随访时间

　　D. 宣传戒烟的好处　　　E. 提供戒烟药物

15. 健康教育的核心是(　　)

　　A. 开展个体或群体的病因预防

　　B. 疾病的早期发现、早期诊断、早期治疗

　　C. 防止并发症,促进康复

　　D. 促进个体或群体改变不良行为与生活方式

　　E. 积极治疗,促进康复

16. 下列不属于健康危险因素的是(　　)

　　A. 喜食腌制食品　　　　B. 经常食用油炸食品　　　C. 高血压家族史

　　D. 适量运动　　　　　　E. 大量饮酒

17. 进行健康教育效果最好、时机最佳的理想场所是(　　)

　　A. 社区　　　B. 工作场所　　　C. 公共场所　　　D. 居民家庭　　　E. 学校

18. _____是导致成人失能和早死的主要原因(　　)

　　A. 吸烟　　　B. 酗酒　　　C. 吸毒　　　D. 性乱　　　E. 网络成瘾

19. 一般将危害健康的行为分为4类,即(　　)

　　A. 不良生活方式与习惯、致病行为模式、不良疾病行为、过多接触有害环境行为

　　B. 高危险行为、致病行为模式、预警行为、日常危害健康行为

　　C. 不良生活方式、预警行为、致病行为模式、不良疾病行为

　　D. 不良疾病行为、违法乱纪行为、预警行为、致病行为模式

　　E. 不良生活方式与习惯、致病行为模式、不良疾病行为、违反社会法律与道德的行为

20. 下列哪项不宜进行筛检检查( )
    A. 血液检查　　B. 测量血压　　C. 乳房检查　　D. 直肠指检　　E. 口腔检查

[A₂ 型题]

1. 张女士,从怀孕开始就补充含铁物质,她说自己的小孩出生后要及时添加辅食,特别要补充含铁丰富的食品。她的这种做法属于( )
    A. 健康咨询　　B. 疾病观察　　C. 化学预防　　D. 疾病筛查　　E. 免疫接种

2. 张某,对自己和同事都严格要求,遇事易激动,血压高,有冠心病,他属于( )
    A. 不良疾病行为　　B. 违规行为　　C. A 型行为　　D. C 型行为　　E. 不良习惯

3. 王某,开车时总是系好安全带,他的行为表现是( )
    A. 良好的生活方式与习惯　　B. 基本健康行为　　C. 预警行为
    D. 避开环境危害　　E. 合理利用卫生服务

4. 李医生是某社区卫生服务中心医生,他在给一名前来就诊的体重超重且患有感冒的老年人进行健康咨询,询问家庭情况,提出防治感冒的措施,同时为其测量血压、称体重,嘱其有规律地进行体力活动、控制体重。该医生的做法属于( )
    A. 医疗卫生服务　　B. 临床治疗服务　　C. 三级预防服务
    D. 临床预防服务　　E. 健康危险度评估

[B₁ 型题]

(1~5 题共用备选答案)
    A. 每年 1 次　　B. 每 2 年 1 次　　C. 每 3 年 1 次
    D. 每 4 年 1 次　　E. 每 5 年 1 次

1. 普通人群高血压筛查,15~30 岁者测量血压频率应为( )
2. 普通人群高血压筛查,31~50 岁者测量血压频率为( )
3. 子宫颈癌筛查,65 岁之前有性生活妇女进行脱落细胞涂片检查,应为( )
4. 肠癌筛查,所有 50 岁以上者大便隐血试验,应为( )
5. 乳腺癌筛查,40~49 岁妇女 X 线检查,应为( )

(6~10 题共用备选答案)
    A. 基本健康行为　　B. 戒除不良嗜好行为　　C. 预警行为
    D. 避开环境危害　　E. 合理利用卫生服务

6. 预防接种、定期健康查体、遵从医嘱是( )
7. 适度运动、适量睡眠、合理营养、平衡膳食是( )
8. 戒烟、戒酒是( )
9. 避免吃农药残留超标的蔬菜、不吃未煮熟的鱼虾是( )
10. 驾车系安全带、遇险后自救和他救是( )

(11~14 题共用备选答案)
    A. 不良生活方式与习惯　　B. 致病行为模式
    C. 不良疾病行为　　D. 违反社会法律、道德的行为
    E. 违背社会潮流的行为

11. 疑病、瞒病、讳疾忌医、不及时就诊、不遵从医嘱属于( )
12. 吸毒成瘾、性乱感染性病或艾滋病等属于( )
13. 与冠心病密切相关的 A 型行为、与肿瘤发生有关的 C 型行为属于( )

14. 高脂高盐饮食、缺乏运动、吸烟、酗酒、吃饭过饱等属于（　　）

（15～19 题共用备选答案）

A. 建立良好关系原则　　　B. 针对性原则　　　C. 情感中立原则

D. 保密性原则　　　E. 参与适度原则

15. 健康咨询人员从当事人角度去看待问题，但不能使自己的情绪随着来访者而转移，属于（　　）

16. 健康咨询人员永远不要试图劝服人们接受你的建议，属于（　　）

17. 健康咨询人员对寻求咨询的对象表示出关心和爱护，使来访者感到咨询人员可以信赖，属于（　　）

18. 健康咨询人员尊重来访者的隐私，属于（　　）

19. 健康咨询人员要根据来访者的具体情况，了解问题的背景，采用合适的咨询方法，属于（　　）

（20～24 题共用备选答案）

A. 传染病预防与控制　　　B. 健康教育和健康管理

C. 慢性非传染性疾病管理　　　D. 生命统计

E. 妇幼保健

20. 婴儿死亡复核调查是（　　）

21. 优生优育咨询指导、性病防治、母乳喂养指导、产后家庭访视是（　　）

22. 预防接种、结核病防治、性病及艾滋病防治、地方病及寄生虫病防治、病媒消毒属于（　　）

23. 对 35 岁以上人群首诊测量血压，对高血压、糖尿病等重点疾病定期筛查属于（　　）

24. 对社区的妇女、儿童、青少年、老年人口、流动人口及重点疾病高危人群开展针对性健康教育是（　　）

（25～28 题共用备选答案）

A. 疾病管理　　　B. 需求管理　　　C. 残疾管理

D. 病例管理　　　E. 健康维护计划

25. "综合运用各种医学和社会康复管理措施最大限度地减少在工作和生活环境中由伤害或疾病导致的残疾所带来的不利影响"是（　　）

26. "一个针对疾病人群的卫生保健干预和交流活动的协调系统，强调利用循证医学指导和增强患者自我照护能力的策略来防止疾病恶化和预防并发症"是（　　）

27. "以人群为基础、通过帮助被管理者维护健康以及寻求适当的医疗保健来控制健康消费的支出和改善对医疗保健服务的利用"是（　　）

28. "在特定的时期内，依据患者的年龄、性别以及具体的危险因素等而计划进行的一系列干预措施"是（　　）

（二）思考题

1. 在确定健康危险因素评估的优先顺序时，应从哪些方面综合考虑？

2. 简述健康教育与健康促进的区别。

3. 简述健康咨询的基本模式及其遵循的原则。

4. 简述促进健康的行为和危害健康的行为。

5. 简述吸烟的主要危害、控烟的有效策略及措施。

(三)案例分析

1. 王某,女,34岁,职业经理,性生活活跃,初次性交18岁,社会活动及各种应酬频繁,经常饮酒,吸烟量3包/周,本次来访目的是咨询避孕方法。请回答:临床医生应如何对来访者进行健康指导?

2. 李某,男,40岁,大学讲师,在一次常规体检时发现身体多处淋巴结肿大、无痛感。其母亲曾于46岁诊断患有乙状结肠癌,并在48岁时因该病去世;其兄曾于42岁时诊断患有直肠癌,手术治疗后进行化疗,目前病情稳定。否认其他系统疾病,无药物过敏史。吸烟史17年,每天约15支;饮酒史20年,每天2两白酒或1瓶啤酒;喜欢吃肥肉;体重超标,不爱运动。请回答下列问题:

(1)对于该教师如何选择主要的筛查项目?

(2)按健康维护计划制订的原则,为该教师制订健康维护计划的近期目标。

3. 中国石化某炼油化工股份有限公司化肥厂,共有职工662名,其中男职工447人,占67.5%,女职工215人,占32.8%。1998年前,该厂吸烟问题严重,男女总吸烟率高达36.20%。单位没有控烟健康教育,没有建立有力的健康促进组织和相应控烟的规章制度,职工控烟意识薄弱,缺乏自我保健意识。1998年开始落实《健康促进三年规划》,实施团体干预法,对全厂吸烟人群的吸烟行为进行干预,于2001年对于干预效果进行了检查验收评估:该化肥厂吸烟率从"规划"实施前的男女总吸烟率36.20%下降至"规划"后的24.62%,3年吸烟率下降了11.58%,完成并超过了规划的控烟指标(吸烟率下降7.5%)。其中电气车间吸烟率更是从1998年的42.00%,下降到2001年的18.66%,≤19岁和≥30岁的职工吸烟率均有显著性下降。男性吸烟率从47.18%下降至36.47%,实现了女性零吸烟的目标。请回答下列问题:

(1)本案例的主题内容是什么?

(2)本案例的结论与启示是什么?

4. 张先生,男,45岁,个体经营者。主诉:反复出现上腹部烧灼感6周,进食后加重,服抗酸药可以减轻。无恶心、呕吐、腹泻、便秘。类似情况以往也曾发生过,但以2个月前离婚后更为加剧。近日睡眠不好,有时靠安眠药入睡。每日吸烟20支,每天饮咖啡4~5杯。30岁时曾查出乙肝表面抗原阳性。其父亲75岁时死于大肠癌。查体:该患者表现为紧张、焦虑,腹软,上腹部有轻压痛,无包块,大便隐血试验阳性。请回答以下问题:

(1)如何进行健康评估?

(2)如何制订健康维护计划?

四、参考答案

(一)选择题

[A₁型题]

1. C 2. D 3. E 4. A 5. E 6. A 7. E 8. E 9. E 10. E
11. E 12. C 13. C 14. B 15. D 16. D 17. E 18. A 19. E 20. A

[A₂型题]

1. C 2. C 3. C 4. D

[B₁型题]

1. C 2. B 3. C 4. A 5. B 6. E 7. A 8. B 9. D 10. C

11. C　　12. D　　13. B　　14. A　　15. C　　16. E　　17. A　　18. D　　19. B　　20. D
21. E　　22. A　　23. C　　24. B　　25. C　　26. A　　27. B　　28. E

（二）思考题（略）

（三）案例分析答题要点

1. 临床医生不仅应针对来访者咨询避孕方法给予指导，同时应提供个性化的临床预防服务。①避孕指导：上不带尾丝的节育环，如果反应较大，出现副作用，可选用避孕药，按照适应证服用；②劝其戒烟、限酒，并为其制订戒烟计划和限酒计划，提醒并告知其定期与医生沟通，监督其完成计划，发现问题及时调整，最后考核戒烟、限酒效果；③为来访者测量血压，并告知其在 50 岁之前，每两年测量 1 次血压，如有血压异常，要认真处理；④建议其检查乳房并进行 X 线检查；⑤为来访者行宫颈癌筛查，告知其筛查方式以及筛查频率和时间。因其年龄 34 岁、性生活活跃，故应每年做 1 次宫颈脱落细胞涂片检查，连续做 3 年，如果均为阴性，则可以每 3 年检查 1 次。

2. ①首先应做淋巴结活组织病理检查，判断其疾病特征。如果为炎症，则进行抗炎治疗；如果为癌性淋巴结肿大，必须追踪原发病变组织。根据其直系亲属有两人患肠道肿瘤的家族史，应做大便隐血试验，同时做乙状结肠镜检查，筛查肠道肿瘤。同时，测量血压、身高、体重和腰围，测定血清高密度脂蛋白和总胆固醇，以筛查高血压、高胆固醇血症及肥胖。②健康维护计划：近期目标从每天减少 2 支烟、少喝半瓶啤酒或 1 两白酒开始，坚持不吃或少吃肥肉，坚持每天连续有氧运动 30 分钟。

3. ①本案例是工作场所的健康促进的具体落实，以控烟为切入点，创建健康促进工厂，即运用吸烟行为的团体干预法创建无烟工厂；②本案例是运用社区预防服务的团体干预法，对中国石化某炼油化工股份有限公司化肥厂吸烟人群进行吸烟行为干预，3 年后，对于干预效果进行评价，其结果是总吸烟率从规划实施前的 36.2% 下降到规划实施后的 24.6%。结论：吸烟行为的团体干预法是一种行之有效的控烟方法，值得推广应用。

4.（1）案例 4 的评估：主要健康问题，初步诊断为胃溃疡。健康危险因素为：①吸烟、饮咖啡等刺激性饮料加重了胃溃疡症状；②离婚作为大的生活事件，增加了胃溃疡等身心疾病的发作机会；③有肠癌的家族史，隐血试验阳性，患者应予以注意。必要时进行结肠镜检查。肝功能也需定期复查。

（2）健康维护计划：①做大便隐血试验；②劝患者戒烟；③嘱患者少饮或不饮咖啡；④进行吸烟危害的健康教育；⑤按照患者年龄，进行胆固醇、肿瘤、牙齿等检查；⑥进行心理咨询和疏导。

（刘明清）

第二章

合理营养指导

一、学习要点

1. 营养、营养素、能量、膳食营养素参考摄入量的概述。
2. 平衡膳食的概念及基本要求。
3. 中国居民膳食指南与平衡膳食宝塔。
4. 营养缺乏病与营养过剩性疾病。
5. 患者基本膳食与治疗膳食的适用对象。
6. 营养调查的内容与方法。

二、内容要点

教材知识点

(一)营养的基本概念

1. **营养与营养素**　①营养是指人体摄取、消化、吸收和利用食物中的营养物质,以维持生长发育、组织更新和良好健康状态的动态生物学过程;②营养素是指食物中可为人体提供能量、构成机体成分和修复组织以及调节生理功能的化学物质。人体所需的营养素可概括为 6 类:蛋白质、脂类、碳水化合物、矿物质、维生素和水。

2. **营养素需要量与供给量**　①营养素需要量是机体为维持正常生理功能所需营养素的最低量,有时也称为"生理需要量"。②营养素供给量是在生理需要量的基础上考虑人群的安全率、饮食习惯、食物生产以及社会条件、经济条件等因素而提出的每日膳食中应供给的能量和各种营养素的数量。供给量是针对群体而言的,由于存在个体差异,供给量比需要量更充裕。短期内摄入量低于供给量,并不一定会危及健康。

3. **膳食营养素参考摄入量(DRIs)**　DRIs 是在营养素供给量(RDA)基础上发展起来的一组每日平均膳食营养素摄入量的参考值,包括 4 项内容:①平均需要量(EAR),是某一特定性别、年龄及生理状况群体中对某营养素需要量的平均值;②推荐摄入量(RNI),是可以满足某一特定群体中绝大多数(97%～98%)个体营养素需要量的摄入水平;③适宜摄入量(AI),是通过观察或实验获得的健康人群某种营养素的摄入量;④可耐受最高摄入量(UL),是平均每日摄入营养素的最高限量。

(二)人体必需的营养素

1. **蛋白质**　是构成人体组织的基本材料,也是一种产能营养素,没有蛋白质就没有生命。正常成人体内 16%～19% 是蛋白质。氨基酸是组成蛋白质的基本单位,构成人体蛋白质的 20 种氨基酸中,有 8 种(婴儿为 9 种)是人体不能合成或合成速度不能满足机体需要,必须从食物中直接获得,称为必需氨基酸。食物蛋白质中如果某种必需氨基酸含量不足,则称为限制氨基酸。在膳食中将多种食物混合食用,可使必需氨基酸互通有无,互相补充,提高蛋白质的生物学价值,这种作用称为蛋白质互补作用。

(1)蛋白质的功能:①构成人体组织成分;②构成体内各种重要物质,参与调节生理功能;③供给能量。

(2)食物蛋白质营养价值评价:①蛋白质含量;②蛋白质消化率;③蛋白质利用率。

(3)食物来源与参考摄入量:①蛋白质的食物来源:动物性食物,如肉、鱼、奶、蛋,均属于优质蛋白质。植物性食物,如粮谷类、豆类、薯类等,其中大豆类的蛋白质也属于优质蛋白质。我国人民膳食主要以粮谷类为主,每天由谷类供给的蛋白质占 30～40g,甚至更多。②蛋白质的推荐摄入量:蛋白质供给能量占总能量的 10%～14%(成人 10%～12%,儿童、孕妇、乳母 12%～14%)。膳食中优质蛋白质的摄入应占蛋白质总摄入量的 1/3 以上。

2. 脂类 包括中性脂肪和类脂,是食物中产生能量最高的营养素。中性脂肪又称三酰甘油或甘油三酯,由一分子甘油和三分子脂肪酸组成。必需脂肪酸是指人体不能合成,必须由膳食供给的多不饱和脂肪酸,现在认为人类的必需脂肪酸是亚油酸和 α-亚麻酸两种。

(1)生理功能:①供能和储能;②构成机体组织和重要物质;③促进脂溶性维生素的吸收;④供给必需脂肪酸;⑤改善食物感官性状、促进食欲及增加饱腹感;⑥维持体温,支持和保护脏器关节,并具有隔热保温作用。

(2)膳食脂肪营养价值评价:①脂肪的消化率;②必需脂肪酸的含量;③脂溶性维生素含量;④脂类的稳定性。

(3)膳食脂类食物来源及脂肪参考摄入量:①脂类的食物来源:植物油类,如菜籽油、花生油、豆油、茶油、玉米油、芝麻油等;动物性脂肪,如肥肉、猪油、牛油、羊油、鱼油、奶油、蛋黄等。②膳食脂肪适宜摄入量:成年人脂肪供热占膳食总能量的 20%～30%。胆固醇的摄入量每日不超过 300mg。必需脂肪酸的摄入量,应不少于总能量的 3%。膳食脂肪中 SFA:MUFA:PUFA 以 1:1:1 为宜。

3. 碳水化合物 又称糖类,由碳、氢、氧 3 种元素组成,是人类最廉价而安全的能量来源。可分为单糖、双糖、多糖和寡糖。

(1)生理功能:①贮存和供给能量;②构成机体的重要成分;③节约蛋白质作用;④抗生酮作用;⑤解毒作用。

(2)膳食纤维的概念及生理功能:膳食纤维是存在于植物性食物中不能被人体消化吸收的多糖。其生理功能包括:改善肠道功能;降低血糖和血浆胆固醇;控制体重和减肥;吸附作用。

(3)碳水化合物的食物来源与参考摄入量:①食物来源:碳水化合物主要来源于植物性食物,最主要是粮谷类、薯类、根茎类、杂豆类,另外还有各种食糖。蔬菜、水果是膳食纤维的主要来源。②膳食参考摄入量(AI):占总能量的 55%～65%。精制糖占总能量的 10% 以下。

4. 能量 人体所需要的能量是由碳水化合物、脂肪和蛋白质提供。人体能量的消耗主要用于基础代谢、食物特殊动力作用和体力活动三个方面。能量摄入量与消耗量应保持动态平衡。三大产能营养素占总能量百分比分别为:蛋白质 10%～15%,脂肪 20%～30%,碳水化合物 55%～65%。

5. 维生素 是维持人体正常生理功能、物质和能量代谢所必需的低分子有机化合物。根据其溶解性分为脂溶性维生素和水溶性维生素两大类。几种维生素的缺乏症及食物来源见表2-1。

表2-1　几种维生素的缺乏症及食物来源

维生素	主要生理功能	缺乏与过剩	食物来源
维生素 A（视黄醇）	参与视网膜内视紫质的合成与再生,维持正常的视觉;参与糖蛋白合成,维持上皮组织结构的完整和功能;促进机体正常生长发育;增加机体抗感染、抗氧化和抗癌作用	缺乏可致暗适应能力降低,甚至夜盲症;皮肤干燥,毛囊角化,儿童发育迟缓,易发生呼吸道感染。过多摄取可引起急、慢性中毒	动物肝脏、鱼肝油、鱼卵、全奶、奶油、蛋黄等;维生素 A 原的良好来源是深色蔬菜和水果
维生素 D	促进对钙、磷的吸收,调节血钙平衡;促进骨与软骨及牙齿的钙化	婴幼儿缺乏将引起佝偻病;成人缺乏可发生骨质软化和骨质疏松症。摄入过多可在体内蓄积引起中毒	动物肝脏、鱼肝油、蛋黄等含量较多。奶类含量不高,故以奶为主食的婴儿,要适量补充
维生素 B$_1$（硫胺素）	是脱羧辅酶的主要成分,参与碳水化合物代谢;维持神经、肌肉的功能;与心脏活动、食欲、胃肠蠕动、消化液分泌有关	缺乏将引起脚气病,主要损害神经-血管系统,包括湿型脚气病、干型脚气病、混合型脚气病和婴儿脚气病。过量会引起中毒但很罕见	良好来源有全谷类、豆类、坚果类、酵母、蛋类和动物内脏,如肝、肾、心、脑及瘦肉
维生素 B$_2$（核黄素）	参与机体组织呼吸及氧化还原过程,维持蛋白质、脂肪和碳水化合物的正常代谢,还参与维生素 B$_6$、烟酸与药物代谢,促进正常生长发育,维护皮肤和黏膜的完整性,抗氧化	口腔生殖系综合征;生长迟缓;轻、中度缺铁性贫血;妊娠期缺乏可致胎儿骨骼畸形	动物心、肝、肾、蛋黄和奶类,其次是豆类和绿叶蔬菜
维生素 C（抗坏血酸）	参与体内氧化还原过程,促进胶原合成,促进伤口愈合;具有防癌、抗癌作用;改善铁、钙和叶酸的利用;清除自由基;增加人体抵抗力,解毒作用	可引起坏血病,牙龈肿胀与出血,皮肤出现瘀点与瘀斑,骨钙化异常;伤口愈合不良,抵抗力低下等。过量可引起结石	新鲜的蔬菜与水果。尤其是绿色蔬菜与带酸味的水果

6. 无机盐和微量元素　根据其在体内的含量及机体需要量的多少,分为常量元素和微量元素量大类。几种无机盐的缺乏症及食物来源见表2-2。

表2-2　几种无机盐的缺乏症及食物来源

无机盐	主要生理功能	缺乏与过剩	食物来源
钙	构成骨骼和牙齿的成分;维持神经和肌肉的正常活动;促进体内酶的活动;参与维持体内酸碱平衡及毛细血管渗透压;参与血液凝固;参与激素分泌;对维持生物膜正常通透性有重要作用	钙缺乏主要影响骨骼与牙齿的发育,可导致婴幼儿佝偻病、成人骨软化症及骨质疏松症,可引起手足抽搐。过量钙的摄入会增加肾结石形成的危险,可明显抑制铁、镁、磷的吸收及降低锌的生物利用率	奶及奶制品;虾皮、海带、坚果类、芝麻酱;豆类及其制品;某些绿色蔬菜（如花椰菜、甘蓝菜）

续表

无机盐	主要生理功能	缺乏与过剩	食物来源
铁	血红蛋白与肌红蛋白、细胞色素A及某些呼吸酶的成分,参与体内氧与二氧化碳的转运、交换和组织呼吸过程。催化促进β-胡萝卜素转化为维生素A;促进嘌呤与胶原的合成、抗体的产生、脂类转运;维持人体免疫系统的正常功能	可引起缺铁性贫血,导致工作、学习能力下降、降低抗感染能力。长期过量摄入铁会损害肝脏、肺及心脏;还可干扰机体对锌的吸收	动物肝脏、全血、瘦肉、鱼类;豆类、黑木耳、芝麻酱等
锌	是许多酶的组成成分,在组织呼吸、蛋白质合成、核酸代谢中起重要作用;促进生长发育;促进性器官的发育;促进维生素A的代谢,保护皮肤健康并参与免疫过程等	缺乏:生长发育受阻,侏儒症;性发育迟缓,性功能减退;胎儿畸形;皮肤粗糙;免疫力降低等;可致味觉减退,发生异食癖;创口愈合不良,易于感染等。过量:可导致贫血,引起铜继发性缺乏,胃损伤及免疫功能抑制	海产品、红色肉类、动物内脏是锌极好来源,蛋、奶含量次之。干果类、谷类胚芽和麦麸也富含锌

(三)合理营养与膳食指导

1. 合理营养与平衡膳食 ①合理营养是指膳食中提供的热能和营养素种类齐全、数量充足、比例恰当,并能被机体充分地消化、吸收和利用,以满足机体的需要。②平衡膳食又称合理膳食,是指膳食中的食物种类齐全、数量充足、营养素之间的比例适当合理,适合人体正常代谢和生长发育需要的膳食,即全面达到人体营养需要的膳食。③合理营养与平衡膳食的要求:合理的膳食调配;科学的加工烹调;良好的膳食制度;保证食物安全。

2. 膳食指南与平衡膳食宝塔 ①膳食指南是根据营养学原理,结合国情制定的用于指导居民实践平衡膳食、合理营养的基本原则;②平衡膳食宝塔是根据中国居民膳食指南的核心内容,结合中国居民膳食的实际情况设计的理想膳食模式,并以直观的宝塔形式表示,膳食宝塔共分5层,包含每天应摄入的主要食物种类及其数量。

(四)特殊人群的营养指导

1. 孕妇与乳母营养 孕妇和乳母的营养不仅要满足自身的营养需求,还要提供满足胎儿生长发育和乳汁分泌所必需的各种营养素和热能。孕妇与乳母的营养原则与膳食指导见表2-3。

表2-3 孕妇与乳母的营养原则与膳食指导

人群	营养原则	膳食指导
孕妇	根据体重变化,适当增加能量;充足的蛋白质,满足孕妇及胎儿生长发育对优质蛋白质的需要;丰富的微量营养素,尤其是钙、铁、锌、碘及维生素	①孕前期:多摄入富含叶酸的食物或补充叶酸;常吃含铁丰富的食物;保证摄入加碘食盐,适当增加海产品的摄入,戒烟、禁酒。②孕早期:膳食清淡、适口;少食多餐;保证摄入足量富含糖类的食物;多摄入富含叶酸的食物或补充叶酸;戒烟、禁酒。③孕中、末期:适当增加鱼、禽、蛋、瘦肉、海产品的摄入量;适当增加奶类的摄入;常吃含铁丰富的食物;适量身体活动,维持体重的适宜增长;戒烟、禁酒,少吃刺激性食物

续表

人群	营养原则	膳食指导
乳母	以泌乳量与母亲体重为依据,保证充足能量;足够的优质蛋白质;适量脂肪,尤其是多不饱和脂肪酸,满足婴儿中枢神经系统发育及脂溶性维生素吸收等的需要;保证钙、铁、锌、碘和多种维生素的供给	增加鱼、禽、蛋、瘦肉及海产品摄入;适当增饮奶类,多喝汤水;产褥期食物多样,不过量;忌烟酒,避免喝浓茶和咖啡;科学活动和锻炼,保持健康体重

2. 婴幼儿及学龄前儿童营养(表2-4)

表2-4　中国婴幼儿及学龄前儿童膳食指南

年龄	膳食指南
0~6个月	纯母乳喂养;产后尽早开奶,初乳营养最好;尽早抱婴儿到户外活动或适当补充维生素D;给新生儿和1~6个月龄婴儿及时补充维生素K;不能用纯母乳喂养时,宜首选婴儿配方食物喂养;定期监测生长发育状况
6~12个月	奶类优先,继续母乳喂养;及时合理添加辅食;尝试多种多样的食物,膳食少糖、无盐、不加调味品;逐渐让婴儿自己进食,培养良好的进食行为;定期监测生长发育状况;注意饮食卫生
1~3岁	继续给予母乳喂养或其他乳制品,逐步过渡到食物多样;选择营养丰富、易消化的食物;采用适宜的烹调方式、单独加工制作膳食;在良好环境下规律进餐,重视良好饮食习惯的培养;鼓励幼儿多做户外游戏与活动,合理安排零食,避免过瘦与肥胖;每天足量饮水,少喝含糖高的饮料;定期监测生长发育状况;确保饮食卫生,严格餐具消毒
学龄前	食物多样,谷类为主;多吃新鲜蔬菜和水果;经常吃适量的鱼、禽、蛋、瘦肉;每天饮奶,常吃大豆及其制品;膳食清淡少盐,正确选择零食,少喝含糖高的饮料;食量与体力活动要平衡,保证正常体重增长;不挑食、不偏食,培养良好饮食习惯;吃清洁卫生、未变质的食物

3. 老年人营养　合理营养可延缓衰老进程、防治各种老年常见病,达到健康长寿和提高生命质量的目的,老年人的生理特点决定老年人营养需求及膳食有其特殊性。

(1)营养原则:①平衡膳食,维持能量摄入与消耗的平衡,饮食饥饱适中,保持理想体重。②荤素合理搭配,优质蛋白质为主,提倡多吃奶类、豆类和鱼类。③食物要粗细搭配,重视膳食纤维和多糖类物质的摄入;烹调要注意色香味、柔软、易消化,不吃油炸、烟熏、腌制的食物。④保证摄入充足的新鲜蔬菜和水果,补充老年人机体所需的抗氧化营养素。⑤重视钙、铁、锌等的补充,适当使用营养素补充剂。⑥少食多餐,不暴饮暴食;饮食清淡少盐;不吸烟,不过量饮酒。

(2)膳食指南:①提高膳食质量,预防营养不良;②粗粮细作,少吃多餐;③膳食清淡,烹调合理;④调整膳食结构,保证微量营养素;⑤适量活动,维持理想的体重。

4. 患者营养　患者营养又称临床营养,是研究人体处于各种病理状态下的营养需求和营养输注途径,制订符合疾病不同时期特征的营养治疗方案和膳食配方,以达到治疗、辅助治疗或诊断的目的。医院患者的膳食可分为基本膳食、治疗膳食及试验膳食。医院基本膳食及三种治疗膳食的特点及适用对象分别见表2-5和表2-6。

表2-5　医院基本膳食的特点及适用对象

膳食	特点	适用对象
普通膳食	达到平衡膳食的要求,与健康人的膳食基本相同	消化道功能正常、无发热、无腹泻患者和产妇以及恢复期患者
软食	含膳食纤维少,便于咀嚼,易于消化	轻度发热、消化不良、肠道疾病恢复期、口腔疾病患者及咀嚼不便的幼儿和老人等
半流质膳食	外观呈半流体状态,易于咀嚼和消化,水分含量多,限量、多餐次的进餐形式	发热较高、消化道疾病、咀嚼吞咽困难、手术前后的患者和身体虚弱的患者及刚分娩的产妇
流质膳食	含水分多,呈液体状态或在口腔中能溶化为液体,含渣少,易消化,易吞咽	高热、急性传染病、消化道出血、吞咽咀嚼极度困难、手术前后或病情危重的患者

表2-6　三种治疗膳食的特点及适用对象

膳食	特点	适用对象
低蛋白膳食	一般每日蛋白质总量在 20～40g,尽量选用优质蛋白质,以减少含氮代谢产物,减轻肝、肾负担	急性和慢性肾炎、急性肾衰竭、慢性肾衰竭、肾病综合征、尿毒症及肾透析、肝功能衰竭及各期肝性脑病
低盐膳食	限制食盐的摄入,调整膳食中的钠盐摄入量,纠正水、钠潴留,以维持机体水、电解质的平衡	高血压病、心力衰竭、急性和慢性肾炎、妊娠期高血压病以及肝硬化等各种原因引起的水、钠潴留患者
低嘌呤膳食	限制高/中嘌呤膳食的摄入,降低血清尿酸的水平;增加水分的摄入量,促进尿酸排出体外,防治急性痛风的发作	痛风、高尿酸血症、尿酸性结石患者

(五)营养调查与评价

1. 营养调查与评价的概念　居民营养状况调查,简称营养调查,是指运用各种科学的手段准确了解某一人群及个体各种营养指标的水平,以发现其膳食与营养问题,提出改进营养状况措施的重要方法。

营养评价是指根据营养调查的结果,结合相应的标准进行全面营养状况和健康状况评定。

2. 营养调查的内容　完整的营养调查应该包括膳食调查、营养状况体格检查和人体营养水平生化检验(实验室检查)三部分。

(1)膳食调查:是营养调查的重要组成部分,也是进行营养调查的基础。常用的膳食调查方法有称重法、记账法(或查账法)、询问法三种。

(2)营养状况体格检查:包括检查被调查者有无营养缺乏病的体征以及观察身体发育状况。常用的体格检查指标有体重、身高、皮褶厚度等。

(3)实验室检查:主要是测定被检者的体液或排泄物中所含的各种营养素或代谢产物的量。

营养缺乏症体格检查的检查项目、症状、体征及相应缺乏的营养素见表2-7。

表 2-7　营养缺乏体格检查

部位	体征	缺乏的营养素
全身	消瘦或水肿,发育不良	热能、蛋白质、锌
	贫血	蛋白质,铁,叶酸,维生素 B_2,维生素 B_6,维生素 B_{12},维生素 C
皮肤	干燥,毛囊角化	维生素 A
	毛囊四周出血点	维生素 C
	癞皮病皮炎	烟酸
	阴囊炎,脂溢性皮炎	维生素 B_2
头发	稀少,失去光泽	蛋白质,维生素 A
眼睛	毕氏斑,角膜干燥,夜盲	维生素 A
唇	口角炎,唇炎	维生素 B_2
口腔	齿龈炎,齿龈出血,齿龈松肿,舌炎,舌猩红	维生素 C,维生素 B_2,烟酸,锌
指甲	舟状甲	铁
骨骼	颅骨软化,方颅,鸡胸,串珠肋,O 形腿,X 形腿	维生素 D,钙
神经	肌肉无力,四肢末端蚁行感,下肢肌肉疼痛	维生素 C,维生素 B_1

本章难点与注意点

1. 膳食营养素参考摄入量。
2. 中国居民膳食指南与中国居民平衡膳食宝塔。
3. 特殊人群膳食指导。

三、复习题

（一）选择题

[A₁ 型题]

1. 下列不属于营养素的是（　　）
   A. 有机盐　　　　　　　B. 蛋白质　　　　　　　C. 无机盐
   D. 脂肪　　　　　　　　E. 碳水化合物
2. 评价蛋白质营养价值高低的主要指标是（　　）
   A. 蛋白质的含量　　　　　　　B. 蛋白质的消化吸收
   C. 蛋白质的利用　　　　　　　D. 氨基酸模式
   E. 蛋白质含量、氨基酸组成及机体消化吸收利用的程度
3. 目前公认的必需脂肪酸是（　　）
   A. 亚麻酸和花生四烯酸　　　B. 亚油酸　　　　　　C. 亚油酸和 α-亚麻酸
   D. α-亚麻酸　　　　　　　　E. 花生四烯酸

4. 中国营养学会建议妊娠妇女的钙摄入量为( )

    A. 800～1000mg/d   B. 1000～1500mg/d   C. 1500～2000mg/d

    D. 2000～2500mg/d   E. 2500～3000mg/d

5. 谷类蛋白质的限制氨基酸是( )

    A. 蛋氨酸   B. 亮氨酸   C. 缬氨酸   D. 丝氨酸   E. 赖氨酸

6. 奶类含量低的营养素是( )

    A. 钙   B. 铁   C. 蛋白质   D. 脂肪   E. 乳糖

7. 为更好地发挥蛋白质的营养作用,应采取的措施有( )

    A. 供给足够的能量   B. 利用蛋白质的互补作用

    C. 提高蛋白质的消化率   D. 供给更多的蛋白质

    E. 供给大量的维生素

8. 能量消耗包括( )

    A. 基础代谢消耗

    B. 基础代谢、劳动和活动消耗

    C. 基础代谢、劳动和活动,食物特殊动力消耗

    D. 基础代谢、劳动和活动,食物特殊动力消耗,生长期还包括生长发育所需的能量
       消耗

    E. 以上都不是

9. 豆类蛋白质的限制性氨基酸为( )

    A. 赖氨酸   B. 色氨酸   C. 苏氨酸   D. 蛋氨酸   E. 丝氨酸

10. 蔬菜水果含有较丰富的下列维生素和无机盐,除了( )

    A. 维生素 D   B. 胡萝卜素   C. 核黄素

    D. 抗坏血酸   E. 钾、钠

11. 蛋黄中铁的含量虽然很高,它的吸收率却很低,蛋黄中影响铁吸收最可能的因素是( )

    A. 蛋黄中钙   B. 蛋黄中磷   C. 蛋黄中胆固醇

    D. 蛋黄中高磷蛋白   E. 蛋黄中维生素 D

12. 老年人在蛋白质供给量方面的要求是( )

    A. 维持正氮平衡,优质蛋白越多越好   B. 量少、质优

    C. 应尽量以大豆蛋白为主   D. 维持正氮平衡,补充适量优质蛋白

    E. 尽量以肉制品为主

13. 肥胖发生的主要原因是( )

    A. 遗传因素   B. 内分泌因素   C. 饮食因素

    D. 体质因素   E. 代谢改变

14. 高热、急性消化道疾病、消化道出血、大手术患者、适宜吃( )

    A. 普通饭   B. 软饭   C. 半流质饭

    D. 流质饭   E. 固体饭

15. 急性肾炎、尿毒症、肝功能衰竭病,应吃( )

    A. 高蛋白膳食   B. 低蛋白膳食   C. 高热能膳食

    D. 低热能膳食   E. 高纤维膳食

16. 1g 蛋白质可产生多少 kcal 的热能(　　)
    A. 9　　　　　　　　　　　B. 4　　　　　　　　　　　　C. 16.7
    D. 36.7　　　　　　　　　　E. 以上都不是

17. 一般建议脂肪的热能比是多少较恰当(　　)
    A. 10% ~12%　　　　　　　B. 20% ~25%　　　　　　　　C. 30% ~35%
    D. 55% ~65%　　　　　　　E. 60% ~65%

18. 天然食物中蛋白质生物学价值最高的是(　　)
    A. 瘦猪肉　　　B. 鸡蛋　　　C. 牛奶　　　D. 鱼　　　E. 虾

19. 人体的热能来源于膳食中蛋白质、脂肪和碳水化合物,它们在体内的产热系数分别为(　　)
    A. 4kcal/g、9kcal/g、9kcal/g　　　　　　　B. 4kcal/g、9kcal/g、4kcal/g
    C. 9kcal/g、4kcal/g、4kcal/g　　　　　　　D. 4kcal/g、4kcal/g、4kcal/g
    E. 4kcal/g、4kcal/g、9kcal/g

20. 下列食物中维生素 A 含量丰富的是(　　)
    A. 鸡肝　　　B. 猪肉　　　C. 玉米　　　D. 山药　　　E. 牛奶

21. 下列哪种是脂溶性维生素(　　)
    A. VitD　　　B. VitC　　　C. VitPP　　　D. Vit B$_1$　　　E. Vit B$_2$

22. 脚气病是由哪种维生素不足引起(　　)
    A. VitA　　　B. VitD　　　C. Vit B$_1$　　　D. Vit B$_2$　　　E. VitC

23. 味觉异常可由哪种无机盐不足引起(　　)
    A. 锌　　　B. 硒　　　C. 碘　　　D. 钙　　　E. 铁

24. 有利于肠道钙吸收的因素有(　　)
    A. 氨基酸、乳糖、维生素 D　　　　　　　B. 脂肪酸、氨基酸、乳糖
    C. 抗酸药、乳糖、钙磷比　　　　　　　　D. 乳糖、青霉素、抗酸药
    E. 以上都不是

25. 以玉米为主食的地区易发生(　　)
    A. 脂溢性皮炎　　　　　　B. 癞皮病　　　　　　　　C. 脚气病
    D. 佝偻病　　　　　　　　E. 夜盲症

26. 米面加工精度过高会导致何种营养素严重损失(　　)
    A. 维生素 C　　　　　　　B. 维生素 A　　　　　　　C. 维生素 E
    D. B 族维生素　　　　　　E. 维生素 D

27. 反复淘洗大米或浸泡加热,损失最多的是(　　)
    A. 碳水化合物　　　　　　B. 脂肪　　　　　　　　　C. 蛋白质
    D. B 族维生素　　　　　　E. 无机盐

28. 我国居民热能和蛋白质的主要来源是(　　)
    A. 肉类　　　B. 奶蛋类　　　C. 大豆　　　D. 粮谷类　　　E. 蔬菜类

29. 有关牛奶,不正确的是(　　)
    A. 牛奶蛋白质为优质蛋白质　　　　　　B. 牛奶为钙的良好来源
    C. 牛奶含铁丰富　　　　　　　　　　　D. 牛奶中含有人体需要的多种维生素
    E. 以上都不是

30. 中国居民膳食中膳食纤维的重要来源是( )

    A. 肉类   B. 蛋类   C. 精制米面   D. 水果蔬菜   E. 油脂

31. 鱼类食品具有一定的预防动脉粥样硬化和冠心病的作用,这是因为鱼类食品中含有( )

    A. 优质蛋白质   B. 较多的钙

    C. 较多的多不饱和脂肪酸   D. 丰富的铁

    E. 较多的饱和脂肪酸

32. 在机体通过氧化能够产生能量的营养素是( )

    A. 维生素   B. 无机盐   C. 膳食纤维   D. 微量元素   E. 脂肪

33. 植物蛋白质的消化率低于动物蛋白质,主要是因为( )

    A. 蛋白质含量低

    B. 蛋白质被纤维包裹,不易与消化酶接触

    C. 蛋白质含量高

    D. 与脂肪含量有关

    E. 蛋白质分子结构不同

34. 限制氨基酸是指( )

    A. 氨基酸分较高的氨基酸   B. 氨基酸分较低的氨基酸

    C. 氨基酸分较高的必需氨基酸   D. 氨基酸分较高的必需氨基酸

    E. 氨基酸含量最少的氨基酸

35. 适用吞咽困难,不能自行经口进食患者的是( )

    A. 经管营养   B. 软食   C. 半流质膳食

    D. 流质膳食   E. 普通膳食

36. 下列食物中多不饱和脂肪酸含量较高的是( )

    A. 鸡肉   B. 猪肉   C. 牛肉   D. 羊肉   E. 鱼肉

37. 成人摄入混合膳食时,因食物特殊动力作用所消耗的能量约相当于基础代谢的( )

    A. 5%   B. 10%   C. 15%   D. 20%   E. 25%

38. 一般成年人三餐能量分配的适宜比例是( )

    A. 2:4:4   B. 3:4:3   C. 4:4:2

    D. 3:3:4   E. 4:3:3

39. 下列食物中含钙最少的是( )

    A. 豆类   B. 芝麻酱   C. 海带   D. 奶类   E. 猪肉

40. 人体必需微量元素包括( )

    A. 硫、铁、氯   B. 碘、镁、氟   C. 铁、铬、钴

    D. 钙、锌、碘   E. 钙、氟、铁

41. 有利于非血红素铁吸收的是( )

    A. 维生素 C   B. 钙   C. 草酸

    D. 膳食纤维   E. 维生素 A

42. 关于铁的良好食物来源,应除外的是( )

    A. 猪肝   B. 牛奶   C. 猪血   D. 羊肉   E. 鲫鱼

43. 下列各项不属于钙缺乏表现的是(　　)

    A. 骨骼疼痛、易出血　　　　B. 佝偻病　　　　　　　　C. 牙齿发育不正常

    D. 骨质疏松症　　　　　　　E. 手足搐搦症

44. 关于维生素,正确的是(　　)

    A. 维生素 A、C、D、E 为脂溶性维生素

    B. 水溶性维生素不需每日供给

    C. 大量摄入水溶性维生素一般不会引起中毒

    D. 缺乏水溶性维生素时,症状不明显

    E. 大量摄入维生素 E、A 一般不会引起中毒

45. 判断机体肥胖最常用且最简便的指标是(　　)

    A. 理想体重　　　B. BMI　　　　C. 皮褶厚度　　　D. 体脂含量　　　E. 瘦体重

46. 被世界卫生组织列为营养调查中必测项目的三项指标是(　　)

    A. 坐高、身高、头围　　　　B. 体重、身高、头围　　　　C. 胸围、头围、体重

    D. 体重、身高、皮褶厚度　　E. 身高、胸围、坐高

47. 孕妇摄入的营养素中与新生儿先天畸形有关的是(　　)

    A. 叶酸、维生素 B_6、铁　　　　　　　B. 维生素 A、碘、钙

    C. 维生素 C、锌、碘　　　　　　　　　D. 锌、叶酸、维生素 A

    E. 镁、维生素 B_1、维生素 E

48. 出生 4~6 个月的婴儿应开始补充(　　)

    A. 铁　　　　　B. 钙　　　　　C. 淀粉　　　　D. 脂肪　　　　E. 蛋白质

49. 软食适用于(　　)

    A. 腹部手术患者　　　　　　B. 痢疾患者　　　　　　　　C. 消化不良患者

    D. 喉部手术者　　　　　　　E. 昏迷患者

50. 6 个月的婴儿开始添加辅食,正确的做法是(　　)

    A. 同时添加几种食物　　　　　　　　B. 首先添加蛋清或肉末

    C. 首先添加块状固体食物　　　　　　D. 单独制作,一般不用调味品

    E. 加调味品,一般不单独制作

51. 老年人保证充足的维生素 E 供给量是为了(　　)

    A. 抗疲劳　　　　　　　　　　　　　B. 增进食欲

    C. 增强机体的抗氧化功能　　　　　　D. 降低胆固醇

    E. 防止便秘

52. 与老年人容易发生的腰背酸痛有较密切关系的营养素是(　　)

    A. 钠　　　　　B. 钙　　　　　C. 铜　　　　　D. 维生素 A　　　E. 铁

53. 治疗时应适当增加膳食纤维摄入的疾病是(　　)

    A. 高脂血症　　　　　　　　B. 骨质疏松症　　　　　　　C. 缺铁性贫血

    D. 生长发育迟缓　　　　　　E. 锌缺乏症

54. 治疗营养性肥胖的首选疗法是(　　)

    A. 控制饮食　　　　　　　　　　　　B. 手术疗法

    C. 控制饮食 + 运动疗法　　　　　　　D. 药物治疗

    E. 运动疗法

55. 下列哪项不符合食物互补原则(　　)

    A. 不新鲜的食物与新鲜的食物搭配食用

    B. 食物的种类越多越好

    C. 不同种类食物尽量同时食用

    D. 荤素搭配

    E. 粗细粮搭配

56. AI 是下列哪个概念的英文缩写(　　)

    A. 推荐摄入量　　　　　　B. 适宜摄入量　　　　　　C. 参考摄入量

    D. 可耐受最高摄入量　　　E. 最高允许限量

57. 由于种种原因不能用母乳喂养的婴儿应首选(　　)

    A. 大豆蛋白粉　　　　　　B. 纯豆浆　　　　　　　　C. 婴儿配方奶粉

    D. 新鲜牛奶　　　　　　　E. 成人奶粉

58. 米、面制作中加碱或者油炸使营养素损失最大的是(　　)

    A. 硫铵素　　　B. 核黄素　　　C. 尼克酸　　　D. 视黄醇　　　E. 蛋白质

59. 炒菜时损失较多的营养素是(　　)

    A. 铁　　　　　B. 钙　　　　　C. 胡萝卜素　　　D. 维生素C　　　E. 锌

60. 影响成年人热能消耗最主要的因素为(　　)

    A. 体表面积　　　　　　　B. 气候　　　　　　　　　C. 劳动强度

    D. 饮食　　　　　　　　　E. 食物的热效应

[A$_2$型题]

1. 某男孩,2岁,查体发现方颅、枕秃、串珠胸,夜间经常啼哭,最可能的原因是(　　)

    A. 受惊吓　　　　　　　　B. 锌缺乏　　　　　　　　C. 维生素A缺乏

    D. 钙缺乏　　　　　　　　E. 铁缺乏

2. 某患者,主诉倦怠、乏力、关节和肌肉疼痛,检查发现牙龈肿胀出血、牙齿松动、贫血、皮下出血。此患者可能缺乏的营养素是(　　)

    A. 铁　　　　　　　　　　B. 叶酸　　　　　　　　　C. 维生素C

    D. 维生素B$_1$　　　　　　E. 维生素B$_2$

3. 一名6岁儿童,生长发育迟缓、智力发育障碍,消瘦、体重过轻,伴有食欲不佳、味觉减退、伤口愈合缓慢,最可能的原因是(　　)

    A. 能量不足　　　　　　　B. 蛋白质营养不良　　　　C. 脂肪摄入不足

    D. 锌缺乏　　　　　　　　E. 铁缺乏

4. 某成年男性,因眼睛不适就诊。检查发现其暗适应能力下降、角膜干燥、发炎、球结膜出现泡状灰色斑点。此时应给患者补充(　　)

    A. 维生素C　　　　　　　B. 维生素A　　　　　　　C. 维生素E

    D. 维生素B$_2$　　　　　　E. 维生素B$_1$

5. 一位母亲给2岁孩子口服钙片4片、浓鱼肝油3粒,每日3次,数日后孩子出现厌食、烦躁、肝大、皮肤瘙痒,且日渐消瘦,其原因为(　　)

    A. 维生素D供给不足　　　B. 维生素A供给不足　　　C. 钙供给过多

    D. 维生素D补充过多　　　E. 维生素A补充过多

6. 某孕妇近日衰弱、苍白、健忘、精神萎靡、胃肠功能紊乱,经血液检查,医生诊断为巨

幼红细胞贫血。该孕妇主要缺乏(　)

  A. 铁   B. 核黄素   C. 叶酸   D. 烟酸   E. 钙

7. 某患者,长期食用精白米面,缺少副食品,自诉疲乏、食欲缺乏、恶心、指趾麻木、肌肉酸痛和压痛,尤以腓肠肌为甚,此患者可能患有(　)

  A. 类风湿病   B. 痛风   C. 干性脚气病

  D. 湿性脚气病   E. 神经官能症

8. 某孕妇,妊娠反应强烈,只能吃水果和少量谷类食物,至妊娠中期,该孕妇感到手脚麻木、关节痛,并有"抽筋"现象。产生抽筋现象最可能的原因是(　)

  A. 血清铁降低   B. 血清锌降低   C. 血清钙降低

  D. 血清磷降低   E. 血清钠降低

9. 11 个月婴儿,出生后一直人工喂养鲜牛奶,第 3 个月时开始添加鸡蛋黄,极少户外活动。婴儿消瘦、生长缓慢,且出现鸡胸等骨骼异常。该婴儿最可能缺乏的营养素是(　)

  A. 维生素 A B. 维生素 D C. 铁   D. 钙   E. 磷

10. 一名儿童,临床表现为水肿,尤以下肢水肿显著,虚弱、表情淡漠、生长滞缓,头发变色、变脆和易脱落,易感染等。临床诊断这名儿童患有(　)

  A. 佝偻病   B. 锌缺乏病   C. 缺铁性贫血

  D. 坏血病   E. 蛋白质-能量营养不良

11. 某贫困地区,终年食用玉米,皮炎、舌炎、腹泻及周围神经炎患者较多,痴呆发病率远高于其他地区。从营养角度分析,该地饮食可能缺乏(　)

  A. 维生素 A   B. 维生素 B_1 C. 维生素 B_2

  D. 维生素 PP   E. 维生素 C

12. 男性,15 岁,最近出现视物不清,且逐渐加重,全身皮肤干燥、脱屑。该男性肯定缺乏(　)

  A. 钙   B. 维生素 A C. 核黄素   D. 维生素 PP E. 维生素 C

[B_1 型题]

(1~4 题共用备选答案)

  A. 夜盲症 B. 坏血病 C. 佝偻病   D. 贫血   E. 脚气病

1. 长期缺乏维生素 A 引起的疾病是(　)

2. 长期缺乏维生素 C 引起的疾病是(　)

3. 长期缺乏维生素 D 引起的疾病是(　)

4. 长期缺乏维生素 B_1 引起的疾病是(　)

(5~8 题共用备选答案)

  A. 粮谷类   B. 豆类   C. 动物肝脏

  D. 奶及奶制品   E. 蔬菜、水果

5. 钙的最好来源是(　)

6. 优质蛋白的最好来源是(　)

7. 维生素 C 的最好来源是(　)

8. 我国居民膳食中能量的主要来源是(　)

(9~12 题共用备选答案)

  A. 烟酸   B. 叶酸   C. 维生素 A

D. 硫胺素　　　　　　　　E. 核黄素

9. 可预防神经管畸形儿再发的是( )

10. 过量可能导致先天畸形的是( )

11. 与婴儿脚气病相关的是( )

12. 与儿童缺铁性贫血有关的是( )

(13~15 题共用备选答案)

　　A. 15mg　　　B. 20mg　　　C. 25mg　　　D. 30mg　　　E. 35mg

13. 妊娠初期,每日铁的适宜摄入量( )

14. 妊娠中期,每日铁的适宜摄入量( )

15. 妊娠后期,每日铁的适宜摄入量( )

(16~19 题共用备选答案)

　　A. 乳糖　　　　　　B. 膳食纤维　　　　　　C. 维生素 C

　　D. 维生素 A　　　　E. 维生素 B_1

16. 促进铁吸收的因素是( )

17. 影响铁吸收的因素是( )

18. 促进钙吸收的因素是( )

19. 影响钙吸收的因素是( )

(20~24 题共用备选答案)

　　A. 维生素 B_1 缺乏　　　B. 维生素 B_2 缺乏　　　C. 维生素 A 缺乏

　　D. 维生素 C 缺乏　　　　E. 维生素 PP 缺乏

20. 干眼病为( )

21. 口腔-生殖综合征为( )

22. 坏血病为( )

23. 脚气病为( )

24. 癞皮病为( )

(25~28 题共用备选答案)

　　A. 脂肪　　　　　　B. 蛋白质　　　　　　C. 维生素

　　D. 无机盐　　　　　E. 碳水化合物

25. 人体唯一的氮来源是( )

26. 既不提供能量也不构成机体组织,但人体必不可缺的是( )

27. 生热系数最大的是( )

28. 我国居民膳食中主要能量来源是( )

(29~33 题共用备选答案)

　　A. 普通膳食　　　　B. 软食　　　　　　C. 半流质

　　D. 流质　　　　　　E. 静脉营养

29. 正常产后的妇女选择( )

30. 咀嚼不便的幼儿选择( )

31. 腹部手术后的患者选择( )

32. 肠梗阻患者选择( )

33. 体温稍高、身体较弱的患者选择( )

(34~36 题共用备选答案)

    A. 高蛋白膳食   B. 低蛋白膳食   C. 高热能膳食

    D. 低盐膳食   E. 低胆固醇膳食

34. 每日 20~40g 蛋白质以减轻肝、肾负担的膳食是(　)

35. 不用动物内脏、蛋黄,每日摄入胆固醇 300mg 以下的膳食是(　)

36. 禁用腌制食物,每日食盐量 2~4g 的膳食是(　)

(37~38 题共用备选答案)

    A. 维生素 E   B. 维生素 D   C. 维生素 B_1

    D. 铁   E. 磷

37. 具有抗油脂氧化作用的营养素是(　)

38. 具有促进油脂氧化作用的营养素是(　)

(39~40 题共用备选答案)

    A. 动物肝、肾、牛奶   B. 绿叶菜   C. 干豆、花生

    D. 酱菜类   E. 粮谷类

39. 膳食中维生素 A 的主要来源是(　)

40. 膳食中维生素 B_1 的主要来源是(　)

[A_3/A_4 型题](请根据案例信息从 5 个备选答案中选择 1 个最佳答案)

(1~2 题共用题干)

某患者,平时经常吃瘦肉、鸡蛋、牛奶,不吃蔬菜、水果、粗粮。

1. 该患者最可能出现的主要症状是(　)

    A. 贫血   B. 记忆力减退   C. 便秘

    D. 消瘦   E. 乏力

2. 最有效的防治措施是(　)

    A. 改变饮食习惯,多摄入蔬菜、水果、富含膳食纤维的食品

    B. 改变饮食习惯,多摄入动物内脏

    C. 改变饮食习惯,多吃富含脂肪的食品

    D. 改变饮食习惯,多吃富含蛋白质的食品

    E. 改变饮食习惯,多摄入粮谷类食品

(3~5 题共用题干)

一北方牧民,男,28 岁,平素饮食以肉类为主,平日反复牙龈出血、鼻出血、皮下出血。

3. 从营养学角度考虑可能缺乏下列哪种营养素(　)

    A. 维生素 C   B. 碳水化合物   C. 锌

    D. 维生素 B_2 E. 叶酸

4. 如果考虑药物治疗,首选(　)

    A. 叶酸制剂   B. 硫酸亚铁制剂   C. 维生素 K 制剂

    D. 维生素 B_{12} 制剂   E. 维生素 C 制剂

5. 健康教育指导时建议其多食用哪类食物(　)

    A. 粮谷类   B. 豆类及其制品   C. 蛋类

    D. 海产品   E. 新鲜蔬菜和水果

（二）思考题

1. 简述膳食纤维的生理功能。

2. 简述食物蛋白质营养价值评价的主要内容。

3. 简述平衡膳食的基本要求。

4. 中国居民膳食指南的主要内容有哪些？

5. 平衡膳食宝塔分几层？怎样正确应用平衡膳食宝塔？

6. 简述孕妇的膳食营养原则。

7. 婴儿添加辅食的基本原则有哪些？

8. 简述老年人合理膳食的原则。

（三）案例分析

1. 女,58 岁,身高 158cm,体重 66kg,高血压病史十多年,时有头晕、头痛等不适,一直服用降压药,化验检查有血清胆固醇升高。请回答以下问题：

(1)该患者的营养治疗应注意什么问题？

(2)该患者应选用哪种类型的治疗膳食？

2. 女,48 岁,体重 68kg,身高 160cm,血甘油三酯 4.5mmol/L(参考值 0.56～1.7mmol/L)、血胆固醇 5.1mmol/L(2.33～5.7mmol/L),血压 135/83mmHg。请回答以下问题：

(1)该女的体重是否正常？

(2)饮食治疗时应注意哪些问题？

四、参考答案

（一）选择题

[A₁ 型题]

1. A　2. E　3. C　4. B　5. E　6. B　7. B　8. D　9. D　10. A

11. D　12. D　13. C　14. D　15. B　16. B　17. B　18. B　19. B.　20. A

21. A　22. C　23. A　24. A　25. B　26. C　27. D　28. D　29. C　30. D

31. C　32. E　33. B　34. B　35. A　36. E　37. B　38. B　39. E　40. C

41. A　42. B　43. A　44. C　45. A　46. C　47. D　48. A　49. C　50. E

51. C　52. B　53. A　54. C　55. A　56. B　57. C　58. A　59. D　60. C

[A₂ 型题]

1. D　2. C　3. D　4. B　5. E　6. C　7. C　8. C　9. B　10. E

11. D　12. D

[B₁ 型题]

1. A　2. B　3. C　4. E　5. D　6. B　7. E　8. A　9. B　10. A

11. D　12. E　13. A　14. C　15. E　16. E　17. B　18. A　19. B　20. C

21. A　22. D　23. A　24. E　25. B　26. C　27. E　28. E　29. A　30. B

31. D　32. E　33. B　34. B　35. E　36. D　37. A　38. D　39. A　40. E

[A₃/A₄ 型题]

1. C　2. A　3. A　4. E　5. E

（二）思考题（略）

（三）案例分析答题要点

1. (1)限制钠盐的摄入量;增加新鲜蔬菜瓜果的摄入,补充钾、镁离子;戒烟限酒;减轻体重;适度的体力活动。

(2)低脂膳食:限制总能量,减少脂肪、饱和脂肪和胆固醇的摄入。注意单不饱和脂肪少和多不饱和脂肪酸的比例适当。

2.（1）BMI = 26.56,为超重。

（2）严格控制总能量和脂肪的摄入,多食用富含维生素 C、膳食纤维、优质蛋白和 n-3 多不饱和脂肪酸的食物;少吃动物内脏、肥肉、高胆固醇食物、甜食和精制糖类食物;少饮酒,适当减少食盐的摄入。

（张　谦）

第三章

人群健康与社区公共卫生服务

〔张 帅〕

一、学习要点

1. 人群健康与社区卫生的基本概念。
2. 社区基本公共卫生服务的定义和主要内容。
3. 居民健康档案管理。
4. 社区卫生项目实施与管理。

二、内容要点

教材知识点

（一）人群健康与社区卫生

人群健康指的是受社会、经济、环境、个体行为和生物遗传等因素决定的，可以量化的整个人群的健康。

人群健康策略强调两点：①注重分析在生命全程中影响人群健康的全部的决定因素，而不仅仅重视与特定疾病相关的危险因素或临床病因；②重视促进全体人群的健康，而不仅仅关注那些患病者或高危个体。

促进人群健康的八大要素：①关注全体人群的健康；②分析健康的各种决定因素及它们之间的相互作用；③强调循证决策；④增强对上游领域的投资；⑤采用多元健康促进策略；⑥加强部门和组织间的合作；⑦调动公众的广泛参与；⑧建立人群健康改善的责任制。

社区是指若干社会群体（家庭、氏族）或社会组织（机关、团体）聚集在某一地域里所形成的一个生活上相互关联的大集体，是具有很多共同特质、生活在一定区域内的人群。社区卫生是人群健康的策略和原则在社区水平上的具体应用，即强调了解社区全体居民的健康和疾病，通过确定优先项目、消除不同群体间健康的不平等来促进健康和提高生活质量。

开展社区卫生工作，要遵循以下原则：①以健康为中心；②以人群为对象；③以需求为导向；④多部门合作；⑤人人参与。

（二）社区基本公共卫生服务基本知识

国家基本公共卫生服务项目是指国家根据居民的主要健康问题及其危险因素，按照干预措施的投入产出比、经济社会发展状况和国家财力等来筛选确定的、主要通过城乡基层医疗卫生机构向全体居民提供的公共卫生服务项目。基本公共卫生服务均等化有三方面含义：①城乡居民，无论年龄、性别、职业、地域、收入等，都享有同等权利；②服务内容将根据国力改善、财政支出增加而不断扩大；③以预防为主的服务原则与核心理念。

在国家基本公共卫生服务项目的指导下,社区卫生机构对社区居民开展的包括预防、医疗、保健、康复等内容的卫生服务,解决社区居民中常见的健康问题即为社区基本公共卫生服务,它在一定程度上促进了基本公共卫生服务的均等化。我国的社区基本公共卫生服务内容随着国家基本公共卫生服务项目的变化而不断变化、完善。主要类别、服务对象和项目内容如下:

1. 建立居民健康档案　服务对象为辖区内常住居民,包括居住半年以上的户籍及非户籍居民。以 0~6 岁儿童、孕产妇、老年人、慢性病患者和重性精神疾病患者等人群为重点。项目内容包括建立健康档案和对健康档案维护管理。

2. 健康教育　服务对象为辖区内所有居民。项目内容包括提供健康教育资料、设置健康教育宣传栏、开展公众健康咨询服务、举办健康知识讲座和开展个体化健康教育。

3. 预防接种　服务对象为辖区内 0~6 岁儿童和其他重点人群。项目内容包括预防接种管理、预防接种和疑似预防接种异常反应处理。

4. 儿童健康管理　服务对象为辖区内 0~6 岁儿童。项目内容包括新生儿家庭访视、新生儿满月健康管理、婴幼儿健康管理和学龄前儿童健康管理。

5. 孕产妇健康管理　服务对象为辖区内居住的孕产妇。项目内容包括孕早期健康管理、孕中期健康管理、孕晚期健康管理、产后访视和产后 42 天健康检查。

6. 老年人健康管理　服务对象为辖区内 65 岁及以上常住居民。项目内容包括生活方式和健康状况评估、体格检查、辅助检查和健康指导。

7. 慢性病患者健康管理(高血压或 2 型糖尿病)　服务对象为辖区内 35 岁及以上原发性高血压患者或辖区内 35 岁及以上 2 型糖尿病患者。项目内容包括筛查、随访评估、分类干预和健康体检。

8. 重性精神疾病患者管理　服务对象为辖区内诊断明确、在家居住的重性精神疾病患者。项目内容包括重性精神疾病患者信息管理、随访评估、分类干预和健康体检。

9. 传染病和突发公共卫生事件报告和处理　服务对象为辖区内服务人口。项目内容包括传染病疫情和突发公共卫生事件风险管理、传染病和突发公共卫生事件的发现和登记、传染病和突发公共卫生事件相关信息报告以及传染病和突发公共卫生事件的处理。

10. 中医药健康管理　服务对象为辖区内 65 岁及以上常住居民和 0~36 个月儿童。项目内容包括老年人中医体质辨识和儿童中医调养。

11. 卫生监督协管　服务对象为辖区内居民。项目内容包括食品安全信息报告、职业卫生咨询指导、饮用水卫生安全巡查、学校卫生服务、非法行医和非法采供血信息报告。

需要指出的是,上述项目和内容要求不是一成不变的。随着社区居民生活水平的提高和健康需求增加,基本公共卫生服务内容也会不断增加和改变。

(三)社区基本公共卫生服务的实施与管理

居民的健康需求是引导社区开展卫生服务的前提,社区基本公共卫生服务强调社区要根据他们各自的需要来确定健康问题重点,寻求解决问题方法,并根据自己所拥有的资源制定适合自己社区特点的服务项目,在执行项目过程中加强监测和评价。无论拟开展的社区公共卫生服务项目大小如何,社区基本公共卫生服务项目计划制订与实施的基本步骤、过程、基本要求、基本理念都是一致的,都包括了从"社区动员"、"社区诊断"、"服务计划的制订"、"计划实施"到"监测与评价"五个连续的步骤、阶段。这其中任何步骤、阶段都离不开"社区参与",它贯穿于社区基本公共卫生服务计划的始终。

1. 社区动员　是指通过发动社区群众广泛参与,让他们依靠自己的力量实现特定社区健康发展目标的群众性运动。

2. 社区诊断　是指社区卫生工作者通过一定的定性与定量的调查研究方法,收集必要的资料,通过科学、客观地分析确定并得到社区人群认可的该社区主要公共卫生问题及社区现有资源状况,为社区公共卫生服务计划的制订提供科学依据。

3. 制订社区基本公共卫生服务计划　是以社区诊断所获得的信息为基础,先确定其中需优先解决的健康问题,然后设定出解决优先问题的目标、策略和方法。

(1)明确社区重要问题及优先顺序:①重要性:问题对居民健康危害的严重性;②普遍性:问题越普遍解决起来成效越明显;③紧迫性:人群或政府越关注的问题,其紧迫性就越强;④可干预性:根据问题能否被人为干预或被干预的程度进行判断;⑤效益性:从卫生经济学的角度考虑解决问题的投入-产出之间的关系,其中的产出主要是指人群获得健康的量(可以从一些健康指标体现,如发病率、病死率、期望寿命等)。

(2)设定服务目标。

(3)找出实现目标的策略和措施:策略是为实现既定目标而采取一系列措施的原则。

4. 社区基本公共卫生服务计划的实施

5. 社区基本公共卫生服务的评价　评价主要包括以下3种类型:

(1)形成评价:关注正在设计中的服务项目。

(2)过程评价:关注的是已在实施的项目。

(3)总结评价:关注的是正在实施或已经完成了的项目。

(四)建立健康档案的目的

一般健康档案由三部分组成,即个人健康档案、家庭健康档案、社区健康档案。社区医生建立健康档案,目的主要在于:①掌握居民的基本情况和健康现状;②提供合理配置医疗资源的依据;③为医学教育和科研提供信息资料;④评价社区卫生服务质量与水平;⑤有利于社区实施预防医学措施。

(五)社区居民健康档案的主要内容

两种记录方式在建立个人健康档案中的应用不同。

1. 以问题或患者为导向的记录方式　以问题或患者为导向的记录方式(POMR),由于用该记录方式所收集的资料具有简明、条理清楚、重点突出、便于统计和同行间交流等优点,目前,世界各地基层医疗和大医院的病历记录广泛使用此种方式。在社区医疗中,它不仅用于个人健康档案,也用于家庭健康档案。POMR 的一般内容包括患者的基础资料、问题目录、问题描述、病程流程表等项内容。其中问题目录和问题描述是以问题为导向记录模式最主要的内容。

(1)患者基础资料:①人口学资料;②健康行为资料;③临床资料。

(2)问题目录:指需要诊断或处理的任何健康问题、患者任何不适或患者感受到会干扰其生活质量的事情。问题目录常制作成表格形式,问题名称可以是确诊的某疾病的病名,也可以是某种症状、手术、社会或家庭问题、行为问题、异常的体征或化验检查结果等。

问题目录可以按照问题的性质,分为主要问题目录、暂时性问题目录和长期用药清单;也有将问题目录分为慢性问题(病)和急性问题(病)两类。目前多采用前一种。

(3)问题描述:也可称为接诊记录,是指将问题目录里所列的问题或新接诊的问题,依问题的编号逐一针对该问题进行描述,所采用的形式为 SOAP。SOAP 中的四个字母分别代表不同的含义:S 代表主观资料、O 代表客观资料、A 代表对健康问题的评价、P 代表问题处理计划。这是 POMR 的核心部分,社区医生在每一次接诊过程中都应采用该形式对患者就诊过程进行记录。

S 即主观资料:主观资料是由就医者所提供的主诉、症状、患者对不适的主观感觉、疾病史等。医生对以上情况的描述要求尽量贴近患者对问题的表述,避免将医疗者的看法加诸其中。

O 即客观资料:观察者(一般指医生)用各种方法获得的各种真实资料。包括体检发现、生理学方面资料、实验室检查结果、心理行为测量结果,以及医生观察到的患者态度、行为等。

A 即评价:一个完整的评价应包括诊断、鉴别、问题的轻重程度及预后等。"评价"不同于以往以疾病为中心的诊断,其内容可以是生理上的疾病、心理问题、社会问题,未明确原因的症状和(或)主诉。所评价问题的名称须按统一使用的分类系统来命名。最好采用世界家庭医生学会(WONCA)于 1997 年修订的"基层医疗国际分类(ICPC)"系统或"基层医疗中健康问题的国际分类(ICHPPC2)中的问题名称"。

P 即计划:处理计划是针对问题而提出的,体现以患者为中心、预防为导向,以及生物-心理-社会医学模式的全方位考虑,而不仅限于开出药方。计划内容一般应包括诊断计划、治疗策略、对患者的教育等预防措施。

(4)病情流程表:是对某一健康问题进展情况进行跟踪的动态记录,多用于慢性病患者病情记录。它是将患者长期追踪的一个或多个问题、检查结果或治疗指标制成一张表格形式。

2. 以疾病或医生为导向的记录方式　以疾病或医生为导向的记录方式(DOS),是传统上最常用的医疗记录方式,这样的记录方式使得病历上所记录的资料是依不同的来源分开记录,造成针对某一个健康问题的资料比较分散,在实际工作中常暴露以下缺点:①病历内容繁杂,不容易迅速掌握患者的病情;②资料分散,不容易集中考虑和判断个别问题;③无一定格式和规范,不同医师间难以相互理解其内容和思维方式,造成同行交流困难。

(六)社区居民健康档案管理的要求

1. 书写适当、准确、真实,而且这些记录资料必须能够被其他医生或相关医疗照顾者读懂。

2. 对健康档案中一些内容进行定期总结和整理,如转会诊、住院、手术、首次诊断的慢性病等。

3. 任何医疗记录必须保证具有法律效力。

4. 社区医疗健康档案由专人保管。特别强调健康档案保管的可靠性。社区医生应按照当地居民的实际就医情况为居民建立个人和家庭健康档案。

5. 如果使用电子病历系统,必须设置审计跟踪功能,使所有进入和对资料更改的操作者进行记录或认可。电子病历易于被修改和泄露,一定要尽可能做到对患者隐私的保护。

本章难点与注意点

1. 社区基本公共卫生服务与国家基本公共卫生服务项目之间的关系。
2. 居民健康档案管理要求。
3. 居民健康问题的记录方式(POMR)和描述方法(SOAP)。

4. 社区卫生实施的原则。

5. 健康服务需求与健康服务需要的区别。

6. 社区健康问题的优先性判断标准。

三、复习题

(一)选择题

[A₁型题]

1. 在基层医疗中,个人健康问题记录方式多采用( )

    A. 问题为导向的医疗记录　B. 门诊记录　　　　C. 会诊记录

    D. 住院记录　　　E. 转诊记录

2. 不属于以 SOAP 形式进行健康问题描述内容的是( )

    A. 主观资料　　　　　　　　　　B. 客观资料

    C. 完整的流行病学调查资料　　　　D. 健康问题的评价

    E. 处理计划

3. 下列不属于社区公共卫生服务评价类型的是( )

    A. 形成评价　　B. 过程评价　C. 影响评价　　D. 结局评价　　E. 阶段评价

4. 下列对社区基本公共卫生服务的项目描述错误的是( )

    A. 服务项目在一定时期内不会发生变化

    B. 以社区的需求而不断变化

    C. 服务对象主要为老、弱、病、幼

    D. 一定程度上能改善基本卫生的均等化

    E. 体现了以疾病治疗为主的服务形式

5. 下列不是社区卫生服务实施过程中应遵循的原则的是( )

    A. 以健康为中心　　　　B. 以个人为对象　　　　C. 以需求为导向

    D. 多部门合作　　　　　E. 人人参与

6. 以下关于社区诊断的说法,错误的是( )

    A. 社区诊断的对象是社区人群和社区背景

    B. 社区诊断方法是人口统计及流行病学等研究方法

    C. 社区诊断要对社区卫生需求状况作出评价

    D. 社区诊断的资料来源于社区文献资料、健康档案记录、社区调查等

    E. 社区诊断的结果是制订个人综合性服务计划

7. POMR 记录中问题描述及进展记录采用的形式是( )

    A. SOAP　　　B. ICPC　　　C. COPC　　　D. BATHE　　　E. SMART

8. 建立居民健康档案的重点人群不包括( )

    A. 0~6 岁儿童　　　　　　　　B. 孕产妇

    C. 残疾人　　　　　　　　　　D. 慢性病患者和重性精神疾病患者

    E. 老年人

(二)思考题

1. 居民健康档案管理的目的包括哪些?

2. 社区卫生项目实施与管理的步骤有哪些?

3. 社区诊断的目的是什么？

4. 简述 SOAP 的主要内容有哪些？

5. 判断社区问题优先顺序的原则有哪些？

四、参考答案

（一）选择题

[A₁ 型题]

1. A　　2. C　　3. E　　4. E　　5. C　　6. E　　7. A　　8. C

（二）思考题

1. ①掌握居民的基本情况和健康现状；②提供合理配置医疗资源的依据；③为医学教育和科研提供信息资料；④评价社区卫生服务质量与水平；⑤有利于社区实施预防医学措施。

2. 社区动员、社区诊断、服务计划的制订、计划实施、监测与评价5个连续的步骤。

3. 社区诊断有如下几个目的：①确定社区的主要公共卫生问题；②寻找造成这些公共卫生问题的可能原因和影响因素；③确定本社区公共卫生服务要解决的健康优先问题与干预重点人群及因素；④为社区公共卫生服务效果的评价提供基线数据；⑤为社区其他工作打下基础。

4. SOAP 中的四个字母分别代表不同的含义：S 代表主观资料、O 代表客观资料、A 代表对健康问题的评价、P 代表问题处理计划。这是 POMR 的核心部分。

5. ①重要性；②普遍性；③紧迫性；④可干预性；⑤效益性。

（李彦国）

第四章

环 境 卫 生

一、学习要点

1. 环境与环境污染的概念、环境污染对健康的危害、环境保护的基本措施。
2. 常见生物地球化学性疾病。
3. 介水传染病的特点、水源选择与卫生防护、饮用水的常用消毒方法。
4. 土壤污染的来源及其健康危害,粪便和垃圾无害化处理。
5. 室内空气污染的来源及其健康危害、预防控制措施。

二、内容要点

教材知识点

(一)环境卫生概述

1. 环境与环境污染

(1)环境的概念:环境是指环绕于地球上的人类空间以及其中直接、间接影响人类生活和发展的各种物质因素和非物质因素的总体。WHO公共卫生专家委员会把环境定义为:在特定时刻由物理、化学、生物及社会各种因素构成的整体状态,这些因素可能对生命机体或人类活动直接、间接地产生现时或远期作用。环境卫生是以人类及其周围的环境为对象,阐明环境因素对人群健康影响的发生与发展规律,并通过识别、评价、利用或控制与人群健康有关的环境因素,达到保护和促进人群健康的目的。

(2)环境的分类:按环境的组成要素将环境分为自然环境和社会环境。自然环境又分为原生环境和次生环境。由于地质环境中某些元素分布不均匀,造成一些地区水和土壤中某些元素过多(如氟过多引起氟中毒)或过少(如碘缺乏引起甲状腺肿、克汀病),称为生物地球化学性疾病,又称为地方病。社会环境由社会的政治、经济、文化、教育、人口、风俗习惯等社会因素构成;它是环境中的各种非物质因素。

(3)环境污染:环境污染是指由于人为或自然的原因,进入环境的污染物的量超过了环境自净能力,使环境的组成与性质发生改变,扰乱了生态平衡,直接或间接影响到人体健康,称为环境污染。严重的环境污染对居民健康以及生态平衡造成严重影响的情况,称为公害。公害事件如英国伦敦烟雾事件、美国洛杉矶光化学烟雾事件等。由环境污染引起,并由政府认定的地区性环境污染性疾病,称为公害病,如日本的水俣病、四日市哮喘。环境污染物是指进入环境并引起环境污染或环境破坏的物质。对环境污染物可有不同的分类方法。按属性分类:化学性污染物;生物性污染物;物理性污染物。按形成过程分类:一次污染物;二次污染物。环境污染的来源:空气污染来源;水污染来源;土壤污染来源。

(4)环境污染物的转归:分布或迁移;生物转化;生物富集;自净作用。

2. 环境有害因素对健康的影响

(1)环境污染对健康影响的特点:广泛性;复杂性;多样性;长期性。

(2)生物性污染对健康的危害:感染与传染病;致癌;致畸;变态反应。

(3)化学性污染对健康的危害:①急性危害:化学污染物在短时间内大量进入环境,可使暴露人群在短时间内出现不良反应、急性中毒甚至死亡,如印度博帕尔的异氰酸甲酯泄漏事件。氯、氨、SO_2、CO、H_2S、甲烷等气体及农药、砷化物等随着废气、废水大量排放,引起人、畜的急性中毒事件也时有发生.②慢性危害:环境中化学污染物长时间、低浓度反复作用于机体慢性疾患、持续性蓄积危害、非特异性影响。③致癌危害。常见的环境化学致癌物有:苯并(a)芘〔BaP〕、煤焦油、沥青、石棉、联苯胺、铬和铬化物、镍和镍化物、砷及砷化物、苯、氯乙烯等。④致畸危害。许多药物和环境化学物对人类有致畸作用,如甲基汞、环磷酰胺、己烯雌酚、促雄性激素、多氯联苯、碘化物、甲苯等。⑤致突变危害。环境中有许多因素能诱发突变,统称为诱变原,如 BaP、甲醛、砷化物、亚硝酸盐、N-亚硝基化合物、甲基汞等化学物,X 线及 α、β、γ 射线等电离辐射,某些病毒、黄曲霉毒素等。通常将致癌、致畸和致突变作用统称为"三致"效应。⑥其他危害。免疫毒性作用;环境内分泌干扰物。目前认为环境内分泌干扰物与生殖障碍、出生缺陷、发育异常、代谢紊乱以及某些癌症的发生发展有关。

(4)环境污染的健康效应:环境污染物作用于机体引起的生理、生化和病理效应是连续的、渐进的过程。人群健康效应谱从弱到强可分为 5 级:①污染物在体内负荷增加,但不引起生理功能和生化代谢的变化;②出现生理代偿性、非病理学改变的某些生理功能和生化代谢变化;③某些生化代谢或生理功能出现异常改变,机体处于病理性代偿和调节状态,无明显临床症状和体征;④机体功能失调,出现临床症状,成为疾病;⑤出现严重中毒,导致死亡。研究生理、生化改变的早期敏感的生物学标志物,可以早期发现环境污染潜在的健康效应,及时加以控制。生物标志物是存在于机体的生物材料中,能特定地显示机体对环境污染物的暴露或早期损害情况的指示物。WHO 将生物标志物定义为:"反映生物系统与环境中化学、物理或生物因素之间相互作用的任何测定指标",并将生物标志物分为 3 类:接触性生物标志物;效应性生物标志物;易感性生物标志物。影响污染物健康效应的因素有:污染物因素(化学结构与理化性质、作用剂量、作用时间);机体因素;环境因素。

3. 环境有害因素的预防与控制 ①减少工业"三废"的污染:工业企业合理布局;改革工艺、综合利用;净化处理。新建、扩建、改建的企业要将防治"三废"污染的工程项目和主体工程同时设计、同时施工、同时投产。②控制生活性污染。③预防农业污染。④加强环境立法,强化环境管理和监督。⑤开展环境教育,提高全民环境意识。

(二)常见生物地球化学性疾病

生物地球化学性疾病的特点:①有明显地区性;②与地质环境中某种化学元素之间有明显的剂量-反应关系;③与人群对某种化学元素的总摄入量之间存在摄入量-反应关系。我国常见的生物地球化学性疾病有碘缺乏病、地方性氟中毒和地方性砷中毒等。

1. 碘缺乏病 碘缺乏病(IDD)是指机体从胚胎发育至成人期,由于碘摄入不足而引起的一系列病症,包括地方性甲状腺肿、地方性克汀病、智力障碍、生殖功能障碍等。碘缺乏病是世界上流行最广泛的一种地球化学性地方性疾病。

(1)地方性甲状腺肿:一般有山区患病率高于平原,内陆高于沿海,农村高于城市的流行规律。在儿童时期开始发生,青春发育期发病率急剧升高,40岁以后逐渐下降。女性患病率一般高于男性。①发病原因:碘缺乏是地方性甲状腺肿的主要原因;促甲状腺肿物质;碘过多;膳食原因;其他原因如环境中化学元素不平衡。②临床表现:起病缓慢,早期仅见甲状腺轻度肿大,多为弥漫性,一般无明显症状。严重者由于肿大的甲状腺压迫气管和食管可出现气短、呼吸困难、声音嘶哑或吞咽困难等。甲状腺功能基本正常,但有的患者由于甲状腺代偿功能不足出现甲状腺功能减低的症状。③诊断和分度:可用触诊法与B超法进行诊断,以B超法的诊断结果为准。甲状腺肿分为0度、1度、2度;弥漫型、结节型、混合型。

(2)地方性克汀病:是由于胚胎发育期和出生后早期严重缺碘造成的,以智力障碍为主要特征的神经综合征,又称之为地方性呆小病。患儿有不同程度的智力低下、体格矮小、听力障碍、神经运动障碍及不同程度的甲状腺功能低下和甲状腺肿,可概括为呆、小、聋、哑、瘫。临床上分为3型:①神经型:以明显的智力低下、聋哑和下肢痉挛性瘫痪为特点,大部分患者属此型;②黏液水肿型:以甲状腺功能低下为主,表现为黏液性水肿,皮肤干、粗糙、弹性差,毛发稀少、干脆,克汀病外貌(如傻笑、眼距宽、鼻梁塌等),体格矮小或侏儒、性发育障碍;③混合型。

(3)碘缺乏病的防治措施:长期坚持补碘措施是持续改善人群碘营养状况的唯一有效途径,是防治碘缺乏病的根本措施。补碘措施包括:①碘盐法:食盐加碘是预防碘缺乏病的首选方法。碘盐应注意严密包装、防潮、防晒,低温、避光保存,以防止碘挥发损失。②碘油法:碘油为碘盐的临时性替代措施或应急性措施,主要用于暂时还不能供应碘盐或碘盐尚不合格的中、重度病区。对于非缺碘性甲状腺肿流行区要查明原因,采取有针对性地防治措施。

2. 地方性氟中毒　是由于环境中氟元素含量过高,生活在该地区居民长期摄入过量氟所引起的以氟斑牙和氟骨症为临床特征的一种慢性全身性疾病,亦称地方性氟病。长期摄入过量氟是发生本病的主要原因,我国地方性氟中毒可分为以下类型:饮水型;燃煤污染型;饮茶型。影响流行的因素有氟摄入量过高、营养状况、饮水的化学成分、地理环境及生活方式。地方性氟中毒的发病机制目前仍有不同认识,尚未完全阐明。临床表现:①氟斑牙,是最早出现的体征。可分为三型:白垩型、着色型、缺损型。②氟骨症,以颈、腰、四肢大关节疼痛及肢体变形和运动功能障碍为主要表现。发病缓慢,骨和关节疼痛表现为持续性休息痛,多为酸痛,无游走性,不受季节、气候变化影响。严重者关节活动受限、肢体变形、弯腰驼背、行走困难,最后出现关节僵直、全身瘫痪。临床分为三度:Ⅰ度、Ⅱ度和Ⅲ度。

地方性氟中毒尚无特殊治疗方法。目前主要采用减少氟的摄入量和吸收量,促进氟排出和增强机体抗病能力等办法治疗。控制氟的来源和减少摄氟量是预防地方性氟中毒的根本措施。可改水降氟、改灶降氟等。还需采取综合措施。

(三)饮用水卫生

1. 饮用水与健康　水的功能主要有:①构成细胞和体液的重要成分。②参与人体内新陈代谢。③调节体温。④润滑作用,成人每日生理需水量约为2.5~3L。

2. 水质不良的危害　根据WHO的调查,人类所患疾病的80%与饮水有关。如可引起介水传染病、化学性中毒、其他危害。水体受含氮、磷的生活污水污染,可造成湖泊等的富营养化,引起饮用水感官性状恶化及藻类大量繁殖,并产生藻毒素,微囊藻毒素已被证实对肝脏有致癌作用。

3. 饮用水的卫生学评价

(1)生活饮用水水质卫生要求:流行病学上安全;化学组成无毒无害;感官性状良好;水

量充足、取用方便。

(2)生活饮用水水质标准:我国现行的《生活饮用水卫生标准》(GB 5749-2006)由卫生部制定,水质标准项目共106项,分为常规指标和非常规指标。常规指标包括4组,即微生物指标、毒理指标、感官性状和一般化学指标、放射性指标;非常规指标有64项。

4. 饮用水安全的卫生学措施

(1)水源选择与卫生防护:选择水源时,应在兼顾技术经济合理和方便居民取用的前提下,遵循下列3项基本原则:①水量充足;②水质良好;③便于卫生防护。优先选用地下水。

(2)水源卫生防护:取水点周围半径100m的水域内不得从事可能污染水源的任何活动,取水点上游1000m至下游100m范围为集中式给水卫生防护地带,不得排入废水与污水,其沿岸防护范围内亦不得有污染源。集中式取水的进水口应设在水面以下1.5m和河床以上1m之间,避免进水浑浊。地下水水源卫生防护要求合理选择井址,确定防护范围,取水点影响半径范围内不得有污染源,不得修建渗水厕所、渗水坑,不得堆放废渣或垃圾,不得使用污水灌溉或施用难降解或剧毒的农药。分散式供水的水井应有井台、井栏、井盖、排水沟,井壁上部密封不透水,井底用砂石铺装;应推广密封水井,用抽水机取水。

(3)饮水的净化与消毒:生活饮用水的净化处理有常规净化、深度净化、特殊净化3种。常规净化工艺过程包括混凝沉淀→过滤→消毒,目的是除去原水中的悬浮物质、胶体颗粒和病原微生物等。混凝沉淀常用的混凝剂有铝盐、铁盐、聚合氯化铝、聚丙烯酰胺等。过滤是以石英砂等多孔滤料层,截留水中杂质,而使水澄清的净水过程。集中式给水系统,可使用砂滤池;分散式给水,可修建砂滤井过滤取水,小规模时可采用砂滤缸取水。饮水消毒可采用物理方法(热、紫外线等)、化学方法(氯、一氯胺、二氧化氯、臭氧等)。目前,使用最广泛的方法是氯化消毒法。

各种氯化消毒剂,在水中均可水解成次氯酸(HOCl),可致细菌死亡。饮用水消毒的氯制剂主要有液氯、漂白粉[氯化次氯酸钙,Ca(OCl)Cl]、漂粉精[次氯酸钙,Ca(OCl)$_2$]和有机氯制剂等。漂白粉含有效氯约28%~33%,漂粉精含有效氯约60%~70%。影响氯化消毒效果的因素:①加氯量和接触时间:一般要求加入氯化消毒剂后,接触30分钟,水中游离氯不低于0.3~0.5mg/L;②pH;③水温;④水的浑浊度;⑤水中微生物种类和数量。生活饮用水的深度净化处理目的是获得优质饮用水。目前常用的深度净化处理方法有以下几种:活性炭吸附法、生物滤塔预处理的活性炭深度处理和膜过滤法。水质的特殊处理包括除氟、除铁和锰、除藻和除臭。

(4)饮用水的种类及其特点:各种水源水经过净化、消毒处理后,加热煮沸(100℃、3~5min),即可杀灭一般肠道致病菌和寄生虫卵。煮沸水(白开水)是我国居民最常用、最习惯的饮用水。新型饮用水主要包括各类桶装水(矿泉水、纯净水、太空水、蒸馏水等)、直饮水、淡化水。

(四)土壤污染

1. 土壤污染的来源　①工业污染;②农业污染;③生活污染;④交通污染;⑤放射性污染;⑥电子垃圾污染。

2. 土壤污染对健康的危害

(1)生物学污染的危害:引起肠道传染病和寄生虫病;引起钩端螺旋体病和炭疽病;引起破伤风和肉毒中毒。

(2)重金属污染的危害:①铊污染:环境中中铊污染对人群健康的影响主要为慢性危害:

对生殖功能影响;致畸;致突变。②铬污染:铬在人体有蓄积作用;能影响体内氧化还原过程和水解过程;能抑制一些酶的活性;降低血红蛋白的携氧能力;有明显的致突变作用。③镉污染:日本发生的痛痛病就是长期食用含镉大米引起的慢性镉中毒。长期摄入小剂量镉可引起以肾小管损害为主的肾功能及形态障碍;引起维生素 D 代谢障碍,进而影响钙代谢及出现骨骼的病变。④铅污染:影响儿童智力发育及损害肾脏。

(3)农药污染的危害:急性中毒;慢性危害;致癌、致畸、致突变作用。

3. 粪便和垃圾无害化处理

(1)厕所卫生要求:位置适当:粪池应防渗漏、不污染地下水;有防蝇、防蛆、防臭的设施;厕所内小气候和采光良好。

(2)粪便的无害化处理和利用:①粪尿混合发酵法:在厌氧环境中密闭发酵,借厌氧菌分解有机物产生大量的氨,游离氨杀死虫卵;厌氧的环境也使其他病原菌死亡。②堆肥法:把粪便和有机垃圾、作物秆、叶等堆积起来,在一定温度和微生物的作用下,分解有机物并产生高温杀灭病原体。要留有通气孔,或定期翻堆以供给氧气,以便加速有机物氧化产生高温。③沼气发酵法:将粪便和垃圾、杂草等加污水,密闭于发酵池中,在厌氧菌的作用下分解有机物,产生大量的甲烷和一些二氧化碳。沼气发酵法需要一定的温度,还必须完全的厌氧环境和合适的 PH,配料中不能有毒物以保证微生物的活动。

(3)垃圾的无害化处理:①填埋法,是最常用的处理方法,也是城市垃圾处理的首选方法。②焚烧法,能迅速消灭一切病原体。但设备投资和管理费用大,并且有些垃圾不适于焚烧。

(五)住宅卫生与室内空气污染

1. 室内空气污染的来源和特点

(1)室内空气污染的来源:①室内来源:燃料燃烧或烹调油烟;室内活动;室内建筑装饰材料;其他。建筑装饰材料是目前室内空气污染的主要来源。②室外来源:室外空气;建筑物本身;室外带入室内;相邻住宅污染;生活用水污染。

(2)室内空气污染的特点:室外污染物进入室内有不同程度的衰减,室内浓度一般低于室外;室内外存在同类污染物发生源时,室内浓度常高于室外;室内存在着室外少有或没有的污染物,主要来自于建筑装饰材料、空调机等;室内空气污染程度受通风换气、生活起居方式的影响。

2. 室内空气污染对健康的危害

(1)不良建筑综合征:确切原因尚不十分清楚,多发生于新建或重新装修的办公楼内的工作人员,表现为一系列非特异症状:眼、鼻、咽喉及上呼吸道刺激症状,头痛、疲劳、胸闷、全身不适,注意力不集中和工作效率低下等。一旦离开污染的建筑物后,症状即可缓解。

(2)建筑物相关疾病:是由于人体暴露于建筑物内的有害因素引起的疾病,包括呼吸道感染、哮喘、过敏性皮炎、军团菌病、心血管病、肺癌等。患者的症状在临床上可以明确诊断,可以直接找到致病的空气污染物及污染源,必须进行治疗才能恢复健康。

(3)化学物质过敏症:是由于多种化学物质作用于人体多种器官系统,引起多种症状的疾病。其特点是由低浓度化学污染物引发,但很难找到具体单一的致敏原;居住于同一环境者,其症状轻重程度有明显差异;症状呈慢性过程,具有复发性。

3. 室内空气污染的防制措施　贯彻执行室内空气质量标准;合理的住宅平面配置;改善炉灶和采暖设备;通风换气;合理使用各种设施;选择合格建筑;合理规划住宅区;加强控

烟教育,健全卫生法制。

本章难点与注意点

1. 环境污染物的来源及其危害,环境污染物的转归与生物标志物。
2. 环境有害因素对健康的影响与典型公害病。
3. 碘缺乏症和地方性氟中毒的流行特征、发病原因、临床表现、防治原则。
4. 水源卫生防护与饮水的净化和消毒。
5. 粪便与垃圾的无害化处理。
6. 室内空气污染的危害。

三、复习题

(一)选择题

[A₁ 型题]

1. 一般说环境因素是指(　　)
   A. 物理性、化学性、生物性　　　　　B. 化学性、物理性、地理性
   C. 生物性、物理性、地质性　　　　　D. 化学性、地理性、地质性
   E. 物理性、生物性、地质性

2. 生物圈是指陆地不超过9km 的高度和海平面以上(　　)km 高、海平面下11km 的范围
   A. 9　　　　B. 10　　　　C. 11　　　　D. 12　　　　E. 13

3. 在一个生态系统中,物质循环和能量流动能较长时期保持稳定的状态,称为(　　)
   A. 生态稳定　　B. 生态平衡　　C. 生态流动　　D. 生态调节　　E. 食物链

4. 以下哪种说法是正确的(　　)
   A. 主观感觉正常时人肯定是健康的　　B. 机体功能下降时人就可表现出疾病
   C. 健康与疾病是两个毫无联系的概念　　D. 健康与疾病是一个不连续的过程
   E. 健康与疾病是一个连续过程

5. 环境污染最主要的原因是(　　)
   A. 交通污染　　　　B. 工业污染　　　　C. 生活污染
   D. 自然灾害　　　　E. 核电站泄漏

6. 属于二次污染物的是(　　)
   A. 无机汞　　　　B. CO_2　　　　C. 烟尘
   D. 光化学烟雾　　E. NO_2

7. 伦敦烟雾事件其污染物的主要来源是(　　)
   A. 家庭炉灶排放的烟尘　　　　B. 工厂烟囱排放的烟尘
   C. 家庭炉灶和工厂烟囱排放的烟尘　　D. 汽油燃烧排出的废物
   E. 石油冶炼排出的废气

8. 美国密歇根湖底泥中的DDT通过食物链使浓度增加了百万倍,这种作用是(　　)
   A. 生物迁移　　B. 生物富集　　C. 生物转运　　D. 生物转化　　E. 生物蓄积

9. 下列哪项不属于自净作用(　　)
   A. 气流大　　　　B. 水流速度大　　　　C. 水体流量大
   D. 水流状态稳定　　E. 风速快

10. 肿瘤病因 80% ~90% 与( )有关
    A. 环境因素　　　　　　B. 行为生活方式　　　　　C. 生物学因素
    D. 医疗卫生服务　　　　E. 药物摄入

11. 风疹病毒已被证实可( )
    A. 致肺癌　　B. 致畸胎　　C. 致痛痛病　　D. 致白血病　　E. 急性中毒

12. 影响环境污染物对健康危害程度的因素有以下各项,但不包括( )
    A. 剂量或强度　　　　　B. 作用持续时间　　　　　C. 受害的人群数量
    D. 个体差异　　　　　　E. 多种因素综合作用

13. 下列水体"富营养化"现象中,哪种说法是错的( )
    A. 水中氮磷含量增加　　B. 水质感官性状恶化　　　C. 溶解氧急剧减少
    D. 水藻类大量减少　　　E. 水中微生物死亡

14. 下列不属于环境污染对人体健康影响特点的是( )
    A. 广泛性　　B. 可预防性　　C. 长期性　　D. 复杂性　　E. 多样性

15. 地方性疾病主要是指( )
    A. 区域内的传染病　　　　　　　B. 自然疫源性疾病
    C. 地质环境因素引起的疾病　　　D. 环境公害病
    E. 种族遗传性疾病

16. 需要补充碘的疾病是( )
    A. 甲亢　　　　　　　　B. 克山病　　　　　　　　C. 地方性甲状腺肿
    D. 甲状腺肿瘤　　　　　E. 大骨节病

17. 常用的水的净化方法有( )
    A. 消毒灭菌　　　　　　B. 沉淀过滤　　　　　　　C. 氯化消毒
    D. 煮沸　　　　　　　　E. 紫外线消毒

18. 饮用水的感官性状指标不包括( )
    A. 色　　　　　　　　　B. 臭和味　　　　　　　　C. 混浊度
    D. 硬度　　　　　　　　E. 肉眼可见物

19. 饮用水消毒的主要目的是( )
    A. 改善水的感官性状　　B. 除去有害物质　　　　　C. 杀灭水中病原体
    D. 除去悬浮物　　　　　E. 去除泥沙颗粒物

20. 以下对影响氯化消毒效果的因素描述正确的是( )
    A. 水的 pH 越高越利于消毒
    B. 水温越高,杀菌效果越差
    C. 水的混浊度越低,越利于消毒
    D. 接触 30min 后游离性余氯不应低于 3.0mg/L
    E. 接触时间越短,消毒效果越好

21. 以下物质中杀菌作用最强的是( )
    A. 次氯酸　　B. 次氯酸根　　C. 氯化钠　　D. 氯化钙　　E. 氟化钙

22. 饮用水取水点上游多少米至下游多少米范围内不得有污染源及有可能污染该段水域水质的活动( )
    A. 1000,1000　　　　　B. 100,100　　　　　　　C. 300,300

D. 1000,100　　　　　　　E. 100,300

23. 饮水氯化消毒时,接触30分钟后,游离性余氯不得低于(　)
    A. 1.0mg/L　　　　　　B. 0.5mg/L　　　　　　C. 0.3mg/L
    D. 0.05mg/L　　　　　　E. 1.5mg/L

24. 饮用水要求在流行病学上安全,主要是为了确保(　)
    A. 不发生消化道疾病　　B. 不发生介水传染病　　C. 不发生食物中毒
    D. 不发生急、慢性中毒　E. 不发生水性地方病

25. 地方性甲状腺肿的流行因素包括(　)
    A. 深井水　　　　　　　B. 河流下游多发　　　　C. 青春期发病剧增
    D. 男性患者多　　　　　E. 家族遗传

26. 预防人群碘缺乏病的最方便且实用的措施是(　)
    A. 在食盐中加入碘化钾或碘酸钾　　　　B. 在食用油中加入碘盐
    C. 消除其他致甲状腺肿的物质　　　　　D. 净化或更换水源
    E. 服用含碘药物

27. 我国对垃圾填埋有如下卫生要求,除了(　)
    A. 填埋场应位于当地主导风向的下风向,地下水流向的下游
    B. 填埋场应距居住区500m以上
    C. 垃圾填埋前应经卫生处理
    D. 填埋场应设排气管、排水管
    E. 填埋场应有防渗漏的衬底

28. 我国对粪便垃圾的下列无害化处理方法提出了卫生要求,除了(　)
    A. 高温堆肥　　　　　　B. 低温厌氧堆肥　　　　C. 沼气发酵
    D. 垃圾填埋　　　　　　E. 垃圾焚烧

29. 慢性镉中毒主要影响(　)
    A. 心脏　　　B. 大脑　　　C. 肾　　　D. 肝　　　E. 牙齿

30. 关于铬污染下列不正确的是(　)
    A. 土壤污染主要来自铬矿区和金属冶炼、电镀、制铬等工业废水、废气、废渣及含铬工业废水灌溉
    B. 铬在土壤环境中主要以三价铬和六价铬等形式存在
    C. 三价铬毒性较强,比六价铬毒性大100倍
    D. 铬在人体内有蓄积作用,体内过量的铬主要积聚在肝、肾、内分泌腺体
    E. 三价铬主要存在于土壤与沉积物中,六价铬主要存在于水中

31. 动物粪便污染土壤后传染给人引起的疾病是(　)
    A. 伤寒　　　　　　　　B. 痢疾　　　　　　　　C. 肉毒梭菌中毒
    D. 破伤风　　　　　　　E. 钩端螺旋体病

32. 人的粪便污染土壤后传染给人引起的疾病是(　)
    A. 伤寒　　　　　　　　B. 炭疽病　　　　　　　C. 肉毒梭菌中毒
    D. 破伤风　　　　　　　E. 钩端螺旋体病

33. 天然土壤中常存在的致病微生物是(　)
    A. 伤寒杆菌　　B. 痢疾杆菌　　C. 肉毒梭菌　　D. 炭疽杆菌　　E. 钩端螺旋体

34. 关于痛痛病,哪项是错误的(　　)
　　A. 由含镉废水污染农田引起　　　　B. 发病的潜伏期长
　　C. 患者多为育龄妇女　　　　　　　D. 多在营养不良的条件下发病
　　E. 多因镉引起的肾衰竭死亡

[A₂型题]

1. 云南昆明滇池生长大量水葫芦的现象,表明水质正在恶化。其根本原因是(　　)
　　A. 含有氮、磷等的生活污水大量排入　　B. 水域面积减少
　　C. 外来物种侵入　　　　　　　　　　D. 人为种植增加
　　E. 工业废水污染

2. 1984年印度博帕尔化工厂由于贮存罐发生了泄漏,造成周围居民15万余人中毒,2500余人死亡,5万余人失明,引起此事故的化学物是(　　)
　　A. 苯并(a)芘　　　　　B. H₂S　　　　　C. CO
　　D. 多氯联苯　　　　　E. 异氰酸甲酯

3. 贵州省织金县荷花村,2003年10岁以上氟斑牙患病率达到99%,成人氟骨症患病率达到77%,是由于(　　)导致的
　　A. 饮用水氟含量过高　　B. 燃煤氟含量过高　　C. 食物氟含量过高
　　D. 牙膏氟含量过高　　　E. 土壤氟含量过高

4. 某公司搬到办公大楼一段时间后,很多员工出现了流泪、嗓子痛、头痛、全身不适合容易疲劳等症状,下班后这些症状明显缓解。你认为这些员工可能患了
　　A. 建筑相关疾病　　　B. 化学物质过敏症　　C. 不良建筑综合征
　　D. 慢性不明原因中毒　E. 疲劳综合征

[A₃/A₄型题]

(1~4题共用题干)

日本富山县神通川流域部分地区出现了周身剧烈疼痛的公害病,多发生于绝经期妇女和经产妇,诊断为痛痛病。

1. 此病的致病原因是(　　)
　　A. 长期食用镉米　　B. 长期饮用含汞水　　C. 长期缺钙
　　D. 生育过多　　　　E. 营养不良

2. 该致病因子引起的慢性中毒,首先受损的部位是(　　)
　　A. 骨骼　　B. 肝　　C. 胆囊　　D. 肾　　E. 膀胱

3. 该病早期检查可发现(　　)
　　A. 蛋白尿、糖尿、氨基酸尿　B. 骨质疏松、骨骼变形　C. 血尿、血便
　　D. 全身疼痛　　　　　　　　E. 酸中毒

4. 此病发展到后期,出现(　　)
　　A. 肾衰竭,酸中毒　　B. 运动障碍,智力障碍　　C. 骨质疏松,病理性骨折
　　D. 尿毒症　　　　　　E. 肝硬化

(5~7题共用题干)

云南宣威地区盛产煤炭,小煤窑遍及全县,农民世代在室内挖坑为炉,即所谓"火塘",卧室等与火塘在同一内。20世纪70年代,国家肿瘤防治办发现,此地区是肺癌高发区。

5. 引起此地肺癌高发的因素是(　　)

A. 工业污染　　　　　B. SO₂　　　　　C. 生活燃料燃烧

D. 吸烟　　　　　E. VOCs

6. 对此地肺癌发病情况描述正确的是(　　)

A. 只有老年男性发病　　B. 男性发病率大于女性　　C. 男女发病率相等

D. 女性发病率大于男性　　E. 只有老年女性发病

7. 为了减少肺癌发病,应该采取的措施中不对的是(　　)

A. 改造炉灶,不必改染料　　B. 改用天然气等染料　　C. 加强通风

D. 住宅用房合理配置　　E. 加强宣传教育

(二)思考题

1. 简述化学性环境污染物的健康损害。

2. 简述环境污染引起的人群健康效应谱。

3. 简述环境有害物质的预防和控制措施。

4. 我国地方性氟中毒可分为哪几种类型?主要临床表现和控制措施有哪些?

5. 简述饮用水水源的选择和防护。

6. 简述氯化消毒的原理。简述氯化消毒的影响因素。

7. 介水传染病的流行原因是什么?

8. 为判定水质是否适合饮用及查明水质变化的原因,应根据哪些资料对水质作出全面的综合分析评价?

9. 如何防制室内空气污染?

(三)案例分析

1. 2005年11月13日,吉林石化公司双苯厂一车间发生爆炸。爆炸厂区位于松花江上游最主要的支流第二松花江江北,距离江面仅数百米之遥。爆炸发生后,约100吨苯类物质(苯、硝基苯等)流入松花江,造成了江水严重污染,沿岸数百万居民的生活受到影响。2005年11月21日,哈尔滨市政府向社会发布公告称全市停水4天,"要对市政供水管网进行检修"。此后市民怀疑停水与地震有关出现抢购。同年11月22日,哈尔滨市政府连续发布2个公告,证实上游化工厂爆炸导致了松花江水污染,动员居民储水。

(1)试分析此次水污染事件性质。

(2)如何杜绝类似事件的再次发生?

2. 20世纪70年代,我国卫生工作者在云南省宣威地区调查时发现该地是我国肺癌高发区,其女性肺癌死亡率居全国首位,农民肺癌死亡率是全国最高的地区之一。围绕肺癌病因学进行的二十多年调查研究表明,宣威肺癌的主要原因是居民长期使用"火塘"和劣质烟煤烹调、取暖所导致的严重室内燃煤空气污染。请回答下列问题:

(1)如何找出该地区肺癌高发的原因?

(2)引起宣威地区肺癌高发的原因是什么?

(3)针对宣威肺癌的危险因素,应开展哪些防制工作?

3. 1999年,北方某城市的刘先生准备结婚,在装修新房时,购买了"环保"装饰装修材料。搬入新居后,室内有刺鼻的气味,没有在意。一年后宝贝儿子诞生了。2003年孩子3岁时查出白血病,经人提醒,请环保部门检测,发现室内部分化学物质超标,刘先生找装饰装修材料公司讨说法但遭到拒绝。请回答下列问题:

(1)此事件说明了什么?

(2)针对居室内空气卫生质量问题,应采取哪些预防措施?

四、参考答案

(一)选择题

[A₁ 型题]

1. A　　2. D　　3. B　　4. E　　5. B　　6. D　　7. C　　8. B　　9. D　　10. B

11. B　　12. C　　13. D　　14. B　　15. C　　16. C　　17. B　　18. D　　19. C　　20. C

21. A　　22. D　　23. C　　24. B　　25. C　　26. A　　27. C　　28. C　　29. C　　30. C

31. E　　32. A　　33. C　　34. E

[A₂ 型题]

1. A　　2. E　　3. B　　4. C

[A₃/A₄ 型题]

1. A　　2. D　　3. A　　4. C　　5. C　　6. D　　7. A

(二)思考题

略。

(三)案例分析答题要点

1. (1)此次事件属于突发性重大环境污染事件。

发生此次事件主要原因有:①距离近:爆炸厂区位于松花江上游最主要的支流第二松花江江北,距离江面仅数百米之遥。②反应慢:爆炸发生后,吉林省吉林市一名副市长向媒体介绍,根据专家检测分析的结果,爆炸不会产生大规模污染,整个现场及周边空气质量合格,没有有毒气体,水体也未发生变化。11 月 22 日,吉林石化公司一位负责人强调,爆炸产生的是二氧化碳和水,绝对不会污染水源;该厂有自己的污水处理厂,不合格的污水是不会排放到松花江的,至 23 日,国家环保总局终于打破长达 10 天的沉默,发布公告承认,由于吉化爆炸事件,松花江发生重大水污染事件。12 月 1 日,在国家环保总局召开的全国环境污染事故应急电视电话会议上,有关负责人通报,在松花江污染事故中,由于吉林省环保局信息传递不力,导致国家环保总局错过了将此次污染事故控制在萌芽状态的机会。

(2)地方政府和环保等部门制定突发事件应急预案,采取有效措施保障饮用水安全,加强监测,提供准确信息,加强水质监测,确保用水单位、居民用水安全。对于工业企业,要严格执行《工业企业设计标准》、《生产性污水无害化处理及排放标准》等相关规定,落实到位,各级职能部门监管到位。

2. (1)进行肺癌与环境及室内空气污染的流行病学调查和实验室研究。研究结果表明:①工业污染与宣威肺癌高发未见明显联系;②吸烟不是宣威肺癌高发的主要危险因素;③生活燃料与宣威肺癌死亡率间存在明显联系。宣威地区特有的生活习惯所导致的室内燃煤空气污染与宣威肺癌高发之间具有因果关系。

(2)①生活习惯特殊,当地称为"火塘"的生活炉灶,没有烟囱和炉桥,燃料堆放其中燃烧,用此种开放式炉灶做饭、煮猪食、取暖,造成严重的室内空气污染;②当地自产煤质量差,含焦油物质较多,燃烧时产生的多环芳烃等有害物质的浓度高、种类多;③住宅设计不合理,多为单侧开窗,窗面积较小、卧室多无窗、空气流通不畅,生活炉灶无排烟管道,造成室内空气污染物积聚,空气质量极差。

(3)①改良炉灶,建造有烟囱、有排污装置的炉灶,降低室内空气污染物的浓度;②改变燃料结构,不用劣质煤,积极推动使用沼气,从根本上改善室内空气质量;③重视住宅用房合理配置,加强室内通风换气;④加强健康教育,提高人群的健康意识。

3.(1)此事件说明室内空气存在污染。因为刘先生入住新房时,闻到刺鼻的气味,说明存在污染;孩子发病后的检测结果表明室内空气中氨气、甲醛及其他挥发性有机化合物(VOCs)严重超标,实际危害一直影响其一家三口人的健康。刘先生夫妻二人虽然没有临床疾病的表现,但不排除亚临床状态,应到医院体检;孩子患白血病与VOCs的危害有一定关系。

(2)①选购住宅时,要考虑房屋平面配置合理、符合相应的卫生要求,以有利于健康。②进行室内装饰装修时,要购买正规厂家出厂、符合标准、无毒无害的环保材料,以减少室内污染;避免过度装修,因为即使一种材质没有超标,但是各种材料的综合使用,也可能会超标;装修完毕入住前,要请环保部门进行检测、评价,确认合格后方能入住。

(严 璟 丁 可)

第五章

食品安全与食物中毒

一、学习要点

1. 食源性疾病、食品中常见污染物及其危害、主要食品添加剂及安全使用。

2. 食物中毒的定义、分类和特点。

3. 常见细菌性食物中毒、化学性食物中毒、有毒动植物食物中毒、真菌霉素和霉变食物中毒。

4. 食物中毒调查与处理。

二、内容要点

教材知识点

（一）食品安全与食品污染

1. 食品安全与食源性疾病

食品安全：食品无毒、无害，符合应当有的营养要求，对人体健康不造成任何急性、亚急性或者慢性危害。

食源性疾病：凡是通过摄食而进入人体的致病因子（病原体）所造成的人体患感染性或中毒性的疾病。其主要特征：①在疾病发生过程中，食物只是起携带和传播病原物质的媒介作用，其本身并不致病。②导致人体罹患疾病的病原物质是食物中所含有的各种致病因子。③人体摄入食物中所含有的致病因子可引起以中毒或感染两种病理变化为主要发病特点的各类临床综合征。

2. 食品污染与食品污染物 在食品生产、加工、贮存、运输、销售到食用的全过程中，对人体健康有害的生物性、化学性和物理性物质进入食品的现象，称为食品污染。

（1）食品污染的种类和来源：生物性污染、化学性污染、物理性污染。

（2）食品污染物对人体健康的影响：食品失去食用价值；急性感染或中毒；慢性危害；致畸、致癌和致突变作用。

（3）常见的食品污染物及其危害

黄曲霉毒素：有很强的急性毒性，长期小剂量摄入黄曲霉毒素可造成肝脏慢性损害，引起肝炎、肝硬化和肝坏死等。

镰刀菌毒素：常污染粮食，可引起人畜发生急性、亚急性或慢性中毒。

农药：食品中残留的农药母体、衍生物、代谢物、降解物都能对人体产生危害。

N-亚硝基化合物：对动物具有较强致癌作用的一类化学物质。N-亚硝基化合物的前体物亚硝酸盐、硝酸盐和胺类,在一定条件下,可转化合成 N-亚硝基化合物。N-亚硝基化合物含量较多的食品有:烟熏鱼、腌制鱼、腊肉、火腿、腌酸菜、啤酒及不新鲜的蔬菜等。

多环芳烃类化合物:其中苯并(a)芘是第一个被发现的环境化学致癌物,而且致癌性很强,对动物具有致癌性、致突变性及生殖系统毒害性,对人体的主要危害部位是呼吸道和皮肤,可引起急性或慢性损害及致癌性,如日光性皮炎、痤疮型皮炎、毛囊炎及皮肤癌和肺癌等。

二噁英类化合物:属极强毒性毒物,可使动物体重明显降低,伴有肌肉和脂肪组织急剧减少,称为废物综合征。动物经皮肤或全身染毒接触二噁英后会出现氯痤疮,为二噁英毒性的特征标志。二噁英可使多种动物及人类接触者的肝脏受损,表现为肝大、肝功能异常。孕妇经常接触二噁英会使胎儿中枢神经、泌尿、生殖系统受到伤害。对动物有极强的致癌性,可诱发多部位肿瘤;可使暴露人群患各种癌症危险性增加。

放射性污染:摄入放射性物质污染的食品后,对人体内各种组织、器官和细胞可产生低剂量、长期内照射效应,主要表现为免疫系统、生殖系统的损伤和致癌、致畸、致突变作用。

3. 各类食品的污染及其防制

(1)粮豆

污染来源:①农田生长期及收获、贮存过程中均可受到真菌及其毒素的污染;②农药残留;③工业废水和生活污水灌溉农田时,其中可能含有的汞、镉、砷、铅、铬、酚和氰化物等;④仓储害虫;⑤无机夹杂物和有毒植物种子的污染。

防制措施:①为防止真菌和仓储害虫生长繁殖,应将粮谷类水分控制为12%～14%,豆类为10%～13%;②严格执行粮库的有关卫生管理要求;③粮豆运输时认真执行各项规章制度;④严格遵守《农药安全使用规定》等国家标准,并做到定期检测;⑤在粮豆的选种、农田管理、收获、加工过程中,防止无机夹杂物和有毒种子的污染。

(2)蔬菜与水果

污染来源:①施用人畜粪便和生活污水灌溉,蔬菜、水果在收获、运输和销售过程中也可受到肠道致病菌污染;②工业废水未经处理直接灌溉农田;③农药残留;④其他污染:储存和腌制、利用激素催熟等。

防制措施:①防止肠道致病菌和寄生虫卵的污染;②禁止在蔬菜、水果中使用高毒农药,慎用激素类农药;③工业废水经无害化处理后方可用于灌溉,收获前3～4周停止使用工业废水灌溉;④蔬菜和水果最好不要长期保藏。

(3)蛋类

污染来源:①微生物污染:主要是沙门菌、金黄色葡萄球菌和引起腐败变质的微生物污染;②化学性污染:农药、激素、抗生素、铅、汞等化学物质。

防制措施:加强禽类饲养条件的卫生管理,保持禽类和产蛋场所卫生;加强禽蛋的卫生质量监督检查;注意鲜蛋的适宜保存条件。

(4)奶类

污染来源:①挤奶过程中,细球菌、八联球菌、酵母菌和真菌等的污染;②致病菌污染;③有毒有害物质残留。

防制措施:①做好挤奶过程中各环节的卫生工作;②对各种病畜奶应按照规定分别给予

无害化处理;合理使用兽药治疗病畜;③防止饲料的污染;④各种奶制品均应符合相应的安全标准。

(5)畜禽肉

污染来源:①腐败变质;②人兽共患传染病或寄生虫病;③兽药残留;④肉制品加工中多环芳烃、亚硝酸盐的污染。

防制措施:①畜禽病健分离和分宰;②病畜肉必须进行无害化处理或者销毁;③保持加工、贮存、运输、销售等环节的卫生;④合理使用兽药,执行动物性食品兽药最高残留限量标准;⑤肉制品加工时必须保证原料肉的卫生质量。

4. 主要食品添加剂及安全使用

(1)食品添加剂的概念:食品添加剂指为改善食品品质和色、香、味以及防腐和加工工艺的需要而加入食品中的化学合成或天然物质。

(2)食品添加剂的分类:根据来源可分为天然食品添加剂和化学合成食品添加剂两大类。按用途分类便于使用,是最常用的分类方法,目前我国食品添加剂有23个类别,2000多个品种,包括酸度调节剂、消泡剂、抗氧化剂、漂白剂、膨松剂、着色剂、营养强化剂、防腐剂、稳定和凝固剂、甜味剂、香料等。

(3)食品添加剂的使用原则。

(二)食物中毒

1. 食物中毒概述

(1)食物中毒的定义:指食用了被生物性、化学性有毒有害物质污染的食品或者食用了含有毒有害物质的食品后所出现的急性、亚急性食源性疾患。食物中毒不包括因暴饮暴食所引起的急性胃肠炎、食源性肠道传染病和寄生虫病,也不包括因一次大量或长期少量摄入某些有毒、有害物质而引起的以慢性毒害为主要特征的疾病。

(2)食物中毒的特征:①发病呈暴发性;②临床表现相似;③发病与食物有关;④人与人之间无传染性。

(3)食物中毒的分类:①细菌性食物中毒;②有毒动植物食物中毒;③真菌及其毒素食物中毒;④化学性食物中毒。

2. 细菌性食物中毒

(1)沙门菌属食物中毒:沙门菌属不耐热,60℃ 15～30分钟或100℃数分钟可被杀灭。水经氯化物消毒5分钟可杀灭其中的沙门菌。①流行特点:沙门菌属食物中毒全年均可发生,以夏秋季节多见;中毒食品主要为畜肉类及其制品,其次为家禽、鱼虾、蛋奶类;主要由于加工和储存食品的用具(容器)生熟不分、交叉污染以及食用时加热不充分、未烧熟煮透所致。②临床特点:潜伏期为数小时至3天,一般为12～36小时;主要症状为呕吐、腹痛、腹泻,大便为黄绿色水样便,有时带黏液和脓血;多数患者体温高达38～40℃,重者出现惊厥、抽搐、昏迷等;病程为3～7天,预后良好。老年人、儿童、体弱者,如治疗不及时,可导致死亡;临床上胃肠炎型最为多见,还可表现为类霍乱型、类伤寒型、类感冒型和败血症型。③预防措施:防止被沙门菌感染或污染的畜禽肉流入市场,低温贮藏食品,生熟食品分开保存;烹调时要使肉块内部温度达到80℃持续12分钟。

(2)副溶血性弧菌食物中毒:副溶血性弧菌是一种嗜盐菌,无盐条件下不生长,但含盐12%以上也不易繁殖;该菌不耐热,90℃ 1分钟或56℃ 5分钟可被杀灭;对酸敏感。①流行特点:多发生在6～9月高温季节;中毒食品主要为鱼、虾、蟹、贝类等海产品。②临床特点:

潜伏期为 2 ~ 40 小时,一般 11 ~ 18 小时;主要症状有恶心、呕吐、上腹部阵发性绞痛,继而出现腹泻,大便呈水样便或洗肉水样,后可转为脓血黏液便;部分患者体温可达 39℃,重症者可出现脱水、血压下降;病程为 3 ~ 4 天,预后良好。③预防措施:加工过程中生熟用具要分开,尤其是海产品及各种熟食制品,宜在低温下储藏;鱼、虾、蟹、贝类等海产品应煮透,加热时间为 100℃ 30 分钟;凉拌海蜇等,应清洗干净后在 100℃ 沸水中漂烫数分钟或在食醋中浸泡 10 分钟。

(3)金黄色葡萄球菌食物中毒:金黄色葡萄球菌为革兰染色阳性兼性厌氧菌;葡萄球菌肠毒素为一种耐热性单链蛋白质,加热 120℃ 20 分钟不能将其破坏。①流行特点:多见于夏秋季节,中毒食品主要为奶类及其制品、肉制品、剩米饭、糯米饭等;被葡萄球菌污染后的食品在较高温度下保存时间过长,可产生引起食物中毒的葡萄球菌肠毒素。②临床特点:潜伏期 1 ~ 6 小时,一般 2 ~ 4 小时;主要症状为恶心,剧烈而频繁的呕吐,上腹部疼痛,腹泻呈水样便。体温正常或稍高;病程 1 ~ 2 天,预后良好。③预防措施:a. 防止食品污染;b. 防止肠毒素的生成。

(4)肉毒梭菌食物中毒:肉毒梭菌食物中毒是由肉毒梭菌产生的外毒素引起;肉毒梭菌为革兰阳性厌氧芽胞杆菌,在无氧环境下 18 ~ 30℃ 能生长并产生外毒素,即肉毒毒素,肉毒毒素是一种强烈的神经毒,是已知毒性最强的化学物质。肉毒毒素不耐热,80℃ 30 分钟或 100℃ 10 ~ 20 分钟可完全破坏;该菌的芽胞耐热性极强。①流行特点:肉毒梭菌食物中毒主要发生在 4、5 月份,中毒食品在我国主要是家庭自制的发酵食品,如臭豆腐、豆豉、豆酱等,其次是罐头食品、腊肉、鱼制品、酱菜等。中毒原因多为被肉毒毒素污染的食品,在食用前未彻底加热。②临床特点:潜伏期为 6 小时至数天,一般为 12 ~ 48 小时;早期全身疲倦无力、头昏、头痛、食欲缺乏;典型症状为视力模糊、眼睑下垂、复视,咀嚼与吞咽困难,并伴有声音嘶哑、语言障碍、颈肌无力、头下垂等。由于呼吸肌麻痹,可出现呼吸困难或呼吸衰竭;病死率较高,多死于发病后 10 天内。经积极治疗可逐渐恢复健康,一般无后遗症。

3. 真菌毒素和霉变食品中毒

(1)赤霉病麦中毒:①临床特点:一般在 10 ~ 30 分钟内发病;主要症状为恶心、眩晕、腹痛、呕吐、全身乏力,少数伴有腹泻、流涎、颜面潮红及头痛等,以呕吐为最明显,症状一般持续 1 天左右可自行消失。个别特别严重者,常有呼吸、脉搏、体温及血压波动,四肢酸软,步态不稳,形似醉酒,故称“醉谷病”。②预防措施:加强田间和贮藏期的防霉措施,制定粮食中赤霉病麦毒素的限量标准,去除或减少粮食中的病粒或毒素。

(2)霉变甘蔗中毒:引起霉变甘蔗中毒的致病物质,主要是节菱孢霉产生的 3-硝基丙酸,为神经毒,主要损害中枢神经系统。①临床特点:潜伏期短,最短仅十几分钟,重度中毒者多在 2 小时内发病;最初表现为一时性消化道功能紊乱,恶心、呕吐、腹痛、腹泻、黑便;随后出现神经系统症状,头晕、头痛、眼前发黑和复视;重者可出现阵发性抽搐,发作时四肢强直,屈曲内旋,手呈鸡爪状,眼球向上、偏侧凝视,瞳孔散大,继而进入昏迷状态;患者可死于呼吸衰竭,幸存者则留下严重的神经系统后遗症,丧失独立生活的能力,导致终生残疾。②预防措施:甘蔗应在成熟后收割,贮存过程应防止霉变、防捂、防冻。

4. 有毒动植物食物中毒

(1)河豚鱼中毒:河豚鱼的有毒物质是河豚毒素,几乎存在于鱼体的所有组织。盐腌、日晒均不能破坏。①临床特点:一般在食后 0.5 ~ 3 小时即发病,早期出现手指、口唇和舌刺痛感,同时出现恶心、呕吐、腹痛、腹泻等胃肠道症状;继之出现以麻痹为特征的症状,四肢肌肉麻痹,身体摇摆、共济失调;严重者全身麻痹、瘫痪、语言障碍、呼吸困难、血压下降、昏迷,最后多死于呼吸衰竭。②防治措施:目前无特效解毒剂,一旦发现必须迅速抢救,呼吸困难者给予呼吸兴奋剂及氧气吸入,肌肉麻痹者可给予肌肉注射盐酸士的宁,血压下降者可给予强心剂或升压药;预防性措施包括开展宣传教育、捕获的河豚鱼禁止零售。

(2)毒蕈中毒:毒蕈有毒成分复杂。根据毒蕈毒素成分及中毒症状,可分为四种类型:胃肠毒型、神经精神型、溶血型、脏器损害型。防治措施:①立即催吐、洗胃、清肠,尽快去除有毒物质。②合理用药:神经精神型用阿托品治疗;溶血型可给予肾上腺皮质激素及输血等;脏器损害型早期给予保肝治疗,同时可用巯基解毒药物等。③对症治疗和支持治疗。预防措施包括加强宣传教育,提高对毒蕈的识别能力,防止误采、误食。

5. 化学性食物中毒

(1)亚硝酸盐中毒:①中毒原因:误将亚硝酸盐当食盐加入食品;大量食用硝酸盐、亚硝酸盐含量较高的蔬菜,如腌制不充分的蔬菜或储存过久的不新鲜蔬菜。个别地区井水含硝酸盐较多。②临床特点:潜伏期一般 1~3 小时,主要症状为口唇、指甲以及全身皮肤出现发绀等组织缺氧表现,并有头晕、头痛、心率过速、胸闷、嗜睡或烦躁不安、呼吸急促等症状;严重中毒者起病急、病情重,若不及时抢救,可因呼吸困难、缺氧窒息或呼吸麻痹、循环衰竭而死亡。③治疗措施:迅速催吐、洗胃、导泻,促使未吸收毒物的排出;特效治疗可采用 1% 亚甲蓝,小剂量口服或缓慢静脉注射,亚甲蓝、维生素 C 和葡萄糖合用效果更佳。④预防措施:防止亚硝酸盐污染食品或误食误用;保持蔬菜新鲜,勿食腌制不充分的蔬菜;肉制品及肉类罐头的亚硝酸盐使用量、残留量,应严格执行国家标准;不饮用硝酸盐和亚硝酸盐含量高的井水。

(2)砷化物中毒:无机砷化物一般均有剧毒,最常见的是三氧化二砷,俗称砒霜。①临床特点:潜伏期数分钟至数小时,发病初期表现为咽干、口渴、流涎、口中金属味、咽喉及上腹部烧灼感,随后出现恶心、反复呕吐,甚至吐出黄绿色胆汁,重者呕血;腹泻初为稀便,后呈米泔样便并混有血液。症状加重时全身衰竭、脱水、体温下降、意识消失;重症患者出现神经系统症状,如头痛、狂躁、抽搐、昏迷等,抢救不及时可因呼吸循环衰竭而死亡。②急救治疗:催吐、洗胃及导泻,尽快去除毒物;口服解毒剂氢氧化铁,防止砷化物吸收并保护胃黏膜;尽早使用特效解毒剂,首选二巯基丙磺酸钠。③预防措施:农药专人专库保管,砷化物毒死的畜禽深埋销毁,含砷杀虫剂用于防治果树、蔬菜的害虫时,应符合国家农药安全使用准则;食品加工用的原料和添加剂的砷含量不得超过国家允许标准。

6. 食物中毒调查与处理

(1)食物中毒处理原则:①及时报告。②对患者采取紧急处理:停止食用可疑中毒食品,采取标本以备送检;进行急救处理,包括催吐、洗胃和清肠;对症治疗与特殊治疗;使用特效解毒剂。③对中毒食品控制处理:保护现场,封存中毒食品或可疑中毒食品;采取剩余可疑中毒食品,以备送检;追回已售出的中毒食品或可疑中毒食品,对中毒食品进行无害化处理或销毁。④对中毒场所消毒处理。

(2)食物中毒现场调查处理程序:①初步调查:尽快确定事件的性质和类别,同时积极救治患者。②现场调查:通过个案调查以及对可疑中毒食品加工过程、中毒场所和环境的调查,初步确定中毒原因。③样品采集与检验:有针对性地采集食物样品、中毒者的生物样品以及相关的环境样品,并且尽快送实验室进行检验。④采取控制措施:对患者的救治措施;对同一饮食史人群的医学观察和预防性服药;对危险因素包括对中毒食品或可疑中毒食品的控制和处理等。⑤总结评价及责任追究。

本章难点与注意点

1. 食品安全和食源性疾病的概念。
2. 食品污染的种类和来源。
3. 食品添加剂的使用原则。
4. 典型食物中毒的临床表现及防治措施。
5. 食物中毒调查与处理。

三、复习题

(一)选择题

[**A₁** 型题]

1. 耐热性最强的食物中毒病原是( )
   A. 葡萄球菌   B. 副溶血性弧菌   C. 变形杆菌
   D. 肉毒梭菌的芽胞   E. 沙门菌

2. 河豚毒素的特点是( )
   A. 易溶于水   B. 毒性极强的神经毒素   C. 盐腌能破坏
   D. 不耐热   E. 日晒能破坏

3. 引起肉毒毒素中毒的常见食品是( )
   A. 家庭自制发酵食品   B. 病畜肉   C. 海产品
   D. 冰激凌   E. 都不是

4. 肝损害型毒蕈中毒的特殊治疗药物是( )
   A. 阿托品   B. 巯基解毒剂   C. 亚甲蓝
   D. 抗生素   E. 肾上腺皮质激素

5. 亚硝酸盐的食物来源不包括( )
   A. 添加发色剂的肉制品 B. 苦井水   C. 刚腌制不久的蔬菜
   D. 高温油炸食品   E. 腐败变质的蔬菜

6. 黄曲霉毒素主要损害的部位是( )
   A. 神经   B. 肝脏   C. 肾脏   D. 膀胱   E. 心脏

7. 亚硝酸盐的特效解毒剂是( )
   A. 阿托品   B. 巯基解毒剂   C. 亚甲蓝
   D. 抗生素   E. 肾上腺素

8. 下列对醋较为敏感的细菌是( )
   A. 致病性大肠杆菌   B. 变形杆菌   C. 副溶血性弧菌
   D. 肉毒梭菌   E. 金黄色葡萄球菌

9. 我国最常见的食物中毒是( )
   A. 化学性食物中毒   B. 细菌性食物中毒   C. 真菌性食物中毒
   D. 有毒动物中毒   E. 有毒植物中毒

10. 河豚鱼身体中河豚毒素含量最多的器官是( )
    A. 皮肤、鳃　　　　　B. 肝脏、肾脏　　　　　C. 鱼卵、肠
    D. 鳃、鳍　　　　　　E. 卵巢、肝脏

11. 葡萄球菌肠毒素中毒的典型症状是( )
    A. 剧烈呕吐　　　　　B. 腹痛、腹泻　　　　　C. 发热
    D. 神经系统症状　　　E. 抽搐

12. 下列不属于食物中毒的是( )
    A. 农药中毒　　　　　　　　　　B. 毒蕈中毒
    C. 河豚鱼中毒　　　　　　　　　D. 暴饮暴食引起急性胃肠炎
    E. 肉毒中毒

13. 引起沙门菌属食物中毒的好发食品是( )
    A. 植物性食品　　　　B. 自制发酵食品　　　C. 动物性食品
    D. 海产品　　　　　　E. 腌制食品

14. 引起副溶血性弧菌食物中毒的主要食品是( )
    A. 发酵食品　　　　　B. 罐头食品　　　　　C. 剩米饭、凉糕
    D. 海产品及盐渍食品　E. 植物性食品

15. 肉毒梭菌食物中毒特征性的临床表现为( )
    A. 腹痛、腹泻　　　　B. 剧烈呕吐　　　　　C. 发绀
    D. 黄疸　　　　　　　E. 神经系统损伤症状

16. 预防食品霉变的措施不包括( )
    A. 挑选霉粒　　　　　B. 加碱去毒　　　　　C. 控制温度、湿度
    D. 辐射处理　　　　　E. 密封减少氧气

17. 有关食品添加剂,不正确的是( )
    A. 是人为地有意识的加入的化学物质
    B. 可用以掩盖食品不良感官性状或缺陷
    C. 可以是天然物质,也可人工合成
    D. 不能破坏原有营养成分
    E. 必须经过规定的毒理学鉴定程序

18. 下列毒素不耐热的是( )
    A. 河豚毒素　　　　　B. 肉毒毒素　　　　　C. 黄曲霉毒素
    D. 葡萄球菌肠毒素　　E. 以上都不是

[A₂型题]

1. 某年 6 月,某单位 12 位同事在海鲜馆聚会,吃完海产品 5h 后,陆续有 9 人出现腹痛、频繁腹泻、里急后重不明显,继而出现恶心、呕吐,重症者出现脱水,少数出现休克、意识障碍,3d 后中毒症状逐渐好转,发生食物中毒的最可能原因是( )
    A. 沙门菌　　　　　　B. 葡萄球菌肠毒素　　C. 肉毒毒素
    D. 变形杆菌　　　　　E. 副溶血性弧菌

2. 某中学,有 10 名同学在小饭店聚餐,就餐 1h 后,就餐者陆续出现口唇、指甲及全身皮肤青紫等症状,引起中毒最可能的原因是( )
    A. 甲醇　　　B. 钡盐　　　C. 真菌毒素　　　D. 亚硝酸盐　　　E. 砷化物

3. 某家庭 5 人,吃了自制的豆酱后,出现头晕、头痛、乏力、食欲缺乏,随后出现视力模糊、眼睑下垂、吞咽困难、声音嘶哑、颈无力、头下垂,经治疗后逐渐恢复健康,发生中毒的最可能病原是(　　)

　　A. 副溶血性弧菌　　　　　　B. 变形杆菌　　　　　　　　C. 沙门菌

　　D. 肉毒毒素　　　　　　　　E. 葡萄球菌肠毒素

4. 某年 7 月,某小学 20 多名学生食用了由奶、蛋、糖制作的冰激凌 12h 后,出现腹痛、腹泻、黄绿水样便,少数患者有脓血便,体温高达 39℃,重症者出现谵妄、昏迷等,引起该次食物中毒的最可能病原是(　　)

　　A. 致病性大肠杆菌　　　　　B. 沙门菌　　　　　　　　　C. 葡萄球菌

　　D. 肉毒梭菌　　　　　　　　E. 副溶血性弧菌

[**B₁** 型题]

(1～3 题共用备选答案)

　　A. 沙门菌　　　　　　　　　B. 葡萄球菌肠毒素　　　　　C. 副溶血性弧菌

　　D. 肉毒毒素　　　　　　　　E. 变形杆菌

1. 临床表现以剧烈呕吐为主的病原是(　　)

2. 临床表现以神经系统损坏为主的病原是(　　)

3. 食醋可以灭活的细菌是(　　)

(4～6 题共用备选答案)

　　A. 毒蕈中毒　　　　　　　　　　　B. 化学性食物中毒

　　C. 砷污染食品而引起食物中毒　　　D. 细菌性食物中毒

　　E. 黄曲霉毒素食物中毒

4. 死亡率最高的食物中毒是(　　)

5. 有毒动植物中毒是(　　)

6. 常见的食物中毒是(　　)

(7～10 题共用备选答案)

　　A. 肉、禽、蛋、奶等动物性食品　　　B. 海产品及盐渍食品

　　C. 自制发酵食品　　　　　　　　　　D. 玉米、花生仁

　　E. 蔬菜

7. 引起副溶血性弧菌食物中毒的食品主要是(　　)

8. 引起沙门菌属食物中毒的食品主要是(　　)

9. 可引起亚硝酸盐食物中毒的是(　　)

10. 可引起黄曲霉毒素食物中毒的是(　　)

[**A₃/A₄** 型题]

(1～3 题共用题干)

某次食物中毒,患者起病急,大部分于餐后 10 分钟发病,主要表现为口、唇、舌尖青紫,自觉头晕、无力,呼吸急促并有恶心、呕吐、腹痛。

1. 该次食物中毒最可能的是(　　)

　　A. 肉毒中毒　　　　　　　　B. 河豚鱼中毒　　　　　　　C. 亚硝酸盐中毒

　　D. 葡萄球菌肠毒素中毒　　　E. 副溶血性弧菌中毒

2. 该次食物中毒的治疗应使用(　　)

A. 抗生素血清　　　　　　B. 抗生素　　　　　　　C. 硫代硫酸钠

D. 亚甲蓝　　　　　　　　E. 二羟基丙磺酸钠

3. 引起该次食物中毒的食物有可能是(　　)

A. 动物性食品　　　　　　B. 自制的豆酱　　　　　C. 刚腌制的蔬菜

D. 海产品　　　　　　　　E. 剩米饭

（二）思考题

1. 何谓食物中毒？食物中毒的特征有哪些？

2. 简述食品污染物对人体健康的危害。

3. 食品添加剂是如何分类的？

4. 如何对食物中毒进行调查和处理？

（三）案例分析

2009 年 9 月 10 日,某旅游团一行 25 人在某沿海城镇某饭店进食海虾 9 小时后,陆续发病,至次日共计 23 人发病。主要症状上腹部阵发性剧烈疼痛、频繁腹泻,大便为水和血水样,体温 37～39℃。在该旅游团中有两人对海鲜过敏,未进食海虾,两人都未发病。不是该旅游团的 6 名旅游者在该饭店吃海虾后也发病,其他在该饭店未进食海虾的无一人发病。停止食用海虾后,再没有出现新病例。经 2～4 天的抗生素和对症治疗后,患者全部治愈,无一人死亡。请回答下列问题:

（1）该事件是否为食物中毒事件,其依据是什么？

（2）你如何处理该事件？

四、参考答案

（一）选择题

[A₁ 型题]

1. D　2. B　3. A　4. B　5. D　6. B　7. C　8. C　9. B　10. E

11. A　12. D　13. C　14. D　15. E　16. E　17. B　18. B

[A₂ 型题]

1. E　2. D　3. D　4. B

[B₁ 型题]

1. B　2. D　3. C　4. B　5. A　6. D　7. B　8. A　9. E　10. D

[A₃/A₄ 型题]

1. C　2. D　3. C

（二）思考题（略）

（三）案例分析答题要点

（1）该事件为食物中毒事件,其依据是什么？

其依据是符合食物中毒特点:①短时间内出现大量患者:在 9 小时间内有 22 人发病;②临床表现相似且为胃肠炎症状:上腹部阵发性剧烈疼痛、频繁腹泻;③发病与食用海虾有明确的关系:发病者都食用了海虾,未食者不发病;④人与人之间无直接传染:停止该海虾再没有出现新病例。

（2）你如何处理这一事件？①在确定是食物中毒后应立即向所在地卫生行政部门报告,本次食物中毒人数达 23 人,最好在 6 小时内报告同级人民政府和上级人民政府卫生行政部门。②积极抢救处理患者,避免死亡。③及时处理可疑食物及中毒现场。一经确认可疑食物立即封存,未经卫生部门或专业人员许可不得解封,并经消毒后予以销毁。④对污染源进行合理处理。⑤总结评价:总结整个食物中毒调查和处理过程,包括中毒时间、人数、发病经过和主要表现等。⑥行政处罚与宣传教育:卫生部门在追究引起中毒当事人的法律责任外,应重视卫生宣传与指导工作。

（段爱旭）

第六章

职业卫生服务与职业病管理

一、学习要点

1. 职业性有害因素的定义、分类及其对健康的危害。
2. 职业卫生服务。
3. 职业人群健康监护。
4. 职业病的概念及管理。

二、内容要点

教材知识点

(一)职业性有害因素及其对健康的危害

职业性有害因素是指在生产工作过程及其环境中产生或存在的对职业人群健康、安全和作业能力可能造成不良影响的一切要素或条件的总称。职业性有害因素按其性质分为四大类,即物理性有害因素、化学性有害因素、生物性有害因素和不良生理心理性因素。

职业性病伤是指由职业性有害因素引起的或与职业性有害因素有关的疾病及健康伤害。包括三大类,即职业病、工作有关疾病、职业性外伤也称工伤。

1. 职业病 当职业性有害因素作用于人体的强度与时间超过一定限度时,人体不能代偿其所造成的功能性或器质损害,从而出现相应的临床征象,影响劳动能力,这类疾病通称为职业病。2013 年 12 月 23 日,我国最新《职业病分类和目录》将职业病分为共 10 大类,132种。职业病的特点:病因明确;病因与疾病之间一般存在接触水平(剂量)-效应(反应)关系;具有群发性;早期诊断、及时处理,预后良好;重在预防。

2. 工作有关疾病 由于劳动者受到生产环境或劳动过程中某些职业性有害因素的影响,致使劳动者机体抵抗力下降,从而使得职业人群中常见病、多发病发病率升高,这类与职业有关的非特异性疾病统称为工作有关疾病,也叫职业性多发病。工作有关疾病不属于我国法定的职业病范围。

3. 工伤 在工作时间和工作场所内,因工作原因发生意外事故而造成职业从业者的健康伤害。

(二)物理性有害因素对健康的危害

职业性物理性有害因素主要包括:①异常气象条件,如高温、高湿、强热辐射等;②异常气压,如高原作业、宇航员、高空飞行等会接触到低气压,潜水作业会接触到高气压;③噪声和振动(包括全身振动和局部振动);④电磁辐射,包括非电离辐射(如紫外线、可见光、红外线、激光和射频辐射)和电离辐射(如 X 射线、γ 射线、中子流)等。物理性有害因素的强度、剂量或作用于人体的时间超出一定范围时,就会对机体产生危害。

1. 高温作业与中暑 根据生产环境中气象条件的特点,高温作业可分为三种类型:高温、强热辐射作业(干热环境);高温、高湿作业(湿热环境);夏季露天作业。

中暑是指在高温环境下,机体因热平衡和(或)水盐代谢紊乱所致以中枢神经系统和(或)心血管系统障碍为主要表现的急性热致疾病。根据发病机制,中暑分为:热射病、热痉挛和热衰竭。职业性中暑分为轻症中暑和重症中暑。轻症中暑患者应立即脱离高温现场,到阴凉通风处休息,给予清凉含盐饮料,并进行对症处理;重症中暑必须紧急抢救,主要是纠正水、电解质紊乱,防止休克和脑水肿及肺水肿。防暑降温措施包括技术措施、保健措施和个人防护措施。

2. 生产性噪声 生产性噪声是指在生产过程中产生的,声音频率和强度无规律,听起来使人感到厌烦的声音。衡量声音的大小以声压级来表示,单位为分贝(decibel,dB)。把声压级和频率统一起来表示声音响度的主观量称为 A 声级,用 dB(A)表示,它是表示噪声大小的单位。生产性噪声的来源分为机械性噪声、流体动力性噪声和电磁性噪声。噪声对健康的损害有听觉系统损害,同时对神经系统、心血管系统及全身其他器官的功能也有不同程度的损害。严重的听力损失即为噪声性耳聋是我国法定职业病之一。噪声损害的防治措施有制订与执行噪声卫生标准、进行噪声治理和卫生保健措施等。

3. 电磁辐射 电磁辐射是指电磁波通过空间或媒质传递能量的一种物理现象,电磁辐射包括电离辐射和非电离辐射。①凡能引起物质电离的电磁辐射称为电离辐射。接触作业有射线发生器的生产和使用、核工业系统、放射性核素的生产加工和使用以及伴生或共生天然放射性核素矿物的开采。电离辐射所致的放射性损伤效应可分为随机效应和肯定效应两类,如致癌、致畸效应、放射病等。②非电离辐射是指量子能量<12eV,不足以引起生物体电离的电磁辐射。主要包括射频辐射、红外线、紫外线、激光和可见光等。

(三)化学性有害因素对健康的危害

生产过程中产生的,存在于生产环境中的毒物称为生产性毒物。生产性毒物常分为以下几类:金属毒物和类金属毒物、有机溶剂、刺激性气体与窒息性气体、农药及高分子化合物生产过程中产生的毒物。在生产劳动过程中,劳动者由于接触生产性毒物而引起的中毒称为职业性中毒。

1. 铅中毒

(1)接触机会:接触金属铅的主要作业有铅矿开采、含铅金属冶炼、熔铅,造船工业中的熔割、电焊,印刷业的浇版铸字;接触铅化合物的生产过程主要有制造蓄电池、涂料、玻璃、搪瓷以及橡胶制品等。

(2)毒理:在生产条件下铅及其化合物主要以粉尘、铅烟或铅蒸气形态经呼吸道进入人体,少量经消化道摄入。铅烟由呼吸道吸收后,40%进入血液循环,其余由呼吸道排出。进入血液中的铅,90%与红细胞结合,其余在血浆中。数周后有95%以不溶性磷酸铅沉积于骨、牙齿等组织中。体内的铅主要通过肾脏随尿液排出。血铅可通过胎盘进入胎儿体内。铅作用于全身各系统和器官,可造成神经、造血、消化、心血管系统及肾等的损害。卟啉代谢紊乱是铅中毒重要和较早的变化之一。

(3)临床表现及诊断:职业性铅中毒多为慢性中毒,急性中毒在生产中极为少见。慢性铅中毒主要表现为神经系统、血液系统和消化系统的症状。神经系统的早期主要表现为类

111

神经征,典型症状为周围神经病,严重时可出现中毒性脑病。消化系统主要表现有口内有金属味、食欲缺乏、腹胀、腹部隐痛、恶心、便秘等是较常见的症状,腹绞痛是铅中毒的典型症状之一。造血系统主要表现为贫血,多属轻度低色素性正常细胞型贫血。严重铅中毒可出现肾脏损害,女性尚可引起月经失调、流产。铅中毒诊断,应根据我国现行《职业性慢性铅中毒诊断标准》(GBZ37-2002),密切结合职业接触史、生产现场调查和临床表现及实验室检查结果,进行综合性分析诊断。诊断结果分为铅吸收、轻度中毒、中度中毒和重度中毒四种类型。

(4)处理原则:①驱铅治疗,首选药物为依地酸二钠钙($CaNa_2$-EDTA)及二巯基丁二酸钠(Na-DMS)。②患者处理,对于诊断为铅吸收者可继续原工作,3~6个月复查一次。轻度中毒,驱铅治疗后可恢复工作,一般不必调离铅作业;中度中毒,驱铅治疗后原则上调离铅作业;重度中毒,必须调离铅作业,并根据病情给予积极治疗和休息。

(5)预防:关键在于控制接触水平;加强铅作业工人的健康教育和个人卫生防护;定期测定车间空气中铅浓度,检修设备,按照规定对铅作业工人定期进行健康检查,建立健康监护档案;神经系统器质性疾病,明显的肝、肾疾病,明显贫血,心血管器质性疾病为铅作业的职业禁忌证。

2. 汞中毒

(1)接触机会:汞矿开采与冶炼;电工器材、仪器仪表制造和维修;化学工业中用汞作阴电极和催化剂;含汞药物及试剂的生产;口腔医学中用银汞齐补牙等。

(2)毒理:金属汞主要以汞蒸气形式经呼吸道进入人体,随血液循环可到达全身很多器官。进入体内的汞主要随尿排出,汞可在毛发中储存,因此测定发汞对了解体内汞蓄积量有一定意义。

(3)临床表现及诊断:职业性汞中毒多为慢性中毒,急性中毒很少见。①急性中毒多见于意外事故。患者主要表现有咳嗽、呼吸困难、口腔炎和胃肠道症状及皮炎,继之可发生化学性肺炎、肺水肿等。口服汞盐可引起胃肠道症状,并可引起肾脏和神经系统损害。②慢性中毒主要表现为神经系统症状,典型症状为易兴奋症、震颤和口腔炎。按照我国现行《职业性汞中毒诊断标准》(GBZ89—2007)进行诊断。

(4)防治原则:①治疗:驱汞治疗主要应用巯基络合剂,首选药物为二巯基丙磺酸钠和二巯基丁二酸钠。急性汞中毒患者应立即脱离中毒现场,进行驱汞及对症治疗。口服汞盐的患者不应洗胃,应尽快灌服蛋清、牛奶或豆浆,以使汞与蛋白质结合,保护被腐蚀的胃壁。汞吸收和轻度中毒者不必调离原工作岗位,中、重度中毒应调离原工作岗位。②预防:改革生产工艺,减少汞接触;定期进行健康检查,建立健康监护档案,汞作业工人每年至少体检一次;加强汞作业工人的健康教育;严重的肝肾疾患、精神疾患、慢性胃肠疾患、严重口腔炎为汞作业禁忌证。

3. 苯中毒

(1)接触机会:苯广泛用于工农业生产、作为溶剂稀释剂及萃取剂、以及苯的制造等。

(2)毒理:苯蒸气主要经呼吸道进入人体,皮肤仅能吸收少量。进入人体的苯,约有50%以原形由呼吸道排出;10%以原形储存于体内的脂肪、骨髓或脑组织内;40%左右在肝脏及骨髓内氧化,并与体内的硫酸和葡萄糖醛酸结合随尿排出。尿酚的含量可反映近期苯的接触情况。

(3)临床表现:①急性苯中毒,见于短时间内吸入大量高浓度的苯。主要表现为中枢神经系统麻痹作用,轻者出现黏膜刺激症状,并伴有头痛、头晕、恶心、呕吐等现象,出现酒醉状态,严重时发生昏迷、抽搐、血压下降、呼吸和循环衰竭;尿酚和血苯值升高。②慢性苯中毒,早期常有头晕、头痛、乏力、失眠、记忆力减退等类神经征的表现。慢性苯中毒主要损害造血系统,最早和最常见的改变是白细胞数(主要是中性粒细胞)持续性减少。中性粒细胞胞浆内中毒颗粒明显增多,碱性磷酸酶活性增高。此外,血小板亦出现降低,皮下及黏膜有出血倾向,出血倾向与血小板数减少往往不平行。慢性重度中毒的患者可出现全血细胞减少,引起再生障碍性贫血。苯可引起各型白血病,但以急性髓性白血病多见。苯是国际癌症研究中心已经确认的人类致癌物。③其他,长期直接接触苯,皮肤可因脱脂而变干燥,或出现过敏性湿疹。苯还可损伤生殖系统,女工经期延长、经量增多,流产和畸胎发生率增高。

(4)诊断:急性苯中毒具有短期内吸入大量高浓度苯蒸气的接触史,有意识障碍表现,在排除其他疾病后可做出诊断。慢性苯中毒根据长期密切接触苯的职业史,结合作业环境空气苯浓度监测和临床表现,进行综合分析诊断。

(5)防治原则:①治疗:急性中毒患者应立即移至空气新鲜处,脱去污染的衣服,用肥皂水清洗被污染的皮肤,注意保温和卧床休息。急救原则同内科。慢性中毒可使用有助于骨髓造血功能恢复的药物,并对症治疗。发生再生障碍性贫血或白血病者,治疗原则同内科。苯中毒一经确诊,即应调离苯作业岗位。②预防:改革生产工艺,使作业人员不接触或少接触苯;加强个人防护;做好就业前及上岗后定期体检等健康监护工作;严格控制各种职业禁忌证接触苯作业。

4. 刺激性气体与窒息性气体中毒

(1)刺激性气体是指对眼、呼吸道黏膜和皮肤具有刺激作用的一类有害气体。刺激性气体以局部损害为主,刺激作用过强时可引起全身反应。其病变程度主要取决于毒物的浓度、吸收速率和接触时间,病变的部位则与毒物的水溶性有关。吸入高浓度的刺激性气体可引起中毒性肺水肿和急性呼吸窘迫综合征、喉头水肿、电击样死亡等。

(2)窒息性气体是指经呼吸道吸入后可使机体产生缺氧而直接引起窒息的气体。根据作用机制可将其分为两类:一类为单纯窒息性气体,另一类为化学窒息性气体。

(四)生产性粉尘与矽肺

1. 概述 生产性粉尘是指在生产中形成的,并能够长时间浮游在空气中的固体微粒,因其空气动力学直径(AED)大小不同,到达呼吸道的部位有所差异。$AED < 15\mu m$ 的尘粒可进入呼吸道,称为可吸入性粉尘;$AED < 5\mu m$ 的尘粒可到达呼吸道深部和肺泡区,称为呼吸性粉尘。生产性粉尘按其性质还可分为三类:①无机粉尘;②有机粉尘;③混合性粉尘。

尘肺是由于职业活动中长期吸入生产性粉尘,并在肺内潴留而引起的以肺组织纤维化为主的全身性疾病。我国法定职业病尘肺共有 13 种,其中危害最严重的是矽肺。

2. 矽肺 是指由于生产过程中长期吸入含游离二氧化硅较高的粉尘而引起的以肺组织纤维化为主的全身性疾病。矽肺是尘肺中最常见、进展最快、危害最严重的一种。

(1)病因:接触含有 10% 以上游离二氧化硅的粉尘作业,称为矽尘作业。矽肺一般在持续接触矽尘 15~20 年后发病,发病后即使脱离粉尘作业,病变仍可继续发展。少数人持续吸入高浓度、高游离 SiO_2 含量的矽尘,1~2 年内即可发病,称为"速发型矽肺"。有些矽尘作业工人在接触矽尘期间未发病,但脱离矽尘作业后若干年才发病,称为"晚发型矽肺"。

(2)病理改变:矽肺的病理改变有矽结节、弥漫性间质纤维化、矽性蛋白沉积和进行性大块纤维化,矽结节是矽肺的特征性病理改变。

(3)矽肺的临床表现:矽肺患者可在相当长时期内无明显自觉症状,但 X 线胸片上已呈现较典型的矽肺影像改变。X 线胸片上圆形、不规则形小阴影和大阴影与肺组织内粉尘聚积及纤维化的病变程度密切相关,现已公认为矽肺诊断的依据。矽肺最常见的并发症是肺结核,此外还有肺及支气管感染、自发性气胸、肺心病等。

(4)矽肺的诊断及治疗:根据矽尘作业的职业史、作业场所粉尘浓度测定资料,以技术质量合格的高千伏 X 线后前位胸片表现为主要依据,参考动态系列胸片,结合临床表现和实验室检查,排除其他肺部类似疾病后,对照标准片,按照《尘肺病诊断标准》(GBZ70-2009),由尘肺诊断组做出诊断和分期。矽肺一经确诊,不论其期别,都应及时调离矽尘作业。矽肺目前尚无根治办法。

(5)预防:我国在多年实践的基础上,总结出"八字"综合防尘措施,即:革、水、密、风、护、管、教、查。

(五)生物性有害因素对健康的危害

生物性有害因素是指存在于生产环境中,对职业人群健康产生危害的致病微生物、寄生虫及某些动植物、昆虫等以及它们产生的生物活性物质。

(六)不良生理和心理因素对健康的危害

1. 不良职业性生理因素 指在劳动过程中由于人体工程问题而出现的个别器官或系统紧张、长时间处于不良体位、姿势或使用不合理的工具等。所致的健康损害有强制体位所致疾患,个别器官紧张所致疾患和压迫及摩擦所致疾患等。

2. 不良职业性心理因素 当职业或工作的需要与从业者的完成能力、适应能力和认识之间出现可察觉到的不平衡时,从业者可产生不适应的心理和生理反应,这种来自于工作中的社会心理不良刺激,称为不良职业性心理因素。不良职业性心理因素一方面来源于职业因素,同时与从业者的主观认识和适应能力也有关。

(七)职业卫生服务与职业人群健康监护

职业卫生服务(OHS)是整个卫生服务体系的一部分,是以保护和促进劳动者的安全与健康为目的,以职业人群和工作环境为对象的一种特殊形式的卫生服务。

1. 职业卫生服务实施的原则 保护和预防的原则、适合的原则、健康促进的原则、治疗与康复的原则以及全面的初级卫生保健原则。

2. 职业卫生服务的内容 对企业的职业卫生状况进行评估;职业人群健康监护;健康危险度评估;职业危害告知及指导合理选择个人防护用品;指导和监督改进职业场所的安全卫生措施;估测和评价因职业病和工伤造成的人力和经济损失;向有关管理部门提供职业卫生与安全所需经费预算;职业病和工伤的诊断、治疗和康复服务;职业场所突发公共卫生事件的应急救援;对从业者全面实施初级卫生保健。

3. 职业人群健康监护 职业人群健康监护是以预防为目的,对接触职业性有害因素人员的健康状况进行系统的检查、分析和评价,及时发现健康损害征象,以便适时地采取相应的预防措施,防止有害因素所致疾患的发生和发展。职业健康监护内容包括医学监护、职业环境监测和信息管理。

(1)医学监护:对职业人群进行医学检查和医学实验以确定其在所处的职业危害中是否出现了职业性疾患,称为医学监护。医学检查包括就业前健康检查、定期健康检查、离岗时健康检查和应急的健康检查。2002 年 3 月,卫生部发布了《职业健康监护管理办法》,规定了职业健康检查应由省级卫生行政部门批准从事职业卫生检查的医疗卫生机构承担。职业健康检查的结果应当客观、真实,体检机构对健康检查结果承担责任。

（2）职业环境监测：职业环境监测是指通过对作业环境中有害因素进行有计划、系统的检测，对有害因素进行定性、定量分析测定，评价作业环境的卫生质量，污染的原因、程度及动态变化，以及从业者接触有害因素的水平。

（3）职业健康监护信息管理：职业健康监护信息管理在于对职业健康监护的环境监测资料和有关个人健康资料（劳动者的职业史、职业病危害接触史、职业健康检查结果和职业病诊疗等）建立健康监护档案，并及时整理、分析、评价和反馈，实现职业健康监护工作的信息化管理，以利于职业病的防治。

（八）职业病管理

职业病管理：各级政府卫生行政部门是管理主体，它依据职业卫生法规，对公民、法人和其他组织遵守职业卫生法规的情况进行监督检查，对违反职业卫生法规、危害职业人群健康的行为追究法律责任。职业病的管理主要包括职业病诊断管理、职业病报告管理、职业病患者治疗与处理管理和职业病预防管理等内容。

1. 职业病诊断管理

（1）职业病诊断资质：职业病诊断应当由省级以上卫生行政部门批准的医疗卫生机构承担。承担职业病诊断的医疗卫生机构在进行职业病诊断时，应由3名以上取得职业病诊断资格的执业医师组成诊断小组进行集体诊断，诊断应按照国务院卫生行政部门颁布的职业病诊断标准和职业病诊断办法进行，并向当事人出具职业病诊断证明书。

（2）职业病诊断程序：①用人单位或劳动者提出诊断申请；②受理；③现场调查取证；④诊断。

（3）职业病诊断原则：职业病诊断应当依据职业病诊断标准，结合患者的职业病危害接触史（这是诊断的前提条件）、现场危害调查与评价、临床表现以及辅助检查结果等资料，进行综合分析作出诊断。凡是没有证据否定职业病危害因素与患者临床表现之间必然联系的，应当诊断为职业病。

2. 职业病报告管理 用人单位和医疗卫生机构发现职业病患者或者疑似职业病患者时，应当及时向所在地卫生行政部门报告。确诊为职业病的，用人单位还应当向所在地人力资源社会保障部门报告。职业病报告实行以地方为主逐级上报的办法，不论是隶属国务院各部门，还是地方企、事业单位发生的职业病，一律由所在地区的卫生监督机构统一汇总上报。

急性职业病由最初接诊的任何医疗卫生机构在24小时之内向患者单位所在地的卫生监督机构发出《职业病报告卡》；慢性职业病（如尘肺、慢性职业中毒等）以及其他非急性职业病由各级卫生行政部门授有职业病诊断权的单位或诊断组负责报告，并在确诊后填写《职业病报告卡》或《尘肺病报告卡》，在15天内将其报送患者单位所在地的卫生监督机构。

3. 职业病患者管理 凡被确诊患有职业病的职工，职业病诊断机构应发给《职业病诊断证明书》，享受国家规定的工伤保险待遇或职业病待遇。职业病患者的待遇，由所在单位行政、工会和劳动鉴定委员会（小组）根据其职业病诊断证明和劳动能力丧失的程度按国家现行规定进行确定。经费开支渠道按现行规定办理。

4. 职业病预防管理

（1）职业病的预防遵循三级预防原则，因其病因明确，故应以第一级预防为主，同时兼顾第二级预防与第三级预防。第一级预防：从根本上阻止职业性有害因素对人体产生的损伤作用。第二级预防：对职业人群实行职业健康监护，尽量早期发现职业损害，及时采取合理有效的治疗和处理措施，防止病情发展。第三级预防：对已确诊为职业病的患者，予以积极合理的治疗和处理,预防并发症,促进其康复。

(2)职业病防治管理包括有害作业单位职业病防治管理、卫生行政部门的监督管理和医疗卫生机构职业病防治。

本章难点与注意点

1. 职业性有害因素及其对健康的危害。
2. 职业卫生服务与职业人群健康监护。
3. 职业病预防管理。
4. 高温作业与中暑、铅中毒、汞中毒、苯中毒和矽肺。

三、复习题

(一)选择题

[A₁ 型题]

1. 慢性汞中毒的三大特征性临床表现是( )
   A. 口腔炎、发热、皮疹
   B. 易兴奋、震颤、口腔炎
   C. 周围神经炎、腹痛、贫血
   D. 口腔炎、腹痛、肾功能障碍
   E. 贫血、易兴奋、皮疹

2. 在生产条件下,铅及其化合物主要以( )形式经呼吸道进入人体
   A. 烟或雾
   B. 蒸气或粉尘
   C. 蒸气或雾
   D. 粉尘、烟或蒸气
   E. 粉尘、雾或蒸气

3. 关于广义职业病,下列论述错误的是( )
   A. 职业性有害因素作用于人体的强度和时间超过一定限度引起的疾病
   B. 职业性有害因素引起人体不能代偿的功能和器质性损害出现的疾病
   C. 职业性有害因素引起健康损害,并出现相应的临床征象,影响劳动能力
   D. 政府规定,职业病享有劳动保障待遇
   E. 职业性有害因素直接引起的疾病

4. 粉尘的分散度是指( )
   A. 粉尘的分布距离
   B. 粉尘的分布均匀程度
   C. 粉尘的分布范围
   D. 粉尘粒径大小(μm)的数量或质量组成百分比
   E. 粉尘的比表面积

5. 预防苯中毒的主要措施不包括
   A. 以无毒或低毒的物质代替苯
   B. 改革生产工艺,使工人不接触或少接触苯
   C. 通风排毒
   D. 采取卫生保健措施
   E. 提高职工素质

6. 影响矽肺发病的重要因素有很多,但不包括
   A. 游离二氧化硅类型
   B. 游离二氧化硅含量
   C. 粉尘浓度

D. 劳动者情绪　　　　　　　E. 接尘时间

7. 下列关于健康监护论述错误的是(　　)
   A. 通过健康监护评价劳动条件是否符合卫生标准要求
   B. 通过各种健康检查和分析掌握职工健康状况
   C. 是早期发现健康损害的重要手段
   D. 就业前和定期健康检查是健康监护的基本内容之一
   E. 目的在于及时发现健康损害,以便采取预防措施

8. 下列关于职业病的特点论述错误的是(　　)
   A. 控制职业有害因素可消除和减少发病
   B. 病因大多是可检测的
   C. 长期接触职业有害因素即可发病
   D. 接触同一有害因素的人群中很少只有单个病例出现
   E. 早期诊断,及时治疗,预后较好

9. 可吸入性粉尘是指(　　)
   A. AED $<25\mu m$　　　　　B. AED $<15\mu m$　　　　　C. AED $<10\mu m$
   D. AED $<5\mu m$　　　　　　E. AED $<3\mu m$

10. 预防职业中毒的中心环节是(　　)
    A. 通风排毒　　　　　　B. 降低空气中毒物浓度　　　C. 个人防护
    D. 安全生产管理　　　　E. 个人卫生

11. 生产性粉尘是指(　　)
    A. 生产中产生的固体微粒　　B. 长时间飘浮在空气中的固体微粒
    C. 较长时间呈游浮状态,存在于空气中的固体微粒
    D. 能较长时间飘浮在生产环境空气中的固体微粒
    E. 由固体粒子形成的气溶胶

12. 易引起白血病的生产性毒物是(　　)
    A. 汞　　　　B. 苯　　　　C. 甲苯　　　　D. 硝基苯　　　　E. 苯胺

13. 生产性噪声按其产生的来源,可分为(　　)
    A. 机械性噪声、流体动力性噪声和电磁性噪声
    B. 稳态噪声、非稳态噪声、脉冲噪声
    C. 交通噪声、生活噪声、工业噪声
    D. 低频噪声、中频噪声、高频噪声
    E. 持续性噪声、脉冲噪声、电磁性噪声

14. 预防有机磷农药中毒,最有效、最重要的措施是(　　)
    A. 遵守安全操作规程　　B. 个人防护　　　　C. 服用阿托品
    D. 就业前健康检查　　　E. 早期发现中毒症状

15. 人耳能感觉到的声频范围是(　　)
    A. $<20Hz$　　　　　　B. $20\sim20\,000Hz$　　　　C. $>20\,000Hz$
    D. $200\sim2000Hz$　　　E. $>2000Hz$

16. 中暑按发病机制分为(　　)
    A. 热射病、热痉挛和热衰竭　　　　　B. 热射病、热辐射和热衰竭

C. 热适应、热射病和热衰竭　　　　　　　　D. 热适应、热痉挛和热衰竭

E. 热辐射、热痉挛和热衰竭

17. 在工农业生产中常见的化学性窒息性气体有(　　)

A. CO、CO_2　　　　B. 甲烷、氮气　　　　C. 水蒸气、氰化物

D. 硫化氢、甲烷　　　　E. CO、氰化物、硫化氢

18. 诊断慢性中度苯中毒的条件之一是(　　)

A. 白细胞低于 $4.0 \times 10^9/L$，血小板低于 $60 \times 10^9/L$，有明显出血倾向

B. 白细胞波动在 $(4.0 \sim 4.5) \times 10^9/L$

C. 血小板波动在 $(80 \sim 100) \times 10^9/L$

D. 中性粒细胞胞浆中中毒颗粒明显增多

E. 白细胞数低于 $4.0 \times 10^9/L$，或粒细胞低于 $2.0 \times 10^9/L$

19. 防尘工作八字方针，错误的是(　　)

A. 革　　　　B. 水　　　　C. 密　　　　D. 封　　　　E. 护

20. 听觉适应是指短时间暴露在噪声环境中检查时听阈提高(　　)

A. $< 10dB$　　　　B. $10dB$　　　　C. $10 \sim 15dB$

D. $1 \sim 30dB$　　　　E. $> 30dB$

21. 关于职业性多发病，论述错误的是(　　)

A. 又称工作有关疾病

B. 与职业性有害因素有直接因果关系

C. 职业性有害因素是造成该病的许多因素之一

D. 职业性有害因素加重了已有疾病的病情

E. 职业性有害因素使潜在疾病显露

22. 在生产条件下，苯主要经(　　)途径进入人体

A. 皮肤和消化道　　　　B. 消化道　　　　C. 皮肤

D. 呼吸道　　　　E. 呼吸道和消化道

23. 慢性汞中毒最早出现的症状是(　　)

A. 肾功能障碍　　　　B. 发热、乏力　　　　C. 贫血

D. 腕下垂　　　　E. 易兴奋症

24. 下列哪项不是诊断职业病的依据之一(　　)

A. 职业史　　　　B. 实验室检查　　　　C. 家庭史

D. 临床观察　　　　E. 生产环境调查

25. 铅对血红素合成的影响，主要是通过(　　)

A. 刺激 δ-氨基酮戊酸脱水酶和血红素合成酶

B. 抑制 δ-氨基酮戊酸脱水酶和血红素合成酶

C. 刺激 ALAD，使 ALA 合成减少

D. 使红细胞中锌原卟啉减少

E. 使红细胞中游离原卟啉减少

26. 呼吸性粉尘是指(　　)

A. $AED > 15\mu m$　　　　B. $AED > 10\mu m$　　　　C. $AED = 10\mu m$

D. $AED < 8\mu m$　　　　E. $AED < 5\mu m$

27. 防止噪声对人体危害的最根本措施是(   )
    A. 制定合理的噪声卫生标准　　　　　　B. 控制噪声的传播和反射
    C. 合理设计厂房和厂区规划　　　　　　D. 控制和消除噪声源
    E. 采取有效的个人防护措施

28. 严重的慢性汞中毒震颤特征是(   )
    A. 癔病性震颤　　　　　　B. 意向性震颤　　　　　　C. 阵发性震颤
    D. 对称性震颤　　　　　　E. 静止性震颤

29. 苯对造血系统产生的早期影响主要表现在(   )
    A. 白细胞减少,主要是中性粒细胞减少
    B. 血小板减少,有出血倾向
    C. 血象异常,以淋巴细胞减少为主
    D. 淋巴细胞减少,粒细胞胞浆出现中毒颗粒
    E. 全血细胞减少

30. 职业性有害因素是指(   )
    A. 生产工艺过程中存在的有害健康的各种职业因素
    B. 不良劳动条件下存在的所有职业因素
    C. 生产环境中存在的有害健康的职业因素
    D. 劳动过程中所有能对健康产生不良影响的职业因素
    E. 生产过程、劳动过程和生产环境中存在的可直接危害劳动者健康的因素

31. 急性汞中毒的主要临床表现(   )
    A. 口腔炎、消化道症状　　　　　　B. 贫血、腹痛、口腔炎
    C. 易兴奋、震颤、口腔炎　　　　　　D. 周围神经炎、皮疹、贫血
    E. 垂腕症、易兴奋、震颤

32. 驱铅治疗的首选药物是(   )
    A. 亚硝酸钠　　　　　　B. 依地酸二钠钙　　　　　　C. 阿托品
    D. 亚甲蓝　　　　　　E. 青霉胺

33. 2002 年卫生部颁布的《职业性中暑诊断标准》中规定职业性中暑分为(   )
    A. 轻症中暑、中度中暑和重症中暑　　　B. 中暑先兆、轻症中暑和重症中暑
    C. 热射病、热痉挛和热衰竭　　　　　　D. 轻症中暑、重症中暑
    E. 以上都不是

34. 哪项不是职业病特点(   )
    A. 存在剂量-反应关系　　　B. 可以预防　　　　　　C. 多为群发性
    D. 需用特殊治疗方法　　　E. 病因明确

35. 下列哪种物质已确认为职业性致肺癌物质(   )
    A. 石蜡　　　B. 石棉　　　　　C. 石英　　　　　D. 石墨　　　E. 石灰

36. 在生产条件下,金属汞主要以(   )形式经呼吸道进入人体
    A. 粉尘　　　　　B. 烟　　　　　C. 蒸气　　　　　D. 雾　　　　　E. 粉尘和烟

37. 矽肺诊断所必备的条件是(   )
    A. 游离 SiO_2 粉尘接触史
    B. X 线胸片表现

C. 动态观察资料和该单位的矽肺流行病学调查

D. 游离 SiO_2 粉尘接触史,X 线胸片表现,作业场所粉尘浓度测定资料

E. 肺组织活检

38. 苯的慢性毒作用主要是损害( )

A. 消化系统　　B. 呼吸系统　　C. 造血系统　　D. 循环系统　　E. 神经系统

39. 粉尘中的 SiO_2 与致纤维化能力的关系是( )

A. 游离型致纤维化作用与结合型相同　　B. 游离型致纤维化作用大于结合型

C. 游离型致纤维化作用小于结合型　　D. 结晶型致纤维化小于非结晶型

E. 游离型和结合型致纤维化作用大小不确定

40. 下列不属于生产性毒物控制措施的是( )

A. 从卫生和安全角度设计生产工艺和设备

B. 减低劳动强度,减少工作时间

C. 合理安排车间布局

D. 避免使用有毒物质

E. 密闭、隔离、通风,车间整洁,安全贮运

41. 典型的矽结节横断面似( )

A. 葱头状　　B. 星芒状　　C. 网状　　D. 不规则状　　E. 颗粒状

42. 具有下列一项表现者,可诊断为重度铅中毒( )

A. 腹绞痛　　　　B. 贫血　　　　C. 铅麻痹

D. 中毒性周围神经病　　E. 神经衰弱、腹胀、便秘

43. 下列哪项不属于个体预防措施( )

A. 正确选择和使用个人防护用品　　B. 遵守安全操作规程

C. 良好的个人卫生习惯　　D. 按时接受职业性体检

E. 限制接触时间

44. 关于毒物对机体作用的影响因素,错误的是( )

A. 接触毒性大的毒物一定会中毒

B. 挥发性毒物发生吸入中毒的危险性大

C. 接触一定剂量的毒物可能会中毒

D. 个体感受性是影响因素之一

E. 毒物浓度与作用时间是中毒的必要条件

45. 高温作业工人的胃肠道疾病应归类于( )

A. 职业病　　　　B. 法定职业病　　　　C. 职业性多发病

D. 职业性疾患　　E. 职业特征

46. 属于一级预防措施的是( )

A. 早期检测病损　　B. 对已患病者作出正确诊断

C. 患者及时脱离接触有害因素　　D. 防止病情恶化和发生并发症

E. 以无毒物质代替有毒物质

47. 热痉挛的主要发病机制是( )

A. 体内钠、钾过量丢失　　B. 体温调节功能发生障碍

C. 外周血管扩张和大量失水　　D. 排汗功能衰竭

　　E. 机体温度感受器失能

48. 消除粉尘危害的根本途径是(　　)

　　A. 改革工艺过程,革新生产设备　　　　B. 湿式作业

　　C. 抽风除尘　　　　　　　　　　　　D. 个人防护

　　E. 密闭尘源,抽风除尘

49. 误服汞盐患者来急诊室,应进行紧急处理的是(　　)

　　A. 立即洗胃　　　　　　　　　　　　B. 不能用活性炭吸附汞

　　C. 灌服鸡蛋清、牛奶或豆浆　　　　　D. 灌服生理盐水

　　E. 灌服巯基络合药物

50. 氰化氢的主要毒作用表现特点是(　　)

　　A. "叹息样"呼吸,皮肤、黏膜呈樱桃红色　B. 致化学性肺炎或肺水肿

　　C. 患者面色潮红,高热　　　　　　　D. 神经系统受损的表现

　　E. 心肌受损、肺水肿

51. 在常温下即可蒸发的金属是(　　)

　　A. 铅　　　　B. 汞　　　　C. 镉　　　　D. 锰　　　　E. 铬

52. 矽肺的基本病理变化是(　　)

　　A. 矽结节形成　　　　　　　　　　　B. 矽结节并有弥漫性间质纤维化

　　C. 肺间质和胸膜纤维病变　　　　　　D. 胸膜肥厚粘连

　　E. 肺气肿

53. 矽肺患者最常见的并发症是(　　)

　　A. 肺源性心脏病　　　B. 结核性胸膜炎　　　C. 自发性气胸

　　D. 支气管炎　　　　　E. 肺结核

54. 微波对眼的主要损害是(　　)

　　A. 结膜角膜炎　　　　B. 晶体混浊　　　　C. 视网膜脉络膜灼伤

　　D. 视网膜剥离　　　　E. 视盘水肿

[A₂型题]

1. 某男性锅炉操作工,在通风不良条件下,连续工作3~4小时,突然感到头痛、头晕,患者面色潮红、口唇呈樱桃红色,具有呼吸加快等表现,疑为何种毒物中毒(　　)

　　A. 二硫化碳　　　　B. 二氧化碳　　　　C. 硫化氢

　　D. 一氧化碳　　　　E. 氮氧化物

2. 女性,23岁,织布厂挡车工2年。近两个月来,感觉耳鸣、听力下降,听力测定发现听阈提高16dB(两耳),下班后十几个小时听力才可恢复。此种现象称之为(　　)

　　A. 听觉适应　　　　B. 听觉疲劳　　　　C. 听力损伤

　　D. 噪声性耳聋　　　E. 永久性听阈位移

3. 某温度计厂男工,42岁,两年来有乏力、记忆力减退等类神经症,常因琐事与人发生口角,事后又忧郁胆怯,近日发现其填写报表的字迹弯弯曲曲,此男工可能患了(　　)

　　A. 慢性铅中毒　　　B. 慢性锰中毒　　　C. 慢性汞中毒

　　D. 慢性苯中毒　　　E. 慢性砷中毒

4. 患者从事蓄电池生产3年,自诉头昏、无力、肌肉关节酸痛、记忆力减退,时有便秘、腹痛,体检发现舌、手指及眼睑均有轻度震颤,皮肤划痕阳性,于门齿、犬齿、牙龈的内外侧边缘

处可见蓝黑色线,血红蛋白 90g/L,何种诊断可能性大(　　)

    A. 急性汞中毒　　　　　B. 慢性汞中毒　　　　　C. 急性铅中毒

    D. 慢性铅中毒　　　　　E. 慢性苯中毒

5. 男,40 岁,某蓄电池厂制造工,工龄 20 年,主诉阵发性腹部疼痛 4 小时。患者在发病前常有食欲缺乏、腹部隐痛、便秘等症状。检查腹软,脐周有压痛,无反跳痛,血象检查白细胞数正常。为了明确诊断,最有价值的工作是(　　)

    A. 现场卫生学调查　　　B. 询问既往史　　　　　C. 实验室检查

    D. 进一步明确职业接触史　E. 询问家族史

[B₁ 型题]

(1~2 题共用备选答案)

    A. 造型车间　　　　　　B. 炼焦车间　　　　　　C. 喷漆车间

    D. 修配车间　　　　　　E. 印染车间

1. 属于高温、强辐射热作业的是(　　)

2. 属于高温、高湿作业的是(　　)

(3~5 题共用备选答案)

    A. 高频电磁场　　　　　B. 微波　　　　　　　　C. 红外线

    D. 紫外线　　　　　　　E. 激光

3. 高山与高原作业能接触到(　　)

4. 高温、强辐射热作业能接触到(　　)

5. 塑料制品热合作业能接触到(　　)

(6~9 题共用备选答案)

    A. 低色素正常细胞性贫血　B. 再生障碍性贫血　　　C. 意向性震颤

    D. 白内障　　　　　　　E. 肢端溶骨症

6. 与苯中毒密切相关的是(　　)

7. 与汞中毒密切相关的是(　　)

8. 与氯乙烯中毒密切相关的是(　　)

9. 与铅中毒密切相关的是(　　)

(10~12 题共用备选答案)

    A. 氯乙烯　　B. 铅　　　　C. 锰　　　　D. 苯　　　　E. 汞

10. 电焊工人可接触到(　　)

11. 铸造车间工人可接触到(　　)

12. 喷漆工人可接触到(　　)

(二) 思考题

1. 简述慢性铅中毒的临床表现及预防措施。

2. 噪声引起听力损伤的过程有哪几个阶段,各有什么表现?

3. 简述硫化氢中毒发生的场所及其急救处理原则。

4. 简述中暑的临床分型和特点以及预防措施。

5. 简述生产性粉尘对健康的损害?

6. 试述职业卫生服务实施的原则与内容。

7. 简述职业人群健康监护与医学监护的内容。

8. 职业病的特点有哪些? 简述职业病的三级预防。

(三) 案例分析

1. 2007 年 1 月,某县建筑工程公司一民工佩戴隔离式防毒面具(软管式呼吸器),在公路旁含硫污水井内清掏淤泥,下井后第一桶还未掏满,他就站起来,随手摘掉防毒面具,随即晕倒。此时,在 50m 外干活的班长听到呼救声,立即赶到现场,戴上活性炭滤毒罐下井救人,也中毒倒下。后经奋力抢救,第一个民工终因中毒时间较长、中毒过重,抢救无效而死亡。请回答下列问题:

(1)你认为是何种中毒? 如何作出最后判断?

(2)为何中毒发生如此迅速?

(3)试分析发生该事故的原因,应采取哪些防范措施?

2. 某单位 1991 年开始试生产,1993 年 5 月正式投产,生产过程接触粉尘工人 259 人。1998 年 8 月,该单位 21 名工人因患肺结核相继自行到当地卫生防疫站结核科就诊,查出 11 人疑似职业病。请回答下列问题:

(1)这 11 人最可能患哪种职业病?

(2)明确诊断需要做哪些工作?

(3)为什么会有多例肺结核病例发生?

四、参考答案

(一)选择题

[A₁ 型题]

1. B	2. D	3. D	4. D	5. E	6. D	7. A	8. C	9. B	10. B
11. D	12. B	13. A	14. A	15. B	16. A	17. E	18. A	19. D	20. C
21. B	22. D	23. E	24. C	25. B	26. E	27. D	28. B	29. A	30. E
31. A	32. B	33. B	34. D	35. B	36. C	37. D	38. C	39. B	40. B
41. A	42. C	43. D	44. A	45. C	46. E	47. A	48. A	49. C	50. A
51. B	52. A	53. E	54. B						

[A₂ 型题]

1. D   2. B   3. C   4. D   5. A

[B₁ 型题]

1. B	2. E	3. D	4. C	5. A	6. B	7. C	8. E	9. A	10. C
11. B	12. D								

(二)思考题(略)

(三)案例分析答题要点

1. (1)含硫污水井最容易产生大量硫化氢,此次中毒的发生极为迅速,且出现快速死亡,可初步判断为硫化氢中毒;需要测定现场硫化氢浓度,以作出最后判断。

(2)接触高浓度硫化氢时,会出现"电击"样死亡,发生迅速,且难以救治。

(3)事故发生的原因:①未严格遵守安全操作规程,按规定应有 2 人同时上岗,一人操作,另一人监护;②该民工在作业场所不应随便摘下防毒面具;③防毒知识和自救互救知识不足,一般的活性炭滤毒罐对硫化氢起不了阻挡作用,必须戴 4L 型(灰)或 7 型(黄)的滤毒罐防毒面具才有效。因此,主要防范措施是加强对基层职工的教育,普及防毒知识,熟练掌握个人防护用品的使用方法和注意事项;严格执行安全操作规程。

2.（1）粉尘的危害是多方面的,但最常见的危害是引起尘肺病,其中以矽肺病最为常见。矽肺病是一种慢性进行性疾病,发病工龄短者 3～5 年,长者在 20～30 年以上,因此这11 人最可能患的是矽肺病。

（2）为了明确诊断,首先要了解接触的粉尘是否为矽尘,作业场所的矽尘浓度是否超标,然后根据矽肺诊断标准进行诊断。

（3）矽肺患者机体抵抗力低下,常易并发肺结核、肺气肿、自发性气胸、肺心病、肺及支气管感染等,其中肺结核是最常见的并发症。

（何雪娟　刘明清）

第七章

疾病的预防与控制

一、学习要点

1. 传染病预防控制的策略与措施。
2. 计划免疫的定义、预防接种的种类、免疫规划程序、常见接种异常反应及处理。
3. 慢性非传染性疾病的流行现状及防治策略。
4. 疾病的管理概念、慢性非传染性疾病管理的原则、慢性病自我管理。

二、内容要点

教材知识点

（一）传染病的流行过程

传染病是指由病原体感染人体后产生的具有传染性，在一定条件下可在人群中传播的疾病。传染病的流行过程是指传染病在人群中发生、发展和结束的过程，表现为群体发病的特点。

1. 传染病发生的基本条件　包括病原体、宿主、感染过程及感染谱。

（1）病原体：是指能够引起宿主致病的各种生物体，包括细菌、病毒、真菌和寄生虫等。病原体侵入人体后能否致病，主要取决于病原体的特征、数量、变异及侵入门户等因素。

（2）宿主：是指在自然条件下被病原体寄生的人或动物。宿主的抵抗力和免疫力与传染病的发生密切相关。

（3）感染过程及感染谱：是指传染病在个体或群体中发生的表现形式。

2. 传染病流行过程的三个环节　包括传染源、传播途径和易感人群。

（1）传染源：是指体内有病原体生长繁殖，并能排出病原体的人或动物。包括患者、隐性感染者、病原携带者和受感染的动物等。

（2）传播途径：是指病原体由传染源排出后，侵入新的易感宿主之前，在外环境中所经历的全部过程。主要有空气传播、水传播、食物传播、接触传播、媒介节肢动物传播、土壤传播、医源性传播、垂直传播等。

（3）易感人群：是指有可能发生传染病感染的人群。人群作为一个整体对传染病的易感程度称为人群易感性。人群易感性的高低取决于该人群中易感人口（非免疫人口）所占的比例。

3. 影响传染病流行过程的因素　包括自然因素和社会因素，在这两种因素的作用下，传染病流行过程的三个环节相互联系影响传染病的流行。

（二）传染病预防控制的策略与措施

1. 传染病的预防控制策略　预防为主与社会预防；加强传染病监测；建立传染病预警制度；传染病的全球化控制。

2. 传染病的预防控制措施　包括传染病报告和针对传染源、传播途径、易感人群采取的多种预防措施。

（1）传染病报告：传染病报告是国家的法定制度，是监测、控制和消除传染病的重要措施，也称为疫情报告。随着新的传染性疾病的出现和流行，法定报告传染病病种也在不断调整。目前法定传染病共计39种，其中甲类传染病2种，乙类传染病26种，丙类传染病11种。

（2）针对传染源的措施：包括针对患者、病原携带者、接触者和动物传染源的措施。①患者，要做到"五早"，即早发现、早诊断、早报告、早隔离、早治疗，诊断为传染病或疑似传染病者，应按照有关规定实行分级管理；②病原携带者，要进行登记并管理，定期随访直至其病原体检查3次阴性后，可解除管理；③接触者，应接受检疫，具体措施包括留验、医学观察、应急接种、药物预防等；④动物传染源，根据经济价值及危害予以消灭、捕杀或隔离治疗，同时要做好家畜、家禽及宠物的预防接种和检疫。

（3）针对传播途径的措施：主要是针对传染源污染的环境采取有效措施，去除和杀灭病原体。采取的措施主要有消毒、杀虫和灭鼠。

（4）针对易感者的措施：包括免疫预防、药物预防和个人防护，其中免疫预防可分为主动免疫和被动免疫。

（三）计划免疫

1. 计划免疫的概念

（1）计划免疫：是根据传染病疫情监测和人群免疫状况分析，按照科学的免疫程序，有计划地对特定人群进行预防接种，从而达到提高人群免疫水平，预防、控制乃至最终消灭相应传染病的目的。

（2）预防接种：又称人工免疫，是指利用人工制备的抗原或抗体通过适宜的途径注入机体，使人体获得对某些传染病的特异性免疫力，从而保护易感人群、预防传染病的发生和流行。用于预防接种的生物制品通称为免疫制剂。

2. 预防接种的种类　包括人工主动免疫、人工被动免疫和被动自动免疫。

3. 免疫规划程序

（1）扩大免疫规划：即EPI，其中心内容是：①不断扩大免疫接种的覆盖面，使每个儿童在出生后都有获得免疫接种的机会；②不断扩大免疫接种疫苗种类。

（2）我国的计划免疫程序：2007年12月卫生部印发了《扩大国家免疫规划实施方案》，对适龄儿童及重点人群进行疫苗接种，预防乙型肝炎、结核病、脊髓灰质炎、百日咳、白喉、破伤风、麻疹、甲型肝炎、流行性脑脊髓膜炎、流行性乙型脑炎、风疹、流行性腮腺炎、流行性出血热、炭疽和钩端螺旋体病等15种传染病。

4. 疫苗的效果评价

（1）疫苗效果评价指标：包括免疫学效果指标和流行病学效果指标。①免疫学效果指标主要是通过测定接种后人群的抗体阳转率、抗体平均滴度和抗体持续时间来评价；②流行病学效果指标主要采用随机对照双盲的现场试验，计算疫苗保护率和效果指数。

（2）计划免疫工作考核指标：主要有建卡率、接种率、N苗覆盖率和冷链设备完好率等。

5. 常见预防接种异常反应及处理　是指合格的疫苗在实施规范接种过程中或者实施

规范接种后造成受种者机体组织器官、功能损害,相关各方均无过错的药品不良反应。

(1)预防接种异常反应的诊断:①任何医疗单位或个人均不得作出预防接种异常反应的诊断;②与预防接种异常反应相关的诊断,必须由县级以上预防接种异常反应诊断小组作出;③预防接种异常反应的鉴定按照卫生部、国家药品监督管理局制定的《预防接种异常反应鉴定办法》规定执行;④因预防接种异常反应造成受种者死亡、严重残疾或者器官组织损伤的,应根据有关规定给予补偿。

(2)常见的预防接种异常反应:包括过敏反应、无菌性脓肿、热性惊厥、多发性神经炎及脑炎和脑膜炎等,其中过敏反应最为常见。

(四)慢性非传染性疾病的流行现状

慢性非传染性疾病,简称慢性病,不是特指某种病,而是指以生活方式、环境危险因素为主的多种因素作用于机体引起的、发病过程缓慢、病程较长的非传染性疾病的概括性总称。

1. 全球慢性非传染性疾病现状与趋势　慢性非传染性疾病已成为全球范围内的重要致死原因,由其导致的负担在世界范围内迅速增加。慢性非传染性疾病在不同收入等级国家致死率的分布呈现出一定的趋势。随着人的平均寿命不断延长,老龄人口持续增加,慢性病的流行趋势将越来越严峻。

2. 我国慢性非传染性疾病的流行概况　慢性病已成为我国重大的公共卫生问题。常见的慢性非传染性疾病主要有心脑血管疾病、糖尿病、恶性肿瘤、慢性呼吸系统疾病等。①慢性病已成为影响城乡居民健康和死亡的首要原因。②慢性病增长速度较快。③造成严重的疾病负担,慢性病造成的疾病负担占我国总疾病负担的主要部分。④危险因素的暴露水平高,慢性非传染性疾病的病因复杂,具有多因多果的特点。吸烟、饮酒、肥胖、静坐生活方式等危险因素在我国的流行状况不容乐观。

(五)慢性非传染性疾病的防治策略

1. 深入推进全民健康生活方式　充分利用大众传媒,科学指导合理膳食,积极营造运动健身环境,切实加强烟草控制工作。

2. 及时发现管理高风险人群　扩大基本公共卫生服务项目内容和覆盖人群,加强慢性病高风险人群的检出和管理。

3. 提高诊治康复的效果　专病防治机构要推广慢性病防治适宜技术,逐步实现规范化诊治和康复。基层医疗卫生机构加强慢性病患者的管理服务,对癌症患者开展随访和康复指导等工作。

4. 加强防治工作有效协同　完善防控网络,整合专业公共卫生机构、医院和基层医疗卫生机构功能,打造上下联动、优势互补的责任共同体,促进慢性病防治结合。

5. 提高慢性病综合防控能力　积极创建慢性病综合防控示范区,推进省级地方政府与卫生部开展慢性病综合防控合作项目。

6. 完善慢性病监测信息管理　提高慢性病监测与信息化管理水平,建立慢性病与健康影响因素的调查制度。

7. 促进技术合作和国际交流　加大对慢性病防治研究的支持,积极参与慢性病防治全球行动,积极开展广泛协作,加强与发展中国家的交流,建立合作共赢的国际合作机制。

(六)慢性非传染性疾病的管理

1. 疾病管理的概念　是协调医疗保健干预和与患者沟通的系统,强调患者自我保健的重要性,支撑医患关系和保健计划,运用循证医学和增强个人能力的策略来预防疾病的恶化,以持续性地改善个体或人群健康为基准来评估临床、人文和经济方面的效果。

2. 常见慢性病的预防与控制 慢性病的防治工作,应贯彻三级预防的观念,坚持防治结合,以城乡全体居民为服务对象,以控制慢性病危险因素为干预重点,以健康教育、健康促进为主要手段,采取综合措施,促进预防、干预、治疗的有机结合。

（1）高血压:①一级预防:消除或减少引起高血压的危险因素;②二级预防:通过普查、筛查、定期健康体检等方式,早期发现高血压患者;③三级预防:对重症患者进行抢救,进行康复治疗,预防严重并发症。

（2）心脏病:①一级预防:消除或减少引起够冠心病的危险因素,高血压、高胆固醇血症和吸烟被认为是冠心病最主要的三个危险因素;②二级预防:凡有高血压、高脂血症、多年吸烟史、肥胖、糖尿病或冠心病家族史六项因素之一者,可视为冠心病的高危人群,应至少每年体检一次,一经确诊,及时治疗;③三级预防:对患者实行有计划地合理治疗和积极自我保健相结合的对策,预防和控制冠心病的复发和恶化。

（3）糖尿病:①一级预防:积极开展健康教育,养成健康的生活方式,合理膳食,戒烟、限酒、限盐,加强体育锻炼和体力活动,预防和控制超重与肥胖,治疗高血压,改善血脂异常;②二级预防:针对高危人群开展定期筛查,及早发现糖耐量异常者和糖尿病患者,进行积极的饮食、药物和心理治疗,预防糖尿病及其并发症的发生与发展;③三级预防:控制血糖,同时控制心脑血管病的其他危险因素,对于已发生并发症的患者采取对症治疗和康复治疗。

3. 慢性病自我管理 是指在卫生保健专业人员的协助下,个人承担一些预防性或治疗性的卫生保健活动,达到控制慢性病的目的。

（1）慢性病自我管理的任务:包括医疗或行为的管理、角色任务的管理以及情绪上的控制。

（2）慢性病自我管理的基本技能:包括解决问题的技能、决策技能、建立良好医患关系的技能、获取信息资源的技能以及设定目标与采取行动的技能。

本章难点与注意点

1. 传染病报告的类别、责任疫情报告人、报告时限及方式。
2. 预防接种的种类、计划免疫程序、疫苗的效果评价。
3. 常见预防接种异常反应及处理原则。
4. 慢性非传染性疾病的防制策略。
5. 慢性病自我管理的任务和基本技能。

三、复习题

（一）选择题

[A₁型题]

1. 病原携带者作为传染源的意义大小,最重要的是（　　）

    A. 携带病原体的时间   B. 携带病原体的数量

    C. 接触携带者的易感人口数   D. 携带者的家庭人口数

    E. 携带者的职业、社会活动范围、个人卫生习惯和卫生防疫措施

2. 传播途径是指（　　）

    A. 传染病在人群群体或个体间的传播

    B. 病原体与机体相互作用、相互斗争的过程

    C. 病原体由母体到后代的传播

    D. 病原体更换宿主在外环境所经历的途径

    E. 传染病在人群中发生的过程

3. 消毒是指消灭清除停留在环境中的（　　）

    A. 细菌　　　　B. 病毒　　　　C. 芽孢　　　　D. 病原体　　　E. 病毒＋细菌

4. 影响人群易感性升高的主要因素有（　　）

    A. 流行后免疫人口增加　　　　　　　B. 隐性感染后免疫人口增加

    C. 免疫人口的迁入　　　　　　　　　D. 有计划地开展预防接种工作

    E. 非免疫人口比例增加

5. 经间接接触传播的传染病不具有哪项流行特征（　　）

    A. 多呈暴发或局部流行　　　　　　　B. 流行过程缓慢，四季均可发病

    C. 一般呈散发　　　　　　　　　　　D. 可呈现家庭或同室聚集性

    E. 卫生条件差的地区多发

6. 2014 年我国的法定传染病有（　　）

    A. 3 大类 23 种　　　　　B. 2 大类 23 种　　　　　C. 3 大类 35 种

    D. 3 大类 37 种　　　　　E. 3 大类 39 种

7. 下列哪种是主动免疫生物制品（　　）

    A. 抗狂犬病免疫血清　　　B. 丙种球蛋白　　　　　C. 狂犬疫苗

    D. 胎盘球蛋白　　　　　　E. 破伤风抗毒素

8. 人群中最容易实现的传播途径是（　　）

    A. 经水传播　　　　　　　B. 经土壤传播　　　　　C. 经食物传播

    D. 经空气传播　　　　　　E. 垂直传播

9. 从病原体侵入机体到临床症状出现的时期称为（　　）

    A. 传染期　　　B. 非传染期　　　C. 检疫期　　　D. 潜伏期　　　E. 隔离期

10. 发现甲类传染病的患者或疑似患者的报告时限为（　　）

    A. ＜2 小时　　　　　　　B. ＜6 小时　　　　　　C. ＜12 小时

    D. ＜24 小时　　　　　　E. ＜48 小时

11. 传染病接触者的检疫、留验或医学观察的时间，主要依据该病的（　　）

    A. 传染期　　　　　　　　B. 临床期症状　　　　　C. 潜伏期

    D. 病原学分离培养的结果　E. 接触时间

12. 保护易感人群的最重要措施为（　　）

    A. 人工主动免疫　　　　　B. 人工被动免疫　　　　C. 被动自动免疫

    D. 药物预防　　　　　　　E. 个人防护

13. 对传染病患者应采取（　　）

    A. 检疫　　　B. 留验　　　C. 应急接种　　　D. "五早"　　　E. 医学观察

14. EPI 是指（　　）

    A. 计划免疫　　　　　　　B. 预防接种　　　　　　C. 扩大免疫规划

D. 流行病措施　　　　　　E. 隔离接触者

15. 属于疫苗效果评价指标的是(　　)

A. 建卡率　　　　　　B. 接种率　　　　　　C. N苗覆盖率

D. 疫苗保护率　　　　E. 冷链设备完好率

16. 不可改变的危险因素是(　　)

A. 吸烟　　　B. 酗酒　　　C. 遗传　　　D. 高血压　　　E. 肥胖

17. 关于我国血脂异常的患病率,说法错误的是(　　)

A. 城市人群高于农村人群　　B. 老年人群高于青年人群　　C. 女性高于男性

D. 随年龄增加而升高　　　　E. 呈逐年上升趋势

18. 慢性病自我管理的基本技能不包括(　　)

A. 解决问题的技能　　　　　　　　B. 决策技能

C. 建立良好医患关系的技能　　　　D. 寻找和利用社区资源的技能

E. 为其他患者治疗疾病的技能

[A₂ 型题]

1. 赵某,30岁,4月20日在某饭店进餐后发生腹泻,4月22日被确诊为霍乱,对赵某应采取(　　)

A. 观察　　　　　　B. 治疗　　　　　　C. 注射丙种球蛋白

D. 隔离治疗　　　　E. 合理营养,加强休息

2. 孕妇感染了风疹病毒后导致胎儿畸形。这种传播方式是(　　)

A. 水平传播　　　　B. 垂直传播　　　　C. 产时传播

D. 上行性传播　　　E. 医源性传播

3. 某医院医生确诊一例病毒性乙型肝炎,该医生应在几小时内进行网络报告或寄出传染病报告卡(　　)

A. 2小时　　　　　B. 6小时　　　　　C. 12小时

D. 24小时　　　　 E. 48小时

4. 王某,女性,17岁,持续高热1周,近日伴腹痛、腹泻。体检:肝肋下2cm、质软,脾肋下2cm。上午10点,经医院医生诊断为副伤寒,该医生上报传染病报告的时限应为(　　)

A. 当天中午12点内　　　B. 当天下午18点内　　　C. 当天晚上22点内

D. 第二天上午10点内　　E. 第二天晚上22点内

5. 某孕妇,25岁,乙肝病毒携带者。妊娠足月生一女婴,对婴儿接种乙肝疫苗的同时注射乙肝免疫球蛋白,该处理方法属于(　　)

A. 人工主动免疫　　　B. 人工被动免疫　　　C. 自然主动免疫

D. 自然被动免疫　　　E. 人工被动自动免疫

6. 脊髓灰质炎活疫苗试验结果:接种疫苗组儿童脊髓灰质炎的发病率是16/10万,接受安慰剂组儿童的发病率是57/10万,因此该疫苗的保护率是(　　)

A. 16%　　　B. 57%　　　C. 72%　　　D. 79%　　　E. 87%

7. 张某,男性,42岁,身高168cm,体重85kg。其父亲也患有肥胖者。该男子日常食物摄入量不高,不愿参加运动。他应该采取的减肥方式为(　　)

A. 减少能量摄入为主　　　　　B. 低脂肪饮食 + 规律运动

C. 减少热量摄入 + 减肥药物　　D. 采取适当的减肥药物

E. 上述都可以

8. 王某,男性,68 岁,曾发生过卒中,但仍然抽烟,医生劝其戒烟以预防再次卒中,这属于( )

A. 第一级预防　　　　B. 第二级预防　　　　C. 第三级预防

D. 原生级预防　　　　E. 以上都不是

9. 某慢性病患者想要尽量承担管理自己所患疾病的责任,但他不知道要做些什么,你认为他要承担的任务是( )

A. 负责报告药物效果　　B. 学会监测自己的病情　　C. 养成锻炼的习惯

D. 定期就诊　　　　　　E. 以上都是

[B₁ 型题]

(1~4 题共用备选答案)

A. 直接接触传播　　　　B. 经空气飞沫传播　　　　C. 经接触疫水传播

D. 经吸血节肢动物传播　E. 经节肢动物机械携带传播

1. 钩端螺旋体病的主要传播途径是( )

2. 流行性乙型脑炎的传播途径是( )

3. 传染性非典型肺炎的主要传播途径是( )

4. 性传播疾病的主要传播途径是( )

(5~7 题共用备选答案)

A. 隔离治疗　　　　B. 预防接种　　　　C. 彻底消灭

D. 检疫　　　　　　E. 焚烧或深埋

5. 对危害不大且具有经济价值的病畜应( )

6. 对危害大且无经济价值的动物传染源应( )

7. 患有炭疽病的病畜应( )

(8~10 题共用备选答案)

A. 类毒素　　　B. 丙种球蛋白　　C. 活疫苗　　　D. 灭活菌苗　　E. 化学药品

8. 预防麻疹的制剂属于( )

9. 预防百日咳的制剂属于( )

10. 预防破伤风的制剂属于( )

(11~13 题共用备选答案)

A. 吸烟　　　B. 酗酒　　　C. 高血压　　　D. 高血脂　　　E. 遗传

11. 不属于肿瘤危险因素的是( )

12. 属于不可改变的危险因素是( )

13. 不属于糖尿病危险因素的是( )

[A₃/A₄ 型题]

(1~3 题共用题干)

2013 年 10 月 15 日,某中学 158 名学生发生食物中毒,经调查 15 日中餐供应的豆角炒肉为可疑污染食品,经细菌培养,从该食物中分离出痢疾杆菌。对食堂的工作人员进行大便细菌培养,从厨师王某的大便中分离出同血清型的痢疾杆菌。

1. 王某是这次食物中毒的( )

A. 传染源　　　　B. 传播途径　　　　C. 易感者

D. 传播因素　　　　　　　E. 以上都不是

2. 学生是本次食物中毒的(　　)

　　A. 传染源　　　　　　　B. 传播途径　　　　　　　　C. 易感者

　　D. 传播因素　　　　　　　E. 以上都不是

3. 痢疾杆菌是本次食物中毒的(　　)

　　A. 传染源　　　B. 传播途径　　　C. 易感者　　　D. 传播因素　　　E. 病原体

(4～6 题共用题干)

赵某,男性,40 岁,身高 170cm,体重 85kg,腰围 92cm。血压 143/78mmHg。其父亲患有肥胖症。该男子日常喜食肉类食品,不愿运动。

4. 他的血压属于(　　)

　　A. 正常　　　　　　　　B. 低血压　　　　　　　　C. 高血压

　　D. 不能确定　　　　　　E. 以上都不对

5. 他的体重属于(　　)

　　A. 标准　　　B. 偏瘦　　　C. 偏胖　　　D. 肥胖　　　E. 不能确定

6. 他将来可能比别人更容易患的病是(　　)

　　A. 心脑血管疾病　　　　B. 恶性肿瘤　　　　　　　C. 胃溃疡

　　D. 呼吸系统疾病　　　　E. 以上都是

(二)思考题

1. 影响人群易感性高低的因素都有哪些?

2. 传染病的传播途径包括哪些?

3. 我国慢性非传染性疾病的流行概况?

(三)案例分析

1. 张某,女性,19 岁。5 月 3 日与其正在发热的父亲共同进餐,5 月 5 日其父亲被确诊为传染性非典型肺炎。请回答下列问题:

(1)对张某应采取什么措施?

(2)对张某的父亲应采取什么措施?

(3)对接触张某父亲的未采取防护措施的医护人员应采取什么措施?

(4)对张某父亲居留过的场所应采取什么措施?

2. 李某,男性,43 岁,血压 145/92mmHg,平时饮食口味重且喜食鸡蛋,每日至少摄入 2 个鸡蛋,不愿参加运动。请回答下列问题:

(1)李某目前最需要干预的是哪种疾病?

(2)李某应如何进行自我管理?

四、参考答案

(一)选择题

[A₁ 型题]

1. E　　2. D　　3. D　　4. E　　5. A　　6. E　　7. C　　8. D　　9. D　　10. A

11. C　　12. A　　13. D　　14. C　　15. D　　16. C　　17. C　　18. E

[A₂ 型题]

1. D　　2. B　　3. D　　4. D　　5. C　　6. C　　7. A　　8. A　　9. E

[**B₁ 型题**]

1. C 2. D 3. B 4. A 5. A 6. C 7. E 8. C 9. D 10. A
11. C 12. E 13. B

[**A₃/A₄ 型题**]

1. A 2. C 3. E 4. C 5. D 6. A

（二）思考题

1. （1）影响人群易感性升高的主要因素包括：①新生儿增加；②易感人口迁入；③免疫人口的免疫力自然消退；④免疫人口死亡。

（2）影响人群易感性降低的主要因素包括：①计划免疫；②传染病流行后免疫人口的增加；③人群一般抵抗力的提高。

2. 主要有经空气传播、经水传播、经食物传播、接触传播、经媒介节肢动物传播、经土壤传播、医源性传播、垂直传播等。

3. 慢性病已成为影响城乡居民健康和死亡的首要原因；慢性病增长速度较快；造成严重的疾病负担；危险因素的暴露水平高。

（三）案例分析答题要点

1. （1）隔离观察。

（2）隔离治疗。

（3）隔离观察。

（4）终末消毒。

2. （1）高血压。

（2）购买血压计，监测血压，低脂肪、低胆固醇、低盐饮食，规律运动，定期就诊等。

（李锐锋）

第八章

医疗场所健康安全管理

一、学习要点

1. 医院常见的有害因素及其来源。
2. 患者安全及其防范措施。
3. 医务人员安全及其防范措施。

二、内容要点

教材知识点

医疗场所是指有资质提供疾病诊断、治疗和康复等医疗服务的场所。医院、乡镇卫生院、社区卫生服务中心(站)是我国医疗场所的主要形式。医院安全管理是指通过对医院进行科学有效的管理,保证医务人员在为患者提供医疗服务、患者及其家属在接受医疗服务过程中,不受医院内在有害因素的影响和伤害。开展医院安全管理必须始终坚持以人为本和预防为主的原则。医疗安全管理是医院安全管理体系的核心内容,是提升医疗质量的关键和实现优质医疗服务的基础。

(一)医院常见的有害因素及其来源

医院常见的有害因素可分为医院专业因素、医院环境因素、医院管理因素和医院社会因素四类。

1. **医院专业因素** 主要是指医务人员在医疗操作过程中的不当或过失行为,给患者造成不安全感或不安全的结果,是临床上导致患者医疗不安全的主要因素。①技术性有害因素:技术性有害因素是指医院存在的影响患者安全的各种技术因素,主要包括医务人员医疗水平低或经验不足、协作技术能力不高等对患者安全构成威胁的各种因素;②药物性有害因素:药物性有害因素是指由于使用药物引起不良后果的因素。

2. **医院环境因素** 是指医院在建筑卫生、工程卫生、消毒隔离、环境卫生、营养与食品卫生、作业劳动卫生等诸多卫生学因素方面对患者和医务人员的健康与安全存在潜在的威胁。包括环境污染、设施安全、射线安全、食品安全、医院感染。医院感染是医院获得性感染的简称,是指患者在住院期间获得的感染,包括住院期间发生的和在医院内获得而在出院后发生的感染性疾病,但不包括入院前已开始或者入院时已处于潜伏期的感染。医院感染分为两类:①外源性感染:又称为交叉感染,可以预防和控制;②内源性感染:又称自身感染,预防和控制较困难。

3. **医院管理因素** 是指医院各项组织管理措施不到位或者不落实、运行机制不顺畅等导致患者和医务人员安全受到威胁的因素。

4. 医院社会因素　是指可能引发患者和医务人员健康危害且与医院相关的外界社会因素。

(二)患者安全及其防范措施

患者安全是指在医疗过程中对于引起不良结果或损害所采取的避免、预防与改善措施。医疗不良事件是指患者的伤害并非来源于原有疾病本身,而是由于医疗行为造成患者治疗时间延长,或在离开医院时仍带有某种程度的残障或死亡。患者安全管理是指在医疗服务过程中为避免或预防患者出现不良结果或伤害所采取的一系列必要措施,包括预防偏差、预防错误和意外的发生。

1. 当前患者安全主要存在的问题　①医务人员继续教育和培训滞后;②在医疗服务过程中不规范执业,过度服务;③对高新技术的广泛应用缺乏规范化管理;④患者知情同意权等权利没有得到充分尊重和保证;⑤缺乏有效的医疗安全信息管理和监管评价体系;⑥不合理用药的状况特别严重,尤其是滥用抗菌药物的现象十分普遍。另外在注射安全、血液安全等方面也存在许多隐患问题。

2. 我国确定的患者安全目标　①严格执行查对制度,提高医务人员对患者身份识别的准确性;②提高用药安全;③严格执行在特殊情况下医务人员之间有效沟通的程序,做到正确执行医嘱;④严格防止手术患者、手术部位及术式发生错误;⑤严格执行手卫生,落实医院感染控制的基本要求;⑥建立临床实验室"危急值"报告制度;⑦防范与减少患者跌倒事件发生;⑧防范与减少患者压疮发生;主动报告医疗安全(不良)事件;⑨鼓励患者参与医疗安全。

3. 患者安全的防范措施

(1)建立医疗质量保障体系和医疗不良事件报告制度。最有效的患者安全保障措施应该是医院和医务人员主动寻求可能对患者安全造成伤害的问题并纠正潜在的错误,建立有效、通畅、无障碍的不良事件报告系统。要及时发现医院日常工作中存在的各种安全隐患,并加以改进和完善。

(2)制定并严格执行各种安全相关制度。首先提高医务人员的整体素质和技术水平,提高对患者识别的准确性,严格执行"三查七对制度"。其次是要建立临床实验室"危急值"报告制度。所谓"危急值"是指当临床上出现这种检测结果时,说明患者可能正处于生命危险的边缘状态,如能给予及时、有效地处理,患者生命就可以得到挽救,否则就可能会出现不良后果。

(3)采取措施预防错误发生。一要减少医院工作的复杂性,使复杂工作简单化。二要建立减少错误的约束机制。三要在新项目、新技术、新设备正式推广应用之前必须经过充分的论证、培训并做出周密的实施方案。另外,患者参与也是预防错误的有效手段。

(4)提高医疗服务过程的安全性。首先要提高患者用药的安全性。其次要严防患者、手术部位及手术方式错误的发生,建立与实施手术前确认制度与程序。

(三)医务人员安全及其防范措施

1. 医务人员安全现状　医务人员面临的安全威胁主要包括医源性安全事件和医院工作场所暴力。

(1)医源性安全事件:①物理性伤害,锐器伤是医务人员特别是护理人员最常见的职业伤害;②化学性伤害,主要包括细胞毒性药物和化学消毒剂两类:前者主要见于准备药物时吸入、药液接触皮肤直接吸收或沾污后经口摄入,后者可刺激皮肤引起接触性皮炎、哮喘,重者可导致中毒或致癌;③生物性伤害,医疗环境的生物危险因素主要有细菌、病毒等;④社会心理性伤害,医务人员承受的心理压力与工作压力较大。

(2)医院工作场所暴力:即医院暴力。WHO将医院暴力定义为:医疗卫生从业人员在其工作场所受到辱骂、威胁或袭击,从而造成对其安全、幸福和健康明确或含蓄的挑战。医院工作场所暴力分为身体暴力和心理暴力。

2. 医务人员安全的防范措施

(1)医源性安全事件的防范措施:①加强医务人员职业安全教育。②强化个人标准预防。标准预防认定患者的血液、体液、分泌物、排泄物均具有传染性,不论是否有明显的血迹污染或是否接触非完整的皮肤与黏膜,接触者必须采取防护措施。强调双向防护,即防止疾病在患者与医务人员之间传播。预防锐器伤应遵循的原则:丢弃的损伤性废物无论使用与否均按损伤性废弃物处理;禁止手持针、刀片等锐利器具随意走动;在手术室中使用消毒盘传递器械,不要直接传递;禁止将缝合针、刀片、针头等锐利器具徒手传递;禁止将针头等锐利器具回套盖帽;使用者必须将用后的缝合针、刀片、针头等锐利器具直接投入专用锐器盒中。③实施医护人员分级防护。一级防护适用于发热门(急)诊的医务人员。二级防护适用于进入留观室及专门病区的医务人员,接触从患者身上采集的标本、分泌物、排泄物、使用过的物品和死亡患者尸体的工作人员,转运患者的医务人员和司机。三级防护适用于为患者实施吸痰、气管插管和气管切开的医务人员,除二级防护外,还应当加戴面罩或全面型呼吸防护器。④做好医务人员职业安全管理。及时主动向院内感染科报告,以便尽早征求专家对该次职业暴露的处理意见。报告的要点包括:暴露的日期及时间;暴露发生的过程;暴露的严重程度;暴露源患者的情况;暴露的工作人员身体状况。

(2)医院工作场所暴力事件的防范措施:①加强医患沟通,改善医患关系。②改善卫生场所的环境设计。③加强医疗场所安全保卫措施。④及时做好媒体沟通。医患纠纷发生时,医院需要积极与媒体沟通,化解公众的积怨。及时沟通是取得公众支持与理解的有效办法与手段,可从根本上减少针对医务人员的暴力事件。⑤政府积极应对。加强职业防护的基础设施建设,合理规划医院的结构布局;落实职业安全防护责任;动员社会力量,对医院暴力事件深入研究;监督与引导媒体客观、公正性报道医院暴力事件;指导医院管理部门要提出医院暴力事件防范计划;建立完善透明的医疗保险支付流程;公共安全部门及时出警。

本章难点与注意点

1. 医院常见的有害因素分类及其危险。
2. 引发患者安全问题和医院暴力的成因及其防范措施。
3. 标准预防的概念及其措施,预防锐器伤应遵循的原则。

三、复习题

(一)选择题

[A₁ 型题]

1. 针对生物性伤害可采取的防范措施有(　　)

    A. 建立终身职业安全教育机制

    B. 强化个人标准预防

  C. 实施医护人员分级防护

  D. 监测医务人员职业暴露情况并及时采取针对性预防措施

  E. 以上均是

2. 标准预防的主要措施包括(　　)

  A. 正确洗手、正确使用合理选择口罩、严格医疗操作程序;

  B. 接触血液、体液、分泌物、排泄物等物质及其污染的物品时应当戴手套,脱去手套后应立即洗手

  C. 为预防检查时发生血液、体液、分泌物等物质的喷溅,应当戴一次性外科口罩或者医用防护口罩、防护眼镜或者面罩,穿隔离衣或围裙

  D. 患者用后的医疗器械、器具等应当采取正确的消毒措施

  E. 以上均是

3. 以下哪项行为不符合锐器伤预防原则(　　)

  A. 丢弃的损伤性废物均按损伤性废弃物处理

  B. 注射完毕不得将针头等锐利器具回套盖帽

  C. 手持针、刀片等锐利器具在病区里随意走动

  D. 在手术室中,使用消毒盘传递器械,不要直接传递

  E. 禁止将缝合针、刀片、针头等锐利器具徒手传递

4. 患者安全防范措施不包括(　　)

  A. 建立医疗不良事件报告制度　　　　B. 制定并严格执行各种安全相关制度

  C. 采取措施预防错误发生　　　　　　D. 提高医疗服务过程的安全性

  E. 提倡建立处罚性、针对个人的医疗安全文化氛围

5. 医务人员特别是护理人员最常见的职业伤害是(　　)

  A. 锐器伤　　　　　B. 身体暴力和心理暴力　　　C. 接触各种化学消毒剂

  D. 相关生物因素感染　　　E. 心理压力与工作压力大

6. 以下哪条叙述不符合医疗场所暴力实际(　　)

  A. 30~39岁年龄组医院工作人员是工作场所暴力的主要受害者

  B. 医生、护士是工作场所暴力的高危职业人群

  C. 晚班是发生工作场所暴力事件的高峰时间

  D. 患者(或探视者)的要求未能得到满足、患者自认病情无好转和诊疗费用太高是工作场所暴力发生的主要危险因素

  E. 患者亲属和患者本人是主要的肇事者

7. 以下哪项不属于医疗场所意外伤害(　　)

  A. 烫伤　　　　　B. 坠床　　　　　C. 跌倒

  D. 锐器伤　　　　E. 医疗器械不恰当使用导致的伤害

8. 各级医院安全管理的关键是(　　)

  A. 预防患者在诊疗过程中的不良事件

  B. 预防医务人员在诊疗过程中的不良事件

  C. 减少患者及医务人员在诊疗过程中的不良事件

  D. 预防和减少患者及医务人员在诊疗过程中的不良事件

  E. 减少患者在诊疗过程中的不良事件

9. 提升医院医疗质量的关键是(　　)
　　A. 大幅度降低医疗费用　　　　　　　B. 提高技术准入门槛
　　C. 加强医务人员继续教育　　　　　　D. 改善患者住院条件
　　E. 适度增加医生比例

10. 开展医院感染管理的目的是(　　)
　　A. 阻止医院感染的发生　　　　　　　B. 有效预防和控制医院感染的发生
　　C. 完全消除医院感染　　　　　　　　D. 避免疾病在医院流行
　　E. 改善医院环境

11. 二级医院安全管理的主要内容是(　　)
　　A. 医疗安全管理　　　　B. 医务人员安排管理　　　　C. 患者安全管理
　　D. 一般安全管理　　　　E. 医疗质量管理

12. 医务人员发生职业暴露后,应立即、主动向院内感染科报告,但报告的要点不包括(　　)
　　A. 暴露的日期及时间　　　B. 暴露发生的过程　　　C. 个人参加医保情况
　　D. 暴露的严重程度　　　　E. 暴露源患者的情况和个人身体状况

13. 关于医疗场所标准预防,错误的说法是(　　)
　　A. 强调双向防护
　　B. 是控制医院感染的基本隔离措施
　　C. 对门诊和住院患者均采取标准预防
　　D. 对认识的人不必采取标准预防
　　E. 标准预防措施包括正确洗手、正确使用口罩和严格医疗操作程序

14. 护理人员最常见的安全事件是(　　)
　　A. 脊柱、关节伤　　　　B. 化学性伤害　　　　　　C. 锐器伤
　　D. 生物伤害　　　　　　E. 医院暴力

15. 锐器伤最常发生在下列哪类场所工作的医务人员(　　)
　　A. 药房　　　　B. 护士站　　　　C. 病房　　　　D. 门诊　　　　E. 医务科

16. 医院工作场所暴力事件的高危人群有(　　)
　　A. 患者亲属和患者本人　　B. 医务科工作人员　　　C. 外科医生
　　D. 药房工作人员　　　　　E. 保卫科工作人员

[A₂型题]

1. 某手术患者心电检查心室率大于 180 次/分的心动过速,心电图室立即电话通知了首诊医生。该制度属于(　　)
　　A. "三查七对"制度　　　　B. 医院"预警"制度　　　　C. "异常值"报告制度
　　D. "危急值"报告制度　　　E. "术前确认"制度

2. 防范医院工作场所暴力事件的主要措施不包括(　　)
　　A. 加强医患沟通及改善医患关系　　　B. 改善卫生场所的环境设计
　　C. 面对媒体反应始终保持沉默　　　　D. 加强医疗场所安全保卫措施
　　E. 积极主动预防与化解医患纠纷

3. 医务人员长期从事放射科工作所受到的辐射伤害,属于(　　)
　　A. 物理伤害　　B. 化学伤害　　C. 生物伤害　　D. 身体暴力　　E. 心理暴力

（二）思考题

1. 医院常见的有害因素及其来源有哪些?

2. 列出医院常见用药问题。

3. "危急值"报告制度含义是什么?

4. 针对医院工作场所发生的暴力事件,可以采取哪些防范措施?

5. 简述标准预防的含义及应用价值。

6. 列举当前患者安全面临的主要问题,并提出患者安全的防范措施。

7. 预防锐器伤应遵循哪些原则?

四、参考答案

（一）选择题

[A₁ 型题]

1. E　　2. E　　3. C　　4. E　　5. A　　6. C　　7. E　　8. D　　9. B　　10. B

11. A　　12. C　　13. D　　14. C　　15. C　　16. A

[A₂ 型题]

1. D　　2. C　　3. A

（二）思考题（略）

（王万荣）

第九章

突发公共卫生事件及其应急策略

一、学习要点

1. 突发公共卫生事件的概念、分类和应急预案。
2. 突发公共卫生事件的报告和处理原则。

二、内容要点

教材知识点

(一)突发公共卫生事件概述

1. 概念　突发公共卫生事件是指突然发生,造成或者可能造成社会公众健康严重损害的重大传染病疫情、群体性不明原因疾病、重大食物和职业中毒以及其他严重影响公众健康的事件。

2. 特征　突发性、群体性、后果严重性、应急处理的综合性。

(二)突发公共卫生事件分类分级

1. 分类　重大传染病疫情、各种重大急性中毒事件、群体性不明原因疾病、其他严重影响公众健康的事件。

2. 分级　共分四级,包括:Ⅰ级(特别重大突发公共卫生事件)、Ⅱ级(重大突发公共卫生事件)、Ⅲ级(较大突发公共卫生事件)、Ⅳ级(一般突发公共卫生事件)。

(三)突发公共卫生事件应急预案

1. 应急预案主要内容包括:应急处理指挥部的组成和相关部门的职责;监测与预警;信息的收集、分析、报告、通报制度;应急处理技术和监测机构及其任务;分级和应急处理工作方案;预防、现场控制,应急设施、设备、救治药品和医疗器械以及其他物资和技术的储备与调度;应急处理专业队伍的建设和培训。

2. 国家建立统一领导、综合协调、分类管理、分级负责、属地管理为主的应急管理体制。各级人民政府卫生行政部门在本级人民政府统一领导下,负责组织、协调本行政区域内突发公共卫生事件应急处理工作。

(四)突发公共卫生事件的报告

突发公共卫生事件监测机构、医疗卫生机构及有关单位发现突发公共卫生事件,应在2小时内向所在地区县(区)级人民政府的卫生行政部门报告。

(五)突发公共卫生事件应急处理原则与程序

1. 应急处理工作原则

（1）预防为主，常备不懈；

（2）统一领导，分级负责；

（3）依法规范，措施果断；

（4）依靠科学，加强合作。

2. 应急调查处理程序

（1）工作准备：交通工具和通讯工具、现场采样用具、防护器材以及其他物品的准备。

（2）现场主要工作：①核实诊断；②建立病例定义；③了解发病的基本情况；④初步分析发病情况；⑤确定暴发，划定疫区；⑥提出假设，采取措施；⑦深入调查分析，验证假设；⑧采取防治措施，评价效果。

3. 医疗机构的作用

（1）医疗服务；

（2）协调与联络；

（3）信息传递。

4. 医疗机构应急反应措施

（1）开展患者接诊、收治和转运工作；

（2）协助疾病预防控制机构人员开展标本的采集、流行病学调查工作；

（3）做好医院内现场控制、消毒隔离、个人防护、医疗垃圾和污水处理工作；

（4）做好传染病和中毒患者的报告工作；

（5）对群体性不明原因疾病和新发传染病做好病例分析与总结，积累诊断治疗的经验；

（6）开展与突发事件相关的诊断试剂、药品、防护用品等方面的研究；开展国际合作，加快病源查寻和病因诊断。

（六）群体性不明原因疾病的应急处理

1. 应急处置原则

（1）统一领导，分级响应；

（2）及时报告；

（3）调查与控制并举；

（4）分工合作，联防联控；

（5）信息互通，及时发布。

2. 现场控制措施

（1）无传染性的不明原因疾病：①积极救治患者；②对共同暴露者进行医学观察；③移除可疑致病源；④尽快疏散可能继续受致病源威胁的群众；⑤易感者、高危人群采取保护措施；⑥开展健康教育，群防群控。

（2）有传染性的不明原因疾病：①现场处置人员采取保护性预防措施；②隔离治疗患者，治疗前注意采集有关标本；③有暴发或者扩散的可能，建议政府采取封锁措施；④密切接触者进行医学观察；⑤严格实施消毒和卫生学处理；⑥家禽、家畜应实行圈养；⑦开展健康教育，做到群防群治；⑧疫源地进行终末消毒。

（七）急性化学中毒的应急处理

1. 现场处理要点

（1）尽快疏散受害人员，使其脱离中毒事故现场；

（2）立即采取控制措施，阻断毒源；

(3)初步判断病因,为正确救治提供依据;

(4)分级管理,通知医疗机构做好接诊准备;

(5)向上级主管部门报告,立即成立抢救指挥部。

2. 现场急救治疗措施

(1)迅速将患者撤离中毒现场:移至上风向或空气新鲜的场所,保持呼吸道通畅,注意保暖,必要时给予吸氧。

(2)阻止毒物继续吸收:脱去被污染的衣物,用流动的清水及时反复清洗皮肤和毛发。

(3)解毒和排毒:尽早使用有效的解毒、排毒药物。

(4)对症治疗:缓解和改善毒物引起的症状,促进人体功能的恢复。

(八)电离辐射损伤的应急处理

1. 电离辐射是指能使物质发生电离现象的辐射,即通常所说的放射性。包括具有放射性的 X 射线、γ 射线和高速带电粒子辐射(α 粒子、β 粒子、质子)等。电离辐射事故是电离辐射源失控引起的异常事件。其发生原因包括:放射源被盗;放射装置(特别是医用装置)应用中失控;放射性物质运输失控;废弃放射源回收中未清理完全;核设施事故;核试验、核武器使用等。电离辐射事故分为四级,包括特大事故、重大事故、较大事故、一般事故。

2. 电离辐射事故的应急处理策略 ①迅速控制事故发展,防止事故扩大;②抢救事故现场受照人员;③快速进行事故后果的评价;④及时处理受影响的地区环境,使其恢复到正常状态。

本章难点与注意点

1. 突发公共卫生事件的报告。

2. 突发公共卫生事件调查方法与应急处理要求。

3. 群体性不明原因疾病的暴发调查与处理。

4. 急性化学中毒的急救与处理。

三、复习题

(一)选择题

[A₁ 型题]

1. 突发公共卫生事件除包括重大传染病疫情、各种重大急性中毒事件、其他严重影响公众健康的事件外,还应包括( )

    A. 群体性常见疾病　　　　B. 群体性突发疾病　　　　C. 群体性不明原因疾病

    D. 群体性可以预测疾病　　E. 群体性不可预测疾病

2. 突发公共卫生事件应急处理方式是( )

    A. 边调查、边处理、边上报、边抢救　　　　B. 边抢救、边处理、边上报、边核实

    C. 边调查、边处理、边抢救、边核实　　　　D. 边调查、边核实、边上报、边抢救

    E. 边处理、边上报、边调查、边核实

3. 新发传染病是指( )

    A. 我国尚未发现的传染病

    B. 我国第一次出现的传染病

    C. 全球首次发现的传染病

D. 间隔一定时间(通常 5 年以上)后再次出现的传染病

E. 重新命名的传染病

4. 突发公共卫生事件现场工作的核心是(　　)

  A. 实验室检验   B. 评价防控效果   C. 划定疫区

  D. 现场调查   E. 采取防治措施

5. 对群体性不明原因疾病现场处置的基本原则是(　　)

  A. 积极救治   B. 调查和控制并举   C. 加强区域合作

  D. 明确分工   E. 综合评估

6. 尚未明确是否具有传染性的群体性不明原因疾病处置中,应先按(　　)进行救治

  A. 传染病   B. 感染病   C. 食物中毒

  D. 急性化学中毒   E. 一般事故

7. 不属于群体急性化学中毒事故特点的是(　　)

  A. 发生突然,扩散迅速 B. 危害严重,不易洗消 C. 扩散迅速,受害广泛

  D. 污染环境,较易洗消 E. 扩散迅速,危害严重

8. 急性化学中毒,现场急救首先要做的工作是(　　)

  A. 解毒   B. 转送医院   C. 阻止毒物继续吸收

  D. 将患者迅速撤离现场 E. 排毒

9. 关于进入体内的放射性核素,不正确的是(　　)

  A. 不考虑体表污染   B. 尽早清除   C. 防止再扩散

  D. 阻止再吸收   E. 尽早促排

10. 发生核污染事故时,首先要进行的工作是(　　)

  A. 交通工具首先进入 B. 控制污染,保护好现场 C. 直接进入污染区

  D. 清洗污染物体表面 E. 核查污染程度

[A₂ 型题]

1. 某地发生一起放射性污染事件,按照放射性污染控制原则,下列处理不正确的是(　　)

  A. 控制污染,保护好现场

  B. 开启通风系统

  C. 隔离污染区,禁止无关人员和车辆随意出入现场

  D. 进入污染区必须穿戴个人防护用具

  E. 任何表面受到放射性污染后,应及时采取综合去污措施

2. 1984 年 12 月,印度博帕尔镇联合化工厂异氰酸甲酯大量泄漏,约 20 万人受害,2500 人丧生。这起事件属于(　　)

  A. 一般公共卫生事件 B. 一般中毒事件   C. 一般化学中毒

  D. 化学事故   E. 急性化学中毒事件

3. 某市发生一起急性化学中毒事件,急救处理中不正确的是(　　)

  A. 隔离治疗患者

  B. 脱离中毒现场

  C. 彻底清洗污染的皮肤、眼、毛发及衣物等

  D. 吸入中毒者要保持呼吸道通畅

  E. 心跳呼吸骤停时,应立即实施心肺复苏术

4. 一次食物中毒人数为 98 人,且未出现死亡病例,此事件属于突发公共卫生事件( )

    A. Ⅰ级   B. Ⅱ级   C. Ⅲ级   D. Ⅳ级   E. Ⅴ级

[B₁ 型题]

(1~3 题共用备选答案)

    A. 预防为主   B. 预防为主、常备不懈   C. 统一领导、分级负责

    D. 统一领导、统一指挥   E. 调查、控制和医疗救治

1. 县级以上地方人民政府卫生行政主管部门具体负责突发事件的( )

2. 全国突发事件应急指挥部负责对全国突发事件应急处理的( )

3. 突发事件应急工作应当遵循的方针是( )

(4~6 题共用备选答案)

    A. 信息报告系统   B. 监测与预警系统

    C. 预防控制体系   D. 制定全国突发事件应急预案

    E. 制定行政区域应急预案

4. 省级人民政府根据全国应急预案,结合本地实际情况,应( )

5. 国务院卫生行政部门建立重大、紧急疫情的( )

6. 国务院卫生行政主管部门按照分类指导、快速反应的要求,( )并报请国务院批准

[A₃/A₄ 型题]

某校住校生李某感到不适,几天后确诊为病毒性肝炎。校保健医初步诊治后便安排其去医院住院治疗,并未引起注意,几天后又有李某的同学、班主任教师、军训的军官相继发病。学校发现后立即报告,在疾病预防控制部门的指导下,落实了因病缺勤登记、传染病报告、宣传教育、环境消毒等一系列防控措施,疫情得到控制。保健医及班主任老师为此受到学校的严厉批评。

1. 对于李某的发病,必须按照规定时限向当地疾病预防控制部门报告的责任报告人是( )

    A. 李某   B. 校保健医   C. 班主任老师

    D. 军训教官   E. 学校

2. 对于李某应当( )

    A. 强制隔离治疗   B. 在指定的场所进行医学观察

    C. 采取必要的治疗和控制措施   D. 采取必要的预防和控制措施

    E. 在指定场所进行隔离治疗

3. 对学校宿舍、教室普通物体表面、地面消毒最好使用

    A. 次氯酸钠   B. 戊二醛   C. 聚维酮碘(碘伏)

    D. 环氧乙烷   E. 臭氧

(二)思考题

1. 医务人员如何履行应对突发公共卫生事件的职责?

2. 急性化学中毒一般医学处理原则是什么?

3. 突发公共卫生事件应急处理专业技术机构主要包括哪些部门?一般要求是什么?

(三)案例分析

1. 2004 年 8 月 10 日下午 2 点 40 分,某省一民营化工厂碳酸钡车间的 3 名工人对脱硫罐进行清洗,在没有采取任何防护措施的情况下,1 名工人先下罐清洗,下去后很快昏倒,上

面两名工人看见后,立即下去救人,下去后也昏倒。此时,车间主任赶到,戴上防毒面具后下去,救出 3 名中毒工人,并立即拨打 120,下午 3 点 30 分左右送到医院治疗。3 名中毒工人中,两人治愈出院,1 人仍在医院接受治疗。

(1)该案例属于哪一类突发公共卫生事件?请具体说明。

(2)医务工作者在现场应采取哪些措施?

2. 1992 年 11 月 19 日 9 时,某省一民工在工地捡到一个小的金属圆柱体,放进皮夹克右侧口袋中。当日 11 时,该民工即身感不适,出现恶心、呕吐症状。下午,症状继续加重,由其父、其兄、其妻(已怀孕 4 个月)3 人陪同住进医院,并被诊断为传染病。在接下来的 10 天内,其父、其兄、其妻陆续出现相同症状,都是口腔溃疡、呕吐、明显脱发、皮肤大片红斑,并出现发热、牙龈出血等一些继发感染的症状,白细胞计数明显减少,按传染病治疗无效。后经专家对患者进行染色体畸变率等分析后,结合临床症状,被诊断为放射病加以治疗。由于该民工入院同时将口袋中的金属体(肇事的放射源,系当地环境监测站所有,在该所扩建过程中由于工作失误遗留下的钴 60 源)也随之带入医院中,医院接诊的医生、护士、护工,同病房住院患者等多人也受到不同程度照射,相继出现了身体乏力、免疫力下降等不良反应。在这起放射事故中,共有 142 名人员受到辐射照射,3 人(该民工、其父、其兄)死亡,其妻所生女儿智力障碍。

(1)该案例属于哪一类突发公共卫生事件?具体事故分级是什么?

(2)结合该案例阐述电离辐射的特点。

(3)针对该起事故,应立即采取哪些措施?

四、参考答案

(一)选择题

[A₁ 型题]

1. C　2. C　3. C　4. D　5. B　6. A　7. D　8. D　9. A　10. B

[A₂ 型题]

1. B　2. E　3. A　4. D

[B₁ 型题]

1. E　2. D　3. C　4. E　5. A　6. D

[A₃/A₄ 型题]

1. B　2. C　3. A

(二)思考题

1.(略)

2. 立即终止接触毒物,阻止毒物继续侵害人体;尽快使其排出或分解;针对毒物性质,应用解毒剂或拮抗剂;对毒物造成的危害进行对症治疗和护理。

3. 医疗机构、疾病预防控制机构、卫生监督机构、出入境检验检疫机构是突发公共卫生事件应急处理的专业技术机构。应急处理专业技术机构要结合本单位职责开展专业技术人员处理突发公共卫生事件能力的培训,提高快速应对能力和技术水平;在发生突发公共卫生事件时,要服从卫生行政部门的统一指挥和安排,开展应急处理工作。

(三)案例分析答题要点

1.(1)属于突发公共卫生事件中的群体急性化学中毒事故,因中毒人数少于 10 人且未发生死亡,判断为一般性化学中毒事故。

(2)尽快将患者移至上风向或空气新鲜的场所,保持呼吸道通畅,注意保暖,必要时给予吸氧。对需要转送医院者,应根据症状采取相应的转院前救治措施。

2. (1)属于突发公共卫生事件中的电离辐射事故,由于受害人数众多并造成3人急性死亡,该事故分级为特大事故。

(2)放射性不能由人的感觉器官直接察觉(受害人员均未察觉);绝大多数放射性核素的毒性远超过一般的化学毒物(短时间内出现明显症状,病情严重,甚至造成死亡);辐射本身具有一定的穿透能力(可以穿透服装,对人产生危害);辐射损伤包括非随机效应和随机效应,后者又分躯体效应和发生在下一代身上的遗传效应(出现典型辐射病症状,受害者子女也受到影响)。

(3)除给予受害人群检查治疗外,还应及时、真实地将事故状况报告卫生监督部门和上级主管部门;控制事故现场,严禁无关人员进出,避免放射性污染的扩散与蔓延。集中力量尽快找到放射源,在未明确放射源存放地点前,参与抢救的人员必须采取安全可靠的防护措施。

(庞振清)

10

第十章

人群健康研究的统计学方法

一、学习要点

1. 统计学中的几个基本概念、统计工作的基本步骤。
2. 统计表结构与要求、统计图的类型、选择与制图原则。
3. 描述集中趋势的指标:算术平均数、几何均数及中位数。
4. 描述离散程度的指标:极差、标准差、四分位间距、变异系数。
5. 均数的抽样误差和标准误、总体均数置信区间及其估计方法。
6. 常用相对数的种类:率、构成比及相对比。
7. 率的抽样误差和率的标准误、总体率的置信区间。
8. t 检验和 χ^2 检验。

二、内容要点

教材知识点

(一)统计学概述

统计学是研究数据的收集、整理、分析与推断的一门应用性学科,是认识社会和自然现象客观规律数量特征的重要工具。

1. 基本概念

(1)同质与变异:同质是指被研究指标的影响因素相同。同质基础上的各观察单位(亦称为个体)之间的差异为变异。

(2)总体与样本:总体是指根据研究目的确定的同质观察单位的全体,更确切地说,是指同质的所有观察单位某种观察值(变量值)的集合。从总体中随机抽取样本,根据样本信息来推断总体特征,即抽样研究。从总体中随机抽取的部分观察单位,其测量值(或变量值)的集合,称为样本,该样本中所包含的观察单位数称为该样本的样本(含)量。抽样的原则:随机化和足够的样本含量。

(3)变量与变量值:对每个观察单位的某些特征进行测量和观察,这种特征称为变量,对变量的测得值称为变量值或观察值。变量的观察结果可以是定量的,也可以是定性的。

(4)参数与统计量:参数是指总体的统计指标,统计量是指样本的统计指标。

(5)误差:误差泛指实验数据的测量值和真实值之差。统计工作中产生的误差一般分为三类:系统误差、随机测量误差、抽样误差。

(6)概率:概率是描述某随机事件发生可能性大小的量值,常用符号 P 表示。习惯将 $P \leqslant 0.05$ 或 $P \leqslant 0.01$ 的事件称为小概率事件,表示该事件发生的可能性很小,可以认为在一次抽样中几乎不可能发生。

2. 统计资料的类型

(1)数值变量资料:数值变量资料亦称定量资料或计量资料,是指用定量的方法测定观察单位(个体)某项指标所得的资料。其观察值是定量的,表现为数值大小,一般有度量衡单位。

(2)分类变量资料:分类变量资料又称定性资料,是将观察单位按某种性质或类别进行分组,然后清点各组观察单位的个数所得的资料。根据类别之间是否有程度的差别又可分为两种情形:无序分类(也称为计数资料)、有序分类(又称等级资料)。

3. 统计工作的基本步骤:统计设计、收集资料、整理资料、分析资料。

(二)统计表和统计图

1. 统计表:统计表主要由标题、标目(包括横标目、纵标目)、线条、数字和备注五部分构成。其中,线条应简洁,除必须绘制的顶线、标目线、合计线和底线外,其余线条均可省略;表内的数字是统计表的基本语言,要求一律用阿拉伯数字;表内数字为零时用"0"表示,无数字时用"—"表示,暂缺或未记录用"…"表示。

2. 统计图:常用的统计图有:直条图、百分比条图、线图、半对数线图、直方图、散点图、箱式图和统计地图等。

3. 常用统计图及其绘制方法

(1)直条图:以等宽直条(柱)的长短来表示各指标数值的大小。适用于指标为各自独立的分类资料。纵轴尺度必须从"0"开始,各直条一般按统计指标由大到小排列,也可按事物本身的自然顺序排列。

(2)构成图:以图形面积大小表示事物内部各组成部分所占比重或比例。适用于按性质分类、能计算构成比的资料。构成图可分为圆形图和百分条图。圆图一般以 12 点的位置为起点,按顺时针方向,以数据大小或自然顺序排列各扇形。

(3)线图:用线段的升降来表示某事物(某现象)随时间或条件而变化的趋势。适用于连续性资料。

(4)直方图:又称频数分布图,是以各矩形的面积表示各组段的频数,各矩形面积的总和为总频数,适用于表示连续性资料的频数分布。纵轴尺度应从"0"开始。当组距不等时,要折合成等距后再绘图。

(5)散点图:用点的密集程度和变化趋势来表示两种现象间的相关关系。适用于双变量资料,均具有连续性变化的特征。

(6)箱式图:用于比较两组或多组资料的集中趋势和离散趋势,箱式图的中间横线表示中位数,箱子的长度表示四分位数间距,两端分别是 P_{75} 和 P_{25},箱式图最外面两端连线表示最大值和最小值。箱子越长表示数据离散程度越大。中间横线若在箱子中心位置,表示数据分布对称,中间横线偏离箱子正中央越远,表示数据分布越偏离中位数。

(三)数值变量资料的统计分析

1. 数值变量资料的统计描述

(1)编制频数分布表步骤:计算全距;确定组数、组距;划分组段;列表划记。

(2)集中趋势指标:常用的有算术均数、几何均数、中位数(表 10-1)。

表 10-1　描述集中趋势的指标

集中趋势指标	适用条件	计算公式
算术均数	① 对称分布资料	$\overline{x} = \dfrac{\sum x}{n}$（小样本）
	② 正态或近似正态分布资料	$\overline{x} = \dfrac{\sum fx}{n}$（频数表资料）
几何均数	① 等比数列	$G = lg^{-1}\left(\dfrac{\sum lgx}{n}\right)$（小样本）
	② 对数正态分布资料	$G = lg^{-1}\left(\dfrac{\sum flgx}{n}\right)$（频数表资料）
中位数	① 偏态分布资料	$M = x_{\frac{n+1}{2}}$（n 较小且为奇数）
	② 一端或两端没有确定数据	$M = \dfrac{1}{2}\left(x_{\frac{n}{2}} + x_{\frac{n}{2}+1}\right)$（$n$ 较小且为偶数）
	③ 资料性质不清楚	$M = L + \dfrac{i}{f_M}\left(\dfrac{n}{2} - \sum f_L\right)$（频数表资料）

（3）离散趋势指标：描述数据变异（离散趋势）的常用统计指标有全距、四分位数间距、方差、标准差、变异系数（表 10-2）。

表 10-2　描述离散趋势的指标

指标	适用条件	计算公式
极差	各种分布类型的资料	$R = $ 最大值 $-$ 最小值
四分位数间距	①偏态分布资料；②分布一端或两端没有确定数据的资料	$Q = P_{75} - P_{25}$
方差	对称分布，尤其是正态分布	$s^2 = \dfrac{\sum (x - \overline{x})^2}{n - 1}$
标准差	对称分布，尤其是正态分布	$s = \sqrt{\dfrac{\sum x^2 - \dfrac{\left(\sum x\right)^2}{n}}{n - 1}}$
变异系数	①单位不同的资料 ②均数相差悬殊的资料	$CV = \dfrac{s}{\overline{x}} \times 100\%$

（4）正态分布与医学参考值范围：正态分布是一种重要的连续型分布。正态分布的特点是中间频数多，两边频数逐渐减少且左右对称。正态分布的特征是：①正态分布曲线在横轴上方均数处最高；②正态分布以均数为中心，左右对称；③正态分布有两个参数：即均数和标准差；④曲线下面积分布有一定的规律性（表 10-3）。

表 10-3 正态分布和标准正态分布曲线下面积分布规律

正态分布	标准正态分布	面积（或概率）
$\mu \pm \sigma$	$-1 \sim 1$	68.27%
$\mu \pm 1.96\sigma$	$-1.96 \sim 1.96$	95.00%
$\mu \pm 2.58\sigma$	$-2.58 \sim 2.58$	99.00%

医学参考值范围是指绝大多数正常人的形态、功能和代谢产物等的各种生理、生化指标波动的范围。计算方法见表 10-4。

表 10-4 两种方法计算95%参考值范围

方法	双侧界值	单侧上限	单侧下限
正态分布法	$\bar{x} \pm 1.96s$	$\bar{x} + 1.645s$	$\bar{x} - 1.645s$
百分位数法	$P_{2.5} \sim P_{97.5}$	P_{95}	P_5

2. 数值变量资料的统计推断

（1）均数的抽样误差与标准误（表 10-5）：抽样误差是由个体变异引起的由抽样造成的样本均数之间或样本均数与总体均数之间的差异。样本均数的标准误（$\sigma_{\bar{x}}$）反映了样本均数的离散程度，也反映了样本均数抽样误差的大小。中心极限定理：在正态总体 $N(\mu, \sigma)$ 中随机抽样，其样本均数 $\bar{x}$ 服从正态分布。$\sigma_{\bar{x}} = \dfrac{\sigma}{\sqrt{n}}$（$\sigma$ 已知），$s_{\bar{x}} = \dfrac{s}{\sqrt{n}}$（$\sigma$ 未知）。标准误的用途：①可用来衡量样本均数的可靠性，反映抽样误差的大小；②可用来估计总体均数的可信区间；③可用于均数的假设检验。

表 10-5 标准差与标准误的比较

项目	标准差	标准误
含义	描述个体值的变异程度大小	描述样本均数抽样误差大小
公式	$s = \sqrt{\dfrac{\sum (x - \bar{x})^2}{n-1}}$	$s_{\bar{x}} = \dfrac{s}{\sqrt{n}}$
意义	标准差较小，表示观察值围绕均数的波动较小，说明样本均数的代表性。	标准误较小，表示样本均数与总体均数比较接近，说明样本均数的可靠性。
应用	结合样本均数估计医学参考值范围。	结合样本均数估计总体均数的可信区间。
与样本含量的关系	随样本含量的增多，逐渐趋于稳定	随样本含量的增多逐渐减小
联系	①都是描述变异程度大小的指标 ②当样本含量不变时，标准差越大，标准误越小	

（2）t 分布的特征：①单峰分布，以 0 为中心，左右对称；②自由度越小，t 值越分散，曲线的峰部越矮，尾部翘得越高；③当自由度逼近无穷大时，t 分布逼近标准正态分布。t 分布曲线下面积分布有一定规律，可查 t 界值表。

（3）总体均数的估计：①点估计：用样本统计量直接作为总体参数的估计值，没有考虑到抽样误差;②区间估计:按预先给定的概率估计总体参数所在范围的估计方法称为区间估计。该区间称为可信区间或置信区间(CI)给定的概率称为置信度,用 $1-\alpha$ 表示,取值一般为95%。总体均数95%置信区间的计算方法见表10-6。

表10-6 估计总体均数可信区间的计算公式

可信区间	小样本	大样本
95%可信区间	$(\bar{x} - t_{0.05/2,\nu}s_{\bar{x}}, \bar{x} + t_{0.05/2,\nu}s_{\bar{x}})$	$(\bar{x} - 1.96s_{\bar{x}}, \bar{x} + 1.96s_{\bar{x}})$
99%可信区间	$(\bar{x} - t_{0.01/2,\nu}s_{\bar{x}}, \bar{x} + t_{0.01/2,\nu}s_{\bar{x}})$	$(\bar{x} - 2.58s_{\bar{x}}, \bar{x} + 2.58s_{\bar{x}})$

(4)假设检验的意义和一般步骤:样本统计量与总体参数之间的差别,或样本统计量之间的差别是由于抽样误差造成的,还是本质不同所引起的,用一种方法来进行检验判断,这种方法叫假设检验。其基本思想是:假设样本均数与总体均数之间的差别是由抽样误差引起的,然后推断由抽样误差导致出现这种情况的概率有多大。如果出现这种情况的概率不小,那就有可能出现,不能拒绝这种假设。如果推断由抽样误差导致出现这种情况的概率很小,由于小概率事件在一次抽样中是不可能发生的,因此只好拒绝这个假设,拒绝第一种可能,也就接受了第二种可能。其基本步骤是:①建立假设,确定检验水准;②选定检验方法,计算检验统计量;③确定 P 值作出推断结论。

(5) t 检验和 u 检验: t 检验的应用条件:总体标准差未知,样本例数 n 较小,要求样本来自正态总体。在作两个小样本均数比较时,还要求两样本相应的总体方差相等。

(6)假设检验中的两型错误:I 型错误(第 I 类错误):拒绝了实际上成立的 H_0,这类"弃真"的错误称为 I 型错误。II 型错误(第 II 类错误):不拒绝实际上不成立的 H_0,这类"取伪"的错误称为 II 型错误。

(7)假设检验的注意事项:①要有严密的抽样设计;②选用的假设检验方法应符合其应用条件(表10-7);③正确理解差别有无统计学意义的含义;④假设检验的结论不能绝对化;⑤单双侧检验的选择取决于备择假设。

表10-7 常用的样本均数的假设检验

项目	样本均数与总体均数的比较	配对设计的 t 检验	两样本均数的比较
比较目的	推断是否 $\mu = \mu_0$	推断是否 $\mu_d = 0$	推断是否 $\mu_1 = \mu_2$
设计类型	从未知总体中随机抽取一样本	配对设计	完全随机设计(成组设计)
检验假设	$H_0: \mu = \mu_0$	$H_0: \mu_d = 0$	$H_0: \mu_1 = \mu_2$
检验统计量	$t = \dfrac{\bar{x} - \mu_0}{s_{\bar{x}}}$ $\nu = n - 1$	$t = \dfrac{\bar{d}}{s_{\bar{d}}}$ $\nu = n - 1$	$t = \dfrac{\bar{x}_1 - \bar{x}_2}{s_{\bar{x}_1 - \bar{x}_2}}$ $\nu = n_1 + n_2 - 2$

(四)分类变量资料的统计分析

1. 分类变量资料的统计描述

(1)常用相对数:率、构成比和相对比。①率是说明某事物或现象发生的频繁程度或强度的指标;②构成比是表示事物内部各组成部分所占的比重或分布;③相对比表示两个有关事物指标之比,用以说明一个指标是另一个指标的几倍或几分之几。两个指标可以是绝对数,也可以是相对数。

(2)应用相对数时的注意事项:计算相对数时分母不宜过小;资料分析时不能以构成比代替率;注意资料的可比性;正确计算平均率;样本率或构成比的比较应做假设检验。

2. 分类变量资料的统计推断

(1)率的抽样误差和标准误:由抽样引起的样本率和总体率之间的差别或两个样本率之间的差别,称为率的抽样误差。率的标准误是反映率抽样误差大小的指标。其计算公式为

$$s_P = \sqrt{\frac{P(1-P)}{n}}。$$

(2)总体率的可信区间:按一定概率来估计总体率所在的范围,即估计总体率的置信区间(可信区间)。总体率的可信区间可通过两种方法计算:①当样本含量 n 足够大(如 $n > 50$),且样本率 P 和 $1-P$ 均不太小,可根据正态分布的规律估计总体率的可信区间,计算公式为:总体率95%的可信区间($P - 1.96s_P , P + 1.96s_P$)。②当样本含量 n 较小(如 $n \leqslant 50$)时,特别是 P 接近于 0 或 1 时,样本率的分布近似于二项公布,可直接查表得总体率的可信区间。

(3)χ^2 检验是一种以 χ^2 分布为基础,以 χ^2 值为检验统计量的分类变量资料的假设检验方法。主要用途:①推断两个或两个以上总体率(或构成比)之间有无差别;②两变量间有无相关关系;③检验频数分布的拟合优度。χ^2 检验的基本步骤:建立假设,确定检验水准;计算 χ^2 统计量;确定概率 P 值;作出推断结论。

(4)对于四格表资料,通常规定:①当 $n \geqslant 40$ 且每一个格子的理论频数 $T \geqslant 5$ 时,用 χ^2 检验的基本公式或四格表资料的专用公式计算 χ^2 值;②当 $n \geqslant 40$ 但出现 $1 \leqslant T < 5$ 时,用校正公式计算 χ^2 值;③当 $n < 40$ 或 $T < 1$ 时,不能做 χ^2 检验,用确切概率法直接计算概率。对于配对设计分类变量资料,其 χ^2 检验亦有专门的公式。

(5)行×列表资料的 χ^2 检验:当基本数据超过2行或2列的资料,称为行×列表或 R×C 表资料。行×列表资料的 χ^2 检验用于多个样本率的比较或样本构成比的比较。

本章难点与注意点

1. 统计资料的分类与资料来源。

2. 统计图的制作基本要求。

3. 统计设计类型与 t 检验和 χ^2 检验。

4. 参考值范围与可信区间;抽样误差与标准误。

三、复习题

(一)选择题

[A₁ 型题]

1. 关于随机抽样,下列说法哪一项是正确的(　　)

A. 随机抽样即随意抽取个体

B. 研究者在抽样时应精心挑选个体,以使样本更能代表总体

C. 抽样时应使得总体中的所有个体有同等机会被抽取

D. 为确保样本具有更好的代表性,样本量应越大越好

E. 随机抽样即调查总体中的所有个体

2. 统计工作的步骤中最关键的一步是(　　)

　　A. 分析资料　　　B. 搜集资料　　　C. 整理资料　　　D. 设计　　　　　E. 调查资料

3. 随机事件的概率 P 的取值范围是(　　)

　　A. $0 \leq P \leq 1$　　　　　　B. $P \geq 0$　　　　　　　　C. $P \leq 1$

　　D. $P < 0.05$　　　　　　E. $-1 \leq P \leq 1$

4. 统计学提到的小概率事件是指(　　)

　　A. 反复多次试验中,均没有发生的事件

　　B. 一次试验中,该事件发生的可能性很小

　　C. 反复多次试验中,发生概率仍然为零的事件

　　D. 发生的概率大于 0.5 的事件

　　E. 一次试验中,绝对不发生的事件

5. 统计工作的基本步骤是(　　)

　　A. 资料搜集→统计分析

　　B. 统计设计→搜集资料→统计分析

　　C. 搜集资料→整理资料→统计分析

　　D. 统计设计→搜集资料→整理资料→统计分析

　　E. 搜集资料→统计设计→整理资料→统计分析

6. 抽样研究中的样本为(　　)

　　A. 总体中特定的一部分　　　　　　　　B. 总体中能抽取的尽可能多的个体

　　C. 总体中随机抽取的一部分　　　　　　D. 根据研究者的经验来收集的一部分

　　E. 随意收集的一部分

7. 资料的类型包括(　　)

　　A. 计量资料、数值变量资料、等级资料　　　B. 计量资料、计数资料、分类资料

　　C. 计数资料、分类资料、等级资料　　　　　D. 计量资料、计数资料、等级资料

　　E. 计数资料、等级资料、正态资料

8. 变异是指(　　)

　　A. 样本间的差异　　　　　B. 总体间的差异　　　　　C. 个体值间的差异

　　D. 样本与总体间的差异　　　E. 同质个体间的差异

9. 总体的定义是指根据研究目的确定的(　　)

　　A. 所有样本的全体　　　　　　　　B. 观察单位的全体

　　C. 同质观察单位的全体　　　　　　D. 观察单位某种变量值的集合

　　E. 所有样本中同质观察单位某种变量值的集合

10. 下列指标中属于分类变量的是(　　)

　　A. 身高　　　　B. 体重　　　　C. 血压　　　　D. 脉搏　　　　E. 职业

11. 概率等于 0 的事件称为

　　A. 小概率事件　　　　　B. 必然事件　　　　　C. 不可能事件

　　D. 随机事件　　　　　E. 互斥事件

12. 下列说法正确的是(　　)

　　A. 测定 60 名正常成年女性血小板所得资料只能是计量资料

　　B. 统计工作步骤中最重要的是分析资料

C. 概率是描述某随机事件发生的可能性大小的指标

D. 样本一定具有随机性

E. 样本的指标称为参数

13. 比较 1995 年某地三种传染病白喉、乙型脑炎、痢疾的病死率,选择的统计图是( )

    A. 线图   B. 半对数线图   C. 直方图

    D. 条图   E. 圆图

14. 下列哪种统计图纵坐标必须从 0 开始( )

    A. 半对数线图   B. 散点图   C. 条图

    D. 线图   E. 圆图

15. 下列哪些统计图适用于计数资料( )

    A. 条图、直方图   B. 线图、半对数线图   C. 条图、圆图

    D. 散点图、线图   E. 圆图、直方图

16. 要反映某一城市连续五年甲型肝炎发病率的变化情况,应选用( )

    A. 条图   B. 直方图   C. 线图   D. 散点图   E. 圆图

17. 某医院收集了近期门诊患者的病种构成情况资料,宜绘制( )

    A. 圆图   B. 散点图   C. 条图   D. 线图   E. 直方图

18. 欲表达某校 18 岁女大学生身高与体重的相关关系,宜绘制( )

    A. 直方图   B. 条图   C. 线图

    D. 散点图   E. 半对数线图

19. 统计表中数字暂缺或未记录时,通常用以下哪项表示( )

    A. –   B. \   C. 0   D. /   E. ⋯

20. 描述计量资料的分布特征和类型的统计图为( )

    A. 线图   B. 半对数线图   C. 圆图

    D. 直方图   E. 条图

21. 统计表的基本结构包括( )

    A. 统计调查表、整理汇总表和统计分析表

    B. 大标题、小标题、线条和数字

    C. 大标题、小标题、线条、数字和备注

    D. 标题、纵横标目、线条和数字

    E. 标题、纵横标目、线条、数字和备注

22. 欲分析某地 1989—1999 年的婴儿死亡率的变化趋势,应绘制( )

    A. 线图   B. 散点图   C. 直方图   D. 条图   E. 圆图

23. 反映某市 7 岁男孩身高的分布特征宜用( )

    A. 线图   B. 散点图   C. 直方图   D. 条图   E. 圆图

24. 根据某医院五种急性传染病的住院构成资料,宜绘制( )

    A. 线图   B. 散点图   C. 直方图   D. 条图   E. 圆图

25. 比较四个城区某年肺炎发病率应选用( )

    A. 线图   B. 散点图   C. 直方图   D. 条图   E. 圆图

26. 下列不是统计表中所必备的项目为( )

    A. 标题   B. 备注   C. 数字   D. 线条   E. 标目

27. 一个统计表的标题、标目和线条的数量分别为（　　）
　　A. 1、2、3、　　　　B. 1、3、2　　　　C. 2、1、3　　　　D. 3、1、2　　　　E. 3、2、1

28. 已知某地 1990—2003 年每年的结核病病死率,若要表示结核病病死率各年的变化情况,绘制统计图适宜用（　　）
　　A. 条图　　　　B. 圆图　　　　C. 直方图　　　　D. 线图　　　　E. 散点图

29. 分析婴儿是否为低出生体重与围生儿死亡率的关系,宜绘制（　　）
　　A. 条图　　　　　　　B. 散点图　　　　　　　C. 线图
　　D. 半对数线图　　　　E. 直方图

30. 绘制统计表时正确的选项是（　　）
　　A. 标题一般放在表的下方　　　　　　B. 数字暂缺可用空格表示
　　C. 标题应包括备注等所有内容　　　　D. 除顶线、底线外,尚可用斜线
　　E. 纵、横标目相结合表达一个完整意思

31. 将一组数值变量资料整理成频数表的目的主要是（　　）
　　A. 便于计算　　　　　　　　B. 形象描述数据的特点
　　C. 提供和描述数据的分布特征　　D. 为了能够更精确地检验
　　E. 防止数据出现差错、遗漏

32. 频数分布的两个重要特征是（　　）
　　A. 样本均数与总体均数　　B. 统计量与参数　　　　C. 标准差与标准误
　　D. 集中趋势与离散趋势　　E. 样本与总体

33. 表示一组正态分布资料变量值的平均水平,宜选用（　　）
　　A. 算术均数　　B. 中位数　　C. 几何均数　　D. 平均数　　E. 变异系数

34. 若描述某年某地 5 岁儿童尿铅值的平均水平,最适宜的指标是（　　）
　　A. 平均数　　B. 算术均数　　C. 几何均数　　D. 中位数　　E. 百分位数

35. 反映一组血清抗体效价资料的平均水平,宜选用（　　）
　　A. $\bar{x}$　　B. M　　C. CV　　D. R　　E. G

36. 与中位数相比较,算术均数更适用于下列哪种资料（　　）
　　A. 正态分布　　　　B. 对数正态分布　　　　C. 偏态分布
　　D. 分布不明　　　　E. 有不确定数据

37. 对于正态分布资料来说,中位数与均数的关系（　　）
　　A. 均数大于中位数　　B. 均数小于中位数　　C. 均数等于中位数
　　D. 无法确定　　　　　E. 以上都不对

38. 最小组段无下限或最大组段无上限的资料,描述其集中趋势（　　）
　　A. 算术均数　　B. 几何均数　　C. 标准差　　D. 百分位数　　E. 中位数

39. 将一正态分布资料所有的原始数据都加上一个不为 0 的常数,下列说法正确的是（　　）
　　A. 均数和标准差都不变　　　　　　B. 均数和标准差都变大
　　C. 均数和标准差都变小　　　　　　D. 均数不变,标准差变大
　　E. 均数变大,标准差不变

40. 均数和标准差的关系是（　　）
　　A. 均数越大,标准差越大

B. 均数越大,标准差越小

C. 标准差越大,均数对各变量值的代表性越好

D. 标准差越小,均数对各变量值的代表性越好

E. 标准差越小,样本均数与总体均数的距离越大

41. 描述正态分布的数值变量资料的离散趋势最常用的指标是( )

    A. 全距   B. 四分位数间距   C. 方差

    D. 标准差   E. 变异系数

42. 描述一组偏态分布资料的离散程度,选择下列哪一个指标比较好( )

    A. 全距   B. 四分位数间距   C. 方差

    D. 标准差   E. 变异系数

43. 观察指标分别是身高和体重的两组数据,比较其变异程度的大小,宜选用( )

    A. 全距   B. 四分位数间距   C. 标准差

    D. 变异系数   E. 方差

44. 均数相差悬殊的两组资料,欲比较它们的离散程度,宜选用( )

    A. 标准差   B. 方差   C. 四分位数间距

    D. 全距   E. 变异系数

45. 下列有关四分位数间距的描述,不正确的是( )

    A. 四分位数间距为 P_{75} 与 P_{25} 之差

    B. 四分位数间距比全距稳定

    C. 四分位数间距越大,变异程度越大

    D. 四分位数间距主要用于描述正态分布资料的变异程度

    E. 四分位数间距即中间一半变量值的全距

46. 各观察值同乘以一个不为0的常数后,哪个指标不会改变( )

    A. 均数   B. 标准差   C. 中位数   D. 几何均数   E. 变异系数

47. 下列关于变异系数的描述,不正确的是( )

    A. 变异系数一定大于1

    B. 变异系数无单位

    C. 变异系数描述资料分布的相对离散程度

    D. 可用于衡量度量单位不同资料的变异程度

    E. 可用于衡量均数相差悬殊资料的变异程度

48. 下列关于标准差的说法,错误的是( )

    A. 标准差常用于描述正态分布资料的离散程度

    B. 方差和标准差属于描述变异程度的同类指标

    C. 标准差和观察指标有相同的度量衡单位

    D. 标准差一定大于0

    E. 同一资料的标准差一定小于均数

49. 随机变量 x 服从 $N(\mu, \sigma)$ 的正态分布,当 μ 恒定时,σ 越小,则( )

    A. 曲线沿横轴越向左移动   B. 曲线沿横轴越向右移动

    C. 曲线越扁平   D. 曲线越陡峭

    E. 曲线形状和位置都不变

50. 标准正态分布是指(　　)
    A. $N(0,0)$　　　　　　　B. $N(1,1)$　　　　　　　C. $N(0,1)$
    D. $N(1,0)$　　　　　　　E. $N(\mu,\sigma)$

51. 要评价某市一名5岁男孩的身高是偏高或偏矮,其统计方法是(　　)
    A. 作身高差别的统计学检验
    B. 用该市5岁男孩身高的$1-\alpha$参考值范围评价
    C. 用该市5岁男孩身高的均数来评价
    D. 用该市5岁男孩身高的$1-\alpha$可信区间来评价
    E. 用该市5岁男孩身高的全距来评价

52. 关于医学参考值范围,下列说法中正确的是(　　)
    A. 没有任何疾病的人的解剖、生理、生化等数据的波动范围
    B. 参考值范围的制定不受资料分布类型的影响
    C. 制定参考值范围时,样本含量要足够大
    D. 偏态分布资料,可用正态分布法制定参考值范围
    E. 最常见的是99%的参考值范围

53. 某课题组获得某校新入学大学男生腹部皮下脂肪厚度(cm)和身高(cm)资料,现比较这两个变量的离散趋势,最佳的指标是(　　)
    A. 变异系数　　　　　　　B. 全距　　　　　　　C. 方差
    D. 标准差　　　　　　　　E. 四分位数间距

54. 健康成年男子红细胞数参考值的范围一般指(　　)
    A. 所有健康成年男子红细胞数的波动范围
    B. 绝大多数正常成年男子红细胞数的波动范围
    C. 所有正常成年男子红细胞数的波动范围
    D. 所有正常人红细胞的波动范围
    E. 少部分正常成年男子红细胞数的波动范围

55. 抽样误差产生的原因是(　　)
    A. 随机方法错误　　　　B. 资料不是正态分布　　　　C. 观察对象不纯
    D. 不是分类变量资料　　E. 个体差异

56. 反映均数抽样误差大小的指标是(　　)
    A. 均数的标准误　　　　B. 个体标准差　　　　C. 全距
    D. 变异系数　　　　　　E. 四分位数间距

57. 均数标准误的意义是(　　)
    A. 反映个体离散程度的大小
    B. 反映样本均数与总体均数的离散程度
    C. 反映频数分布的规律
    D. 反映指标的分布特征
    E. 以上都不对

58. 关于标准误,以下说法正确的是(　　)
    A. 与标准差的大小成反比　　　　　　B. 与样本含量的大小成正比
    C. 与样本含量的大小成反比　　　　　　D. 与样本含量的平方根成反比

E. 与标准差的平方成正比

59. t 分布是对称分布,它与标准正态分布相比较(　　)

    A. 中心位置左移　　　　　　B. 中心位置右移　　　　　　C. 分布曲线平坦一些

    D. 分布曲线陡峭一些　　　　E. 以上都不对

60. 关于 t 分布,错误的是(　　)

    A. t 分布是单峰分布　　　　　　　　　　B. t 分布是一簇曲线

    C. t 分布以 0 为中心,左右对称　　　　　D. 相同 ν 时,t 值越大,P 值越大

    E. 当 $\nu \to \infty$ 时,t 界值 $\to u$ 界值

61. 在实际工作中,减小抽样误差切实可行的方法是(　　)

    A. 减小个体差异　　　　　　B. 增加个体差异　　　　　　C. 减小样本含量

    D. 增加样本含量　　　　　　E. 以上都不对

62. 以下哪项小,表示用该样本均数估计总体均数的可靠性大(　　)

    A. s　　　　　B. $s_{\bar{x}}$　　　　　C. R　　　　　D. CV　　　　　E. Q

63. 统计推断的目的是(　　)

    A. 参数估计　　　　　　　　　B. 假设检验

    C. 统计描述　　　　　　　　　D. 用样本信息推断总体特征

    E. 以上均不对

64. 两样本均数比较的 t 检验,差别有统计学意义时,P 越小,说明(　　)

    A. 两总体均数差别越大　　　　　B. 两样本均数差别越大

    C. 越有理由认为两总体均数不等　D. 越有理由认为两样本均数不等

    E. 越有理由认为两总体均数相等

65. 配对 t 检验的无效假设一般可表示为(　　)

    A. $\mu_1 = \mu_2$　　　　　B. $\mu_1 \neq \mu_2$　　　　　C. $\mu_d = 0$

    D. $\mu_d \neq 0$　　　　　E. 以上都不对

66. 下面关于均数95%可信区间的描述,正确的是(　　)

    A. 估计95%的样本均数在此范围内

    B. 估计总体均数有95%的可能在此范围内

    C. 估计正常人群某指标95%观察值所在范围

    D. 反映某指标的可能取值范围

    E. 反映某指标的观察值波动范围

67. $\bar{x} \pm 2.58 s_{\bar{x}}$ 表示(　　)

    A. 总体率95%的可信区间　　　B. 总体均数95%的可信区间

    C. 总体率99%的可信区间　　　D. 总体均数99%的可信区间

    E. 99%的参考值范围

68. 进行假设检验的目的是(　　)

    A. 由样本统计量估计总体参数

    B. 计算样本统计量

    C. 确定发生该观察结果的概率

    D. 判断样本统计量之间的差别是抽样误差造成还是本质不同引起

    E. 以上都不对

69. 关于假设检验,下面哪个说法是正确的(　　)
    A. 检验水准只能取 0.05
    B. 单侧检验优于双侧检验
    C. 若 $P > \alpha$,则一定接受 H_0
    D. 做两样本比较的 u 检验,要求两总体方差相等
    E. 采用配对 t 检验还是两样本 t 检验是由试验设计方案所决定的

70. 假设检验的 I 型错误是指(　　)
    A. H_0 成立,检验结果接受 H_0　　　　　　B. H_0 成立,检验结果拒绝 H_0
    C. H_1 成立,检验结果接受 H_1　　　　　　D. H_1 成立,检验结果拒绝 H_1
    E. 以上都不对

71. 两样本均数比较时,以下检验水准中 II 型错误最小的是(　　)
    A. $\alpha = 0.05$　　　　　　B. $\alpha = 0.01$　　　　　　C. $\alpha = 0.15$
    D. $\alpha = 0.20$　　　　　　E. $\alpha = 0.30$

72. 按 $\alpha = 0.05$ 水准做 t 检验,$P > 0.05$,不能认为两总体均数不相等,此时若推断有错,其错误的概率为(　　)
    A. 大于 0.05　　　　　　B. β,而 β 未知　　　　　　C. 小于 0.05
    D. $1 - \beta$,而 β 未知　　　　E. 以上都不对

73. 两样本均数比较的 t 检验适用条件是(　　)
    A. 数值变量资料　　　　　　B. 资料服从正态分布　　　　　　C. 两总体方差相等
    D. 以上 ABC 都对　　　　　　E. 以上 ABC 都不对

74. 抽样研究中,适当增加样本含量可以(　　)
    A. 减小 I 型错误　　　　　　B. 减小 II 型错误　　　　　　C. 减小抽样误差
    D. 提高检验效能　　　　　　E. 以上都对

75. 作两样本均数比较的 t 检验,无效假设为(　　)
    A. 两样本均数不等　　　　　　B. 两样本均数相等　　　　　　C. 两总体均数不等
    D. 两总体均数相等　　　　　　E. 样本均数与总体均数不等

76. 配对设计的目的是(　　)
    A. 操作方便　　　　　　B. 提高测量精度　　　　　　C. 减少抽样误差
    D. 提高组间可比性　　　　　　E. 便于统计分析

77. 两样本均数比较的 t 检验,如 $t \geq t_{\alpha/2, \nu}$,则按 α 检验水准(　　)
    A. 两总体均数不等　　　　　　B. 两总体均数相等　　　　　　C. 两样本均数不等
    D. 两样本均数相等　　　　　　E. 样本均数与总体均数不等

78. 配对数值变量资料的 t 检验中,用药前数据减去用药后数据与用药后数据减去用药前的数据,两次 t 检验的结果(　　)
    A. t 值符号相反,结论相同　　　　　　　　B. t 值符号相反,结论相反
    C. t 值符号相同,结论相反　　　　　　　　D. t 值符号相同,结论相同
    E. 结论可能相同或相反

79. 两样本均数比较(双侧)的 t 检验,检验统计量 $t = 1.45$,$\alpha = 0.05$ 统计推断为(　　)
    A. 两样本均数的差别无统计学意义
    B. 两总体均数的差别无统计学意义

C. 本题未给出自由度,所以还不能进行统计推断

D. 两总体均数不等

E. 两样本均数不等

80. 两样本均数比较的 t 检验,结果 $P < 0.05$,说明(　　)

  A. 两样本均数不相等　　　　　　　　B. 两总体均数有差别

  C. 两样本均数差别较大　　　　　　　　D. 两样本均数差别有统计学意义

  E. 两总体均数相等

81. 两组数据中的每个变量值减去同一常数后,作两个样本均数比较的假设检验(　　)

  A. t 值不变　　　　　　　　　　　　B. t 值变小

  C. t 值变大　　　　　　　　　　　　D. t 值有可能变大也可能变小

  E. 不能判断

82. 其他条件不变,可信度 $1 - \alpha$ 越大,则总体均数的可信区间(　　)

  A. 越宽　　　　　　　B. 越窄　　　　　　　　　　C. 不变

  D. 与 II 型错误 β 有关　　E. 不确定

83. 从正态总体中做随机抽样,样本含量固定,$\mu \pm 1.96\sigma_{\bar{x}}$ 包含样本均数的概率为(　　)

  A. 95%　　　　B. 97.5%　　　　C. 99%　　　　D. 99.5%　　　　E. 不确定

84. 两样本均数比较的 t 检验,按 $\alpha = 0.05$ 的水准,拒绝 H_0,若此时推断有误,其错误的概率为(　　)

  A. 0.01　　　　B. 0.05　　　　C. 0.1　　　　D. 0.95　　　　E. 0.90

85. 两样本均数比较的 t 检验,若 $P > 0.05$,则(　　)

  A. 两总体均数相等

  B. 两总体均数不相等

  C. 没有足够证据可以推断两总体均数不同

  D. 两样本均数来自不同总体

  E. 以上都不对

86. 描述分类变量的统计指标是(　　)

  A. 平均数　　　B. 均数　　　C. 相对数　　　D. 变异系数　　　E. 百分位数

87. 某年某地肝炎的发病人数占同年传染病人数的 10%,该指标为(　　)

  A. 率　　　　B. 患病率　　　C. 发病率　　　D. 构成比　　　E. 相对比

88. 某医院收治肺部疾病患者 10 人,其中 8 人抽烟,占 80%,该指标为(　　)

  A. 相对比　　　　　　　　B. 构成比　　　　　　　　C. 发病率

  D. 患病率　　　　　　　　E. 以上均不对

89. 关于构成比的描述,不正确的是(　　)

  A. 构成比中某一部分比重的增减相应会影响其他部分的比重

  B. 构成比说明某现象发生的强度大小

  C. 构成比说明事物内部各组成部分所占的分布

  D. 事物内部各构成比之和必为 100%

  E. 构成比是常用的相对数指标之一

90. 男性吸烟率是女性的 10 倍,该指标为(　　)

  A. 相对比　　　　　　　　B. 构成比　　　　　　　　C. 绝对数

D. 率

E. 以上都不对

91. 反映某一事件发生强度或严重程度的指标应选用(　　)

A. 构成比

B. 相对比

C. 率

D. 绝对数

E. 率的标准误

92. 某医院的资料,计算了各种疾病所占的比例,该指标为(　　)

A. 构成比

B. 发病率

C. 相对比

D. 患病率

E. 以上都不对

93. 欲了解某地乙肝疫苗的阳转率,分母应为(　　)

A. 该地平均人中数

B. 该地乙肝患者人数

C. 该地乙肝易感人数

D. 乙肝疫苗接种人数

E. 乙肝疫苗接种后的阳转人数

94. 在实际工作中,易把构成比当作率分析的主要原因是(　　)

A. 构成比用得最多

B. 构成比比率难计算

C. 构成比比率易计算

D. 构成比的原始资料较率容易得到

E. 构成比与率的计算方法一样

95. 应用相对数时,容易犯的错误是(　　)

A. 将构成比当作率

B. 将相对比当作率

C. 将相对比当作构成比

D. 将率当作构成比

E. 以上全部都是

96. 关于相对数的应用,以下错误的是(　　)

A. 计算相对数时,分母不宜过小

B. 不能以比代率说明问题

C. 相对数的比较应注意其可比性

D. 应分别将分子和分母合计求平均率

E. 可直接根据样本率的大小作出推断结论

97. 描述计数资料的相对数指标主要包括(　　)

A. 百分率、千分率、万分率

B. 百分比、千分比、万分比

C. 率、构成比、相对比

D. 发病率、患病率、感染率

E. 出生率、死亡率、病死率

98. 计算某地某年肺癌发病率,其分母应为(　　)

A. 该地易感人群

B. 该地年平均人口数

C. 该地年平均就诊人数

D. 该地体检人数

E. 该地平均患者人数

99. 反映率的抽样误差大小的指标是(　　)

A. $s_{\bar{x}}$

B. s

C. s_P

D. s^2

E. R

100. 正态近似法估计总体率的可信区间适用于(　　)

A. n 足够大

B. P 既不靠近 0 也不靠近 1

C. $nP \geq 5$

D. $n(1-P) \geq 5$

E. 以上均是

101. 总体率95%可信区间的意义是(　　)

A. 95%的总体率在此范围

B. 95%的样本率在此范围

C. 95%的正常值在此范围

D. 样本率在此范围内的可能性为95%

E. 总体率在此范围内的可能性为95%

102. 四格表资料的 χ^2 检验,四个格子的基本数据是(　　)

A. 两对实测数和理论数

B. 两对实测阳性绝对数和阴性绝对数

C. 两个样本率的分子和分母

D. 两个构成比的分子和分母

E. 以上都不对

103. 四格表资料,若有一个实际频数为0,则( )

    A. 不能做 χ^2 检验

    B. 必须做校正的 χ^2 检验

    C. 还不能确定是否能做 χ^2 检验

    D. 不必做校正的 χ^2 检验

    E. 还不能确定是否需要做校正

104. 两个四格表资料,一个 $\chi^2 > \chi^2_{0.01,1}$,一个 $\chi^2 > \chi^2_{0.05,1}$,可以认为( )

    A. 前者资料两个百分数相差大

    B. 后者资料两个百分数相差大

    C. 前者更有理由认为两总体率不等

    D. 后者更有理由认为两总体率不等

    E. 尚不能下结论

105. 四个样本率比较的 χ^2 检验,若 $\chi^2 > \chi^2_{0.05,3}$,则结论为( )

    A. 各样本率均不相同   B. 各总体率均不相同

    C. 各总体率不同或不全相同   D. 各样本率不同或不全相同

    E. 各样本率之间的差别均有统计学意义

106. 两个样本率差别的假设检验,其目的是( )

    A. 推断两个总体率是否相等

    B. 推断两个样本率有无差别

    C. 推断两个样本率与两个总体率有无差别

    D. 推断两个样本率和两个总体率的差别有无统计学意义

    E. 推断两个总体分布是否相同

107. χ^2 检验的自由度为( )

    A. $n-1$ B. 1   C. $n-k$

    D. $(R-1)(C-1)$ E. $n_1 + n_2 - 2$

108. 应用四格表资料 χ^2 检验基本公式的条件是( )

    A. 各实际频数均大于5

    B. 各理论频数均大于5

    C. 总例数大于等于40,各实际频数大于5

    D. 总例数大于等于40,各理论频数大于等于5

    E. 以上都不对

109. 两样本率比较的 χ^2 检验,以下错误的是( )

    A. 若 $1 < T < 5, n > 40$,需计算校正的 χ^2 值

    B. 若 $n < 40$,不能做 χ^2 检验

    C. χ^2 检验的自由度为1

    D. 校正 χ^2 值使否定 H_0 的可能性增大

    E. $n \geq 40$ 且 $T \geq 5$,既可以用 χ^2 检验的基本公式也可以用专用公式

110. 四格表资料 χ^2 检验的无效假设是( )

    A. 两样本率无差别   B. 两样本率有差别   C. 两总体率有差别

    D. 两样本率来自同一总体   E. 样本率与总体率有差别

111. 四格表的周边合计不变时,如果某一格子的实际频数有变化,则其理论频数( )

    A. 减小   B. 增大

    C. 不变   D. 随实际频数的增减而增减

    E. 不确定

112. 两样本率比较的 χ^2 检验,差别有统计学意义时,P 越小,说明( )

    A. 两样本率差别越大   B. 两总体率差别越大

    C. 越有理由认为两总体率相等   D. 越有理由认为两样本率相等

    E. 越有理由认为两总体率不等

113. 用四格表资料专用公式和基本公式算得的统计量分别为 χ_1^2 和 χ_2^2,两者的关系是( )

    A. χ_1^2 比 χ_2^2 准确   B. χ_2^2 比 χ_1^2 准确   C. $\chi_1^2 > \chi_2^2$

    D. $\chi_1^2 < \chi_2^2$ E. $\chi_1^2 = \chi_2^2$

114. 四格表资料 χ^2 检验的自由度为( )

    A. 一定等于 1   B. 一定大于 1   C. $n-1$

    D. 格子数 -1 E. $n_1 + n_2 - 2$

115. 四格表资料的 χ^2 检验,校正公式的应用条件是( )

    A. $n \geq 40, 1 \leq T < 5$ B. $n \geq 40, T \geq 5$ C. $n \geq 40, A \geq 5$

    D. $n < 40, T \geq 5$ E. $n < 40$ 或 $T < 1$

116. 三个样本率比较的 χ^2 检验,以下叙述错误的是( )

    A. 无效假设是 $\pi_1 = \pi_2 = \pi_3$ B. 备择假设是 $\pi_1 \neq \pi_2 \neq \pi_3$

    C. $\nu = 2$ D. $P > 0.05$,不拒绝 H_0

    E. $P < 0.05$,差别有统计学意义

117. 行×列表资料的 χ^2 检验,当有 1/5 以上格子 $T < 5$ 或有一个格子 $T < 1$ 时,以下所采取的措施中错误的是( )

    A. 适当增加样本含量

    B. 删去理论频数太小的行或列

    C. 将理论频数太小的行或列与性质相近的邻行邻列合并

    D. 应用确切概率法直接计算 P 值

    E. 用校正公式计算 χ^2 值

118. 四个样本率作比较,其中一个格子的理论频数大于 1 小于 5,其余的都大于 5,则( )

    A. 只能作校正的卡方检验   B. 不能作卡方检验   C. 先进行适当的合并

    D. 只能用确切概率法   E. 直接作卡方检验

[A_2 型题]

1. 在妇女健康状况研究中,调查了下列指标,你认为属于等级资料的是( )

    A. 性别   B. 年龄   C. 职业

    D. 病情的轻重程度   E. 已婚育龄妇女现有子女数

2: 检查 9 个人的血型,其中 A 型 2 人,B 型 3 人,O 型 3 人,AB 型 1 人,其对应的资料类

型是(　　)

    A. 数值变量资料   B. 9 项无序分类资料   C. 9 项有序分类资料

    D. 4 项无序分类资料   E. 4 项有序分类资料

3. 检查 2 岁儿童卡疤的阳性或阴性,其对应的资料类型是(　　)

    A. 数值变量资料   B. 二项分类资料   C. 多项无序分类资料

    D. 等级资料   E. 定量资料

4. 若用图直观地表示某城市在八年中肝炎的发病率随时间的变化情况,宜选择(　　)

    A. 散点图   B. 线图   C. 条图   D. 直方图   E. 圆图

5. 某医生想把在研究某新药的治疗效果时收集到的资料(表 10-8)绘制成疗效构成统计图,宜选用(　　)

表 10-8　某新药治疗效果

治疗效果	人数
好转	33
控制	28
显效	31
无效	7

    A. 单式条图   B. 复式条图   C. 圆图   D. 直方图   E. 线图

6. 某医生想把在两个甲型肝炎流行期收集的资料(表 10-9)用统计图表示出来。宜选用(　　)

表 10-9　四地区在甲型肝炎两个流行期的感染率

地区	第一次	第二次
A 地	0.15	0.08
B 地	0.25	0.16
C 地	0.42	0.25
D 地	0.35	0.28

    A. 直方图   B. 线图   C. 圆图   D. 单式条图   E. 复式条图

7. 若用图形表示儿童身高和年龄的关系,宜绘制(　　)

    A. 散点图   B. 线图   C. 圆图   D. 条图   E. 直方图

8. 6 人的血清抗体滴度分别为 1∶20、1∶40、1∶80、1∶160、1∶320、1∶640 欲描述其平均水平,应选用的指标是(　　)

    A. 均数   B. 几何均数   C. 中位数   D. 平均数   E. 算术均数

9. 同一组 7 岁儿童,身高均数为 100cm,标准差为 5cm;体重均数为 20kg,标准差为 3kg,比较两者的变异程度(　　)

    A. 身高的变异程度大于体重的变异程度

    B. 身高的变异程度等于体重的变异程度

    C. 身高的变异程度小于体重的变异程度

D. 单位不同,无法比较

E. 身高与体重的变异程度之比为 5/3

10. 比较某地 1～2 岁与 5～6 岁儿童身高的变异程度,宜用(　　)

A. 全距　　　　　　　　　B. 四分位数间距　　　　　　C. 方差

D. 标准差　　　　　　　　E. 变异系数

11. 数据 -5、0、1、2、3、4、>5 的中位数是(　　)

A. 1　　　　　B. 2　　　　　C. 3　　　　　D. 4　　　　　E. 无法确定

12. 正态曲线下横轴上从 $-\infty$ 到均数的面积为(　　)

A. 50%　　　　B. 80%　　　　C. 95%　　　　D. 99%　　　　E. 无法确定

13. 标准正态分布曲线下中间 95% 的面积所对应的横轴尺度 u 的范围是(　　)

A. $-1～1$　　　　　　　　B. $-1.96～1.96$　　　　　　C. $-2.58～2.58$

D. $-1.645～1.645$　　　　E. $-2.33～2.33$

14. 正态曲线下横轴上,从均数到均数 +1.96 倍标准差的面积为(　　)

A. 98.5%　　　B. 45%　　　　C. 97.5%　　　D. 47.5%　　　E. 95%

15. 若随机变量 x 服从 $N(\mu,\sigma)$ 的正态分布,则 P_{95} 等于(　　)

A. $\mu-1.96\sigma$　　　　　B. $\mu+1.96\sigma$　　　　　C. $\mu-1.645\sigma$

D. $\mu+1.645\sigma$　　　　　E. $\mu-2.33\sigma$

16. 某地 150 名正常成年男子的血清总胆固醇值(mmol/L)近似服从 $N(4.93,0.85)$ 的正态分布,估计该地正常成年男子血清总胆固醇 95% 参考值范围是(　　)

A. 4.93 ± 0.85　　　　　　B. $4.93\pm1.645\times0.85$　　　　C. $4.93\pm1.96\times0.85$

D. $4.93\pm2.58\times0.85$　　　E. $4.93\pm2.33\times0.85$

17. 已知尿铅含量为偏态分布,过高属异常,估计其 95% 参考值范围用(　　)

A. P_5　　　　　　　　　　B. $\bar{x}\pm1.96s$　　　　　　C. $\bar{x}\pm1.96s_{\bar{x}}$

D. $\bar{x}+1.96s$　　　　　　E. P_{95}

18. 根据样本资料算得健康成人白细胞计数的 95% 可信区间为 $7.2\times10^9/L～9.1\times10^9/L$,其含义是(　　)

A. 估计总体中有 95% 的观察值在此范围内

B. 总体均数在该区间的概率为 95%

C. 样本中有 95% 的观察值在此范围内

D. 该区间包含样本均数的可能性为 95%

E. 该区间包含总体均数的可能性为 95%

19. 为研究缺氧对正常人心率的影响,有 50 名志愿者参加试验,分别测得试验前后的心率,应用何种统计检验方法来较好地分析此数据(　　)

A. 两样本均数比较的 t 检验　　　　　　B. 两样本均数比较的 u 检验

C. 单样本的 t 检验　　　　　　　　　　D. 配对资料的 t 检验

E. 配对资料的卡方检验

20. 对 10 名 25 岁以上的山区健康男子测量脉搏均数(次/分),用 t 检验与全国正常男子资料进行比较,按 $\alpha=0.05$ 的检验水准,自由度为(　　)

A. 9　　　　　B. 8　　　　　C. 18　　　　　D. 19　　　　　E. 20

21. 随机抽取 120 名健康男性,测得其血红蛋白含量的均数为 138g/L,标准差为 5g/L,

则其95%的参考值范围为(　)

A. $138 \pm 1.96 \times \dfrac{5}{\sqrt{120}}$　　B. $138 \pm 1.645 \times 5$　　C. $138 \pm 1.96 \times 5$

D. $138 \pm 2.58 \times \dfrac{5}{\sqrt{120}}$　　E. $138 \pm 2.33 \times 5$

22. 有两个独立的随机样本,样本含量分别为 n_1 和 n_2,进行两个小样本均数比较的 t 检验,其自由度为(　)

A. $n_1 + n_2$　　B. $n_1 - n_2$　　C. $n_1 + n_2 - 1$

D. $n_1 + n_2 - 2$　　E. $n_1 + n_2 + 1$

23. 随机抽取男 200 人、女 100 人为某传染病研究的调查对象,测得其阳性感染率分别为 20% 和 15%,则合并阳性感染率为(　)

A. 35%　　B. 16.7%　　C. 18.3%　　D. 30%　　E. 17.5%

24. 研究某种新药的降压效果,对 100 人进行试验,其显效率的95%可信区间为 0.862 ~ 0.926,表示(　)

A. 样本显效率在 0.862 ~ 0.926 的概率是 95%

B. 有 95% 的把握说总体显效率在此范围内波动

C. 有 95% 的患者显效率在此范围

D. 样本率估计的抽样误差有 95% 的可能在此范围

E. 该区间包括总体显效率的可能性为 95%

25. 计算某地儿童肺炎的发病率,现求得男、女童肺炎发病率分别为 21.2% 和 19.1%,可认为(　)

A. 男童的肺炎发病率高于女童　　B. 应进行标准化后再做比较

C. 资料不具可比性,不能直接比较　　D. 应进行假设检验后再下结论

E. 以上都不对

26. 四格表中,当 $a=20, b=60, c=15, d=5$ 时,最小的理论频数为(　)

A. $T_{1,1}$　　B. $T_{1,2}$　　C. $T_{2,1}$　　D. $T_{2,2}$　　E. $T_{1,3}$

27. 对于总例数为 400 的 4 个样本率的资料做 χ^2 检验,其自由度为(　)

A. 399　　B. 396　　C. 1　　D. 2　　E. 3

28. 某医生用甲乙两种药物治疗两组相同疾病患者,其中甲组收治的患者是乙组的 10 倍,若两组的治愈率相同,比较两总体治愈率的可信区间,则(　)

A. 甲组较乙组的准确　　B. 甲组较乙组的精密　　C. 乙组较甲组的准确

D. 乙组较甲组的精密　　E. 甲乙两组的可信区间无可比性

29. 用两种方法治疗某种疾病,甲种方法治疗 18 人,15 人治愈;乙种方法治疗 14 人,10 人治愈,比较两种方法的治疗效果应该用(　)

A. $\sum \dfrac{(A-T)^2}{T}$　　B. $\sum \dfrac{(|A-T|-0.05)^2}{T}$

C. $\sum \dfrac{(|A-T|-1)^2}{T}$　　D. $\dfrac{(|b-c|-1)^2}{b+c}$

E. 确切概率法

30. 用触诊和 X 线摄片对 100 名妇女做乳癌检查,触诊有 50 名阳性,X 线摄片有 60 名

阴性,两种方法均阳性者 10 名,两种方法检查均为阴性的人数为(　　)

    A. 20　　　　　　B. 30　　　　　　C. 40　　　　　　D. 50　　　　　　E. 60

31. 为了解某药的疗效,对 100 名患者治疗的结果进行调查,结果为 80 人有效,有效率为 80%,则样本率的抽样误差为(　　)

    A. 2%　　　　　　B. 3%　　　　　　C. 4%　　　　　　D. 5%　　　　　　E. 6%

32. 从甲、乙两文中,查到同类研究中两个率比较的四格表资料,经 χ^2 检验,甲文 $\chi^2 > \chi^2_{0.01,1}$,乙文 $\chi^2 > \chi^2_{0.05,1}$,可认为(　　)

    A. 两文结果有矛盾　　　　　　　　　　B. 两文结果基本一致

    C. 甲文结果更可信　　　　　　　　　　D. 乙文结果更可信

    E. 甲文更有理由认为两样本率不等

33. 某学校抽样调查两个年级学生的乙型肝炎表面抗原,其中甲年级调查 35 人,阳性人数 4 人;乙年级调查 40 人,阳性人数 8 人。该资料宜选用的统计方法为(　　)

    A. 校正的四格表资料 χ^2 检验　　　　　B. 四格表资料的 χ^2 检验

    C. t 检验　　　　　　　　　　　　　　D. u 检验

    E. 配对计数资料的 χ^2 检验

34. 将 100 名患者随机等分成两组后分别给予 A、B 方案治疗,疗效分为有效和无效。欲知两种方案的疗效何者为优,宜作

    A. 两样本均数比较的 t 检验　　　　　B. 两组多类构成比比较的 χ^2 检验

    C. 两样本率比较的 χ^2 检验　　　　　D. 两样本比较的秩和检验

    E. 配对计数资料的 χ^2 检验

[A₃ 型题]

(1~3 题共用题干)

调查了某地 120 名成年男性的血清甘油三酯含量(mmol/L)均数为 1.17,标准差为 0.32;调查了 130 名成年女性的血清甘油三酯含量均数为 1.11,标准差为 0.31,分析成年男性和成年女性的血脂水平有无差异。

1. 该资料是什么资料类型(　　)

    A. 计量资料　　　　　B. 计数资料　　　　　C. 等级资料

    D. 分类变量资料　　　E. 定性资料

2. 该设计属于何种设计类型(　　)

    A. 配对设计　　　　　B. 配伍组设计　　　　C. 完全随机设计

    D. 交叉设计　　　　　E. 以上都不是

3. 进行假设检验时应选择(　　)

    A. 配对计量资料的 t 检验　　　　　　B. 两个小样本比较的 t 检验

    C. 单样本的 t 检验　　　　　　　　　D. 两个大样本比较的 u 检验

    E. χ^2 检验

(4~6 题共用题干)

通过以往大量资料得知某地 20 岁男子平均身高为 168cm,今随机测量 16 名 20 岁男子,得平均身高为 172cm,标准差为 14cm,问当地 20 岁男子的平均身高是否比以往高?

4. 本例的自由度为(　　)

    A. 15　　　　　　B. 16　　　　　　C. 17　　　　　　D. 18　　　　　　E. 19

5. 进行假设检验时应选择( )

 A. $t = \dfrac{\bar{d}}{s_{\bar{d}}}$ 　　　　 B. $u = \dfrac{\bar{x} - \mu}{s_{\bar{x}}}$ 　　　　 C. $u = \dfrac{\bar{x}_1 - \bar{x}_2}{s_{\bar{x}_1 - \bar{x}_2}}$

 D. $t = \dfrac{\bar{x}_1 - \bar{x}_2}{s_{\bar{x}_1 - \bar{x}_2}}$ 　　　　 E. $t = \dfrac{\bar{x} - \mu}{s_{\bar{x}}}$

6. 本次抽样的标准误为( )

 A. 2.5 　　　 B. 3.5 　　　 C. 4.5 　　　 D. 5.5 　　　 E. 6.5

(7～10题共用题干)

用甲药治疗慢性咽炎患者100例,有效90例;用乙药治疗慢性咽炎患者100例,有效80例。

7. 甲药治疗慢性咽炎的有效率为( )

 A. 90% 　　　 B. 80% 　　　 C. 70% 　　　 D. 60% 　　　 E. 50%

8. 甲药的 s_P 为( )

 A. 0.03 　　　 B. 0.04 　　　 C. 0.05 　　　 D. 0.06 　　　 E. 0.07

9. 比较甲、乙两种药物的疗效是否有差别,应用公式( )

 A. $\sum \dfrac{(|A - T| - 0.05)^2}{T}$ 　　 B. $\sum \dfrac{(|A - T| - 1)^2}{T}$ 　　 C. $\dfrac{(|b - c| - 1)^2}{b + c}$

 D. $\dfrac{(b - c)^2}{b + c}$ 　　 E. $\dfrac{(ad - bc)^2 n}{(a + b)(c + d)(a + c)(b + d)}$

10. 比较甲、乙两种药物疗效是否有差别, H_0 为( )

 A. 两样本有效率相等 　　 B. 两总体有效率相等 　　 C. 样本率与总体率相等

 D. 样本率与总体率不等 　　 E. 以上均不对

[B₁型题]

(1～5题共用备选答案)

 A. 线图 　　 B. 散点图 　　 C. 直方图 　　 D. 条图 　　 E. 圆图

1. 主要应用于频数分布资料,说明观察单位的分布状况可绘制( )

2. 表示事物内部各部分所占比重的构成比资料可绘制( )

3. 说明事物或现象动态变化过程的连续性资料可绘制( )

4. 应用于相互独立的事物间各指标数值大小的比较可绘制( )

5. 表达两变量有无相关关系的资料可绘制( )

(6～8题共用备选答案)

 A. $\mu \pm 1.96\sigma_{\bar{x}}$ 　　　　 B. $\mu \pm 1.96\sigma$ 　　　　 C. $\bar{x} \pm t_{0.05/2, \nu} s_{\bar{x}}$

 D. $\bar{x} \pm 1.96s$ 　　　　 E. $P \pm 1.96 s_P$

6. 总体均数95%可信区间( )

7. 总体率95%可信区间( )

8. 正态分布法制定95%的参考值范围( )

(9～11题共用备选答案)

 A. $\nu = n - 1$ 　　 B. $\nu = n_1 + n_2 - 1$ 　　 C. $\nu = n_1 + n_2 - 2$

 D. $\nu = n$(对子数)$- 1$ 　　 E. $\nu = n_1 + n_2 + 1$

9. 配对数值变量资料的 t 检验的自由度是( )

10. 两个小样本均数比较的 t 检验的自由度是（　　）

11. 单样本的 t 检验的自由度是（　　）

（12～14 题共用备选答案）

　　A. $\nu = n - 1$　　　　　B. $\nu = 1$　　　　　C. $\nu = n_1 + n_2 - 2$

　　D. $\nu = (R - 1)(C - 1)$　　E. $\nu = R - 1$

12. 四格表资料 χ^2 检验的自由度是（　　）

13. 行×列表资料 χ^2 检验的自由度是（　　）

14. 配对计数资料 χ^2 检验的自由度是（　　）

（15～17 题共用备选答案）

　　A. $n \geqslant 40, 1 \leqslant T < 5$　　B. $n \geqslant 40, T \geqslant 5$　　C. $n \geqslant 40, A \geqslant 5$

　　D. $n < 40, T \geqslant 5$　　　E. $n < 40$ 或 $T < 1$

15. 四格表资料 χ^2 检验专用公式的应用条件是（　　）

16. 四格表资料 χ^2 检验校正公式的应用条件是（　　）

17. 确切概率法的应用条件是（　　）

（18～22 题共用备选答案）

　　A. 平均数　　B. 几何均数　　C. 中位数　　D. 算术均数　　E. 百分位数

18. 描述数值变量资料集中趋势的指标是（　　）

19. 描述正态分布的数值变量资料的集中趋势首选指标是（　　）

20. 描述偏态分布的数值变量资料的集中趋势首选指标是（　　）

21. 描述呈等比数列资料的集中趋势首选指标是（　　）

22. 分布一端或两端没有确定数据的资料集中趋势首选指标是（　　）

（23～25 题共用备选答案）

　　A. 全距　　　　B. 四分位数间距　　　　C. 方差

　　D. 标准差　　　E. 变异系数

23. 描述正态分布的数值变量资料的离散趋势首选指标是（　　）

24. 描述偏态分布的数值变量资料的离散趋势首选指标是（　　）

25. 比较单位不同的两组资料的离散程度应选择（　　）

（26～30 题共用备选答案）

　　A. $u = \dfrac{\bar{x}_1 - \bar{x}_2}{s_{\bar{x}_1 - \bar{x}_2}}$　　B. $t = \dfrac{\bar{x} - \mu_0}{s_{\bar{x}}}$　　C. $t = \dfrac{\bar{d}}{s_{\bar{d}}}$

　　D. $t = \dfrac{\bar{x}_1 - \bar{x}_2}{s_{\bar{x}_1 - \bar{x}_2}}$　　E. $u = \dfrac{\bar{x} - \mu_0}{\sigma_{\bar{x}}}$

26. 总体标准差未知，样本均数与总体均数的比较选择公式（　　）

27. 总体标准差已知，样本均数与总体均数的比较选择公式（　　）

28. 两个大样本均数的比较选择公式（　　）

29. 两个小样本均数的比较选择公式（　　）

30. 差值为正态分布的配对数值变量资料的比较选择公式（　　）

（二）思考题

1. 简述频数分布表的编制方法及主要用途

2. 描述数值变量资料集中趋势的指标有哪些，各自的应用条件是什么？

3. 描述数值变量资料离散趋势的指标有哪些,各自的应用条件是什么?

4. 标准差有标准误有何区别和联系?

5. 假设检验时,当 $P < \alpha$ 时,则拒绝 H_0,接受 H_1,理论根据是什么?

6. 为什么假设检验的结论不能绝对化?

7. 以两样本均数比较的 t 检验为例,说明假设检验的基本步骤。

8. 常用的相对数指标有哪些? 请说明各相对数的意义和计算方法。

9. 简述应用相对数的注意事项。

10. 对于四格表资料,如何正确选用假设检验方法?

（三）案例分析

1. 某医生随机检测了某地 300 名健康成年男子的血清胆固醇含量,得 $\bar{x} = 4.0$mmol/L, $s = 0.6$mmol/L。

（1）指出本次研究的总体、观察单位和变量。

（2）本次研究的抽样误差是多少?

（3）试估计该地健康成年男子的血清胆固醇含量总体均数的 95% 的可信区间。

（4）试估计该地健康成年男子的血清胆固醇含量的 99% 的参考值范围。

2. 已知北方农村儿童前囟门闭合月龄为 14.1 个月,某研究人员从东北某地抽取 36 名儿童,得囟门闭合月龄均数为 14.3 个月,标准差为 5.08 个月,问该地儿童前囟门闭合月龄的均数与一般儿童是否有差别?

3. 用两种方法测定 12 份血清样品中镁离子含量(mmol/L)的结果见表 10-10。

（1）这是什么资料类型? 什么设计类型?

（2）两种方法测定结果有无差别?

表 10-10 两种方法测定血清中镁离子含量(mmol/L)的结果

试样号	甲基百里酚蓝法	葡萄糖激酶两点法	差值
1	0.94	0.92	-0.02
2	1.02	1.01	-0.01
3	1.14	1.11	-0.03
4	1.23	1.22	-0.01
5	1.31	1.32	0.01
6	1.41	1.42	0.01
7	1.53	1.51	-0.02
8	1.61	1.61	0
9	1.72	1.72	0
10	1.81	1.82	0.01
11	1.93	1.93	0
12	2.02	2.04	0.02

4. 某口腔科测得某地 13～16 岁居民男性 20 人的恒牙初期腭弓深度均值为 17.15mm,标准差为 1.59mm,女性 34 人的均数为 16.92mm,标准差为 1.42mm。根据这份数据可否认

为该地 13 ~ 16 岁居民腭弓深度有性别差异？

5. 用甲乙两种方法检查已确诊的乳腺癌患者 120 名。甲法的检出率为 60% ,乙法的检出率为 50% ,甲、乙两法一致的检出率为 35% 。

(1)该资料为何种设计类型？属于什么性质的资料？

(2)甲、乙两法的检出率有无差别？

6. 某医院肿瘤科四年来治疗肺癌患者 131 例,每例均经随访观察 5 年存活率。其中手术治疗 47 例,存活 39 例;联合治疗(手术加术后化疗)84 例,存活 57 例。

(1)该研究为何种类型的设计？属于什么性质的资料？

(2)两种方案治疗肺癌的存活率有无差别？

四、参考答案

(一)选择题

[A_1 型题]

1. C	2. D	3. A	4. B	5. D	6. C	7. D	8. E	9. C	10. E
11. C	12. C	13. D	14. D	15. C	16. C	17. A	18. D	19. A	20. D
21. E	22. A	23. C	24. E	25. C	26. B	27. A	28. E	29. A	30. C
31. C	32. D	33. A	34. D	35. E	36. A	37. C	38. E	39. E	40. C
41. D	42. B	43. D	44. E	45. C	46. E	47. A	48. E	49. D	50. C
51. B	52. C	53. A	54. B	55. C	56. C	57. B	58. C	59. C	60. D
61. D	62. B	63. D	64. C	65. C	66. B	67. C	68. D	69. C	70. B
71. E	72. B	73. D	74. E	75. D	76. D	77. A	78. A	79. A	80. D
81. A	82. A	83. A	84. B	85. C	86. C	87. D	88. B	89. B	90. A
91. C	92. A	93. D	94. E	95. A	96. E	97. C	98. B	99. C	100. E
101. E	102. B	103. C	104. C	105. C	106. A	107. D	108. D	109. D	110. D
111. C	112. E	113. E	114. A	115. A	116. B	117. E	118. E		

[A_2 型题]

1. D	2. D	3. B	4. B	5. C	6. E	7. A	8. B	9. C	10. E
11. B	12. A	13. D	14. D	15. D	16. C	17. E	18. E	19. D	20. A
21. C	22. D	23. C	24. E	25. D	26. C	27. E	28. B	29. E	30. A
31. C	32. C	33. B	34. C						

[A_3 型题]

1. A	2. C	3. D	4. A	5. E	6. B	7. A	8. A	9. E	10. B

[B_1 型题]

1. C	2. E	3. A	4. D	5. B	6. C	7. E	8. D	9. D	10. C
11. A	12. D	13. D	14. B	15. B	16. E	17. E	18. A	19. D	20. C
21. B	22. C	23. D	24. B	25. E	26. B	27. E	28. A	29. D	30. C

(二)思考题(略)

(三)案例分析答题要点

1. (1)该地区每个健康成年男子就是观察单位,血清胆固醇含量就是变量,该地健康成年男子的血清胆固醇含量的集合就构成了本次研究的总体。

（2）$s_{\bar{x}} = \dfrac{s}{\sqrt{n}} = 0.035$

（3）$(\bar{x} - 1.96s_{\bar{x}}, \bar{x} + 1.96s_{\bar{x}}) = (3.93, 4.07)$

（4）$(\bar{x} - 2.58s, \bar{x} + 2.58s) = (2.45, 5.55)$

2. 样本均数与总体均数比较的 t 检验，$t = 2.036$，$P > 0.05$。

3.（1）数值变量资料，配对设计

（2）配对数值变量资料的 t 检验，$t = 0.771$，$P > 0.05$。

4. 两个小样本均数比较的 t 检验，$t = 0.550$，$P > 0.05$。

5.（1）配对设计，分类变量资料。

（2）配对分类变量资料的 χ^2 检验，$\chi^2 = 3$，$P > 0.05$。

6.（1）完全随机设计，分类变量资料。

（2）四格表资料的 χ^2 检验，$\chi^2 = 3.52$，$P > 0.05$。

（丁　可　刘　琥）

第十一章

人群健康研究的流行病学原理和方法

一、学习要点

1. 流行病学的定义、原理、基本原则及方法;流行病学的用途。

2. 健康相关资料的来源、疾病分布常用的测量指标、疾病三间分布。

3. 疾病流行强度:散发、暴发、流行、大流行。

4. 流行病学方法分类、概念、特点及研究设计的基本内容。

5. 现况研究的概念、普查与抽样调查的概念、抽样方法及样本含量的估计。

6. 病例对照研究的概念、研究对象病例的选择、样本含量的估计及资料的统计分析、优点和局限性。

7. 队列研究的概念、用途、优点及局限性。

8. 临床试验的概念及设计。

9. 筛检试验的概念、目的、应用原则与效果评价。

10. 公共卫生监测的定义、目的、种类、程序以及监测系统的评价。

11. 疾病监测的概念、我国主要的疾病监测方法、我国疾病监测体系。

12. 疾病暴发的调查与分析。

二、内容要点

教材知识点

(一)流行病学概述

1. 定义　流行病学是研究人群中疾病和健康状况的分布及其影响因素,并研究如何防制疾病及促进健康策略和措施的科学。

2. 流行病学的原理和方法　基本原理包括:①疾病与健康在人群中的分布;②疾病发病过程;③人与环境的关系;④病因论及病因推断原则;⑤疾病防制原则和策略等。研究方法按其性质可分为描述性研究、分析性研究、实验性研究和理论性研究四类。描述性研究是利用常规监测记录或通过专题调查获得的数据资料,按照不同地区、不同时间及不同人群特征分组,描述人群疾病或健康状态与暴露因素的分布情况,在此基础上进行比较分析,进而提出病因假设和线索。描述性研究主要包括历史常规资料的分析、现况研究、生态学研究和随访研究。分析性研究是对所假设的病因或流行因素进一步在选择的人群中探讨疾病发生的条件和规律,验证所提出的假说;分析性研究分为两类:一类是病例对照研究,另一类是将队列研究。实验性研究是将研究对象(人群)随机分组,各组给予不同的干预措施,并观察、比较不同干预措施的效应;根据研究对象的不同可分为临床试验、现场试验和社区试验。理论性研究是指在充分进行观察性研究和实验性研究的基础上,应用数学模型模拟疾病在人群中的分布规律,定量表达各种危险因素与疾病和健康之间的关系,并探讨防制措施的效应。

3. 流行病学研究设计的基本内容　明确调查目的;掌握有关背景资料;确定研究方法类型;调查方法设计;预期结果及解释;调查人员、时间进度和经费。

4. 流行病学的用途　描述疾病与健康状态的分布特点;探讨病因与影响流行的因素及确定防制方法;应用于诊断、疗效判断、选择治疗方案及预后的评价;评价疾病的防制和健康促进的效果;应用于医疗、卫生、保健服务的决策和评价。

(二)流行病学资料的来源与疾病分布

1. 流行病学资料的来源　常规工作记录;各种统计报表;专题科学研究工作所获得的现场调查资料或实验研究资料

2. 疾病分布常用的测量指标　一般分三类:

(1)生命统计指标

①出生率:亦称粗出生率,是指某地某年平均每千人口中所出生的活产人数。

②死亡率:亦称粗死亡率,是指某地某年平均每千人口的死亡人数。死亡率反映一个国家或地区居民总的死亡水平,是一个国家或地区卫生、经济和文化水平的综合反映。不同地区、不同年代死亡率的比较必须先标化。

③儿死亡率:是指某年不满周岁婴儿的死亡数占同年活产数之千分比。它是反映社会经济及卫生状况的一项敏感指标。

④年龄别死亡率:是指某地某年某一年龄(或某年龄组)人群中每千人口的死亡人数,不同年龄组死亡率不同。由于不受人口年龄构成的影响,不同地区同一年龄组的死亡率可直接比较。

⑤5岁以下儿童死亡率:是指某年5岁以下儿童死亡数与同年活产数之比,以千分率表示。该指标主要反映婴幼儿的死亡水平。

⑥孕产妇死亡率:是指某年每千名孕产妇中死亡人数。该指标用于评价妇女保健工作,间接反映一个国家的卫生服务水平。

⑦死因别死亡率:是指某年某地每10万人口中因某病死亡的人数,是死因分析的重要指标。它能反映各类疾病对人群健康的危害程度,为确定防治重点提供依据。

⑧因构成比:是指某类死因的死亡数占总死亡数的百分比。按各类死因构成比的大小由高到低排列的位次称为死因顺位,它可以说明各种死因的相对重要性,明确不同时期卫生保健工作的重点。

⑨平均期望寿命:又称预期寿命,是指同时出生的一代人,活到某个年龄尚能生存的年数。各国家(地区)平均期望寿命可直接比较。出生时(0岁)平均期望寿命是最常用的指标,称为人口平均寿命,是评价人群健康状况以及社会经济发展和人民生活质量的最重要指标之一。

(2)疾病统计指标

①发病率:是指特定人群在一定时间内(一般为1年)发生某病新病例的频率。发病率是描述疾病的分布,探讨发病因素和评价预防措施效果的重要指标。

②罹患率:常用来衡量人群中在较短时间内新发病例的频率,是测量新发病例频率的指

标,观察时间可以日、周、旬、月为单位,常用于疾病暴发或流行时的病因调查。

③患病率:又称现患率或流行率,是指某特定时间内总人口中某病现患新旧病例所占的比例。常用来表示病程较长的慢性病的存在或流行情况。分为时点患病率和期间患病率。时点患病率要求调查时间尽可能短,一般在 1 个月以内;调查时间超过一个月时用期间患病率。

④感染率:是指在某个时间内能检查的人群样本中,某病现有感染者人数所占的比例。常用于研究某些传染病或寄生虫病的人群感染情况和分析防治工作的效果。

⑤续发率:也称二代发病率,是指在一个家庭、病房、集体宿舍、托儿所、幼儿园班组中第一例病例发生后,在该传染病的最短潜伏期至最长潜伏期间,易感接触者中因受其感染而发病的病例数占所有易感接触者总数的百分比。续发率是反映传染病传染力强弱的指标,也用于分析传染病流行因素及评价防疫措施的效果。

⑥存率:是指接受某种治疗的患者或某病患者中,经若干年随访(通常为 1 年、3 年、5 年)后,尚存活的患者人数所占的比例。生存率反映了疾病对生命的危害程度,也可用于评价某种治疗的远期疗效,在某些慢性病的研究中经常用到。

⑦病死率,是指在一定时期内,患某病的全部患者中因该病死亡者所占的比例。常用来说明疾病的严重程度或医院的医疗水平。

(3)人群健康状况的复合指标

①潜在减寿年数(DYLL):是指一定时期(一般为 1 年)某人群各年龄组死亡者的期望寿命与实际死亡年龄之差的总和,即死亡所造成的寿命损失。该指标强调了早死对健康的损害。②伤残调整寿命年(DALY):是指从发病到死亡所损失的全部健康寿命年,包括因早死所致的寿命损失年和残疾所致的健康寿命损失年两部分。该指标综合反映各种疾病造成的早死与残疾对健康寿命的损失,更全面地反映疾病对健康的危害程度以及疾病负担情况。

3. 疾病的流行强度 疾病的流行强度是指某种疾病在某地区一定时期内某人群中,发病数量的变化及病例间的联系强度。常用散发、流行、大流行和暴发表示。

4. 疾病的三间分布 疾病在人群、时间和地区上的三间分布反映出疾病的流行特征,流行特征是判断和解释病因的依据,也是形成病因假设的重要来源。

(1)人群分布:可以根据年龄、性别、民族、职业、宗教、婚姻与家庭、流动人口等进行分组(分类)。研究疾病的人群分布特征有助于探讨病因和流行因素、明确高危人群。

(2)时间分布:表现为短期波动、季节性、周期性和长期趋势。可用于探索某些病因和流行因素的线索。

(3)地区分布:可按国家、地区、行政区划、城乡等进行分组。地区分布常可提供有关疾病的病因及流行因素的线索。多数疾病在世界各地均有发生,但也有一些疾病主要发生于某些局部地区,其他地区则很少发生或不发生,这种现象称地方性。具有地方性特点的疾病称为地方性疾病,简称地方病。

(4)疾病分布的综合描述:移民流行病学是综合描述疾病分布的方法。移民流行病学是通过比较某种疾病在移民、移居地当地居民及原居住地人群的疾病发病率或死亡率差别,以探索遗传因素和环境因素在疾病发生中的作用。它是利用移民群体研究疾病的分布特征,是从地区、人群、时间三个方面综合描述疾病分布的一种方法,常用于慢性非传染性疾病及某些遗传病的病因研究。

（三）描述性研究

1. 概述　描述性研究是利用现有的记录资料或通过专题调查获得的资料,描述疾病和健康状况在不同地区、时间和人群中的分布特征。

2. 现况研究

（1）概念:现况研究又称现况调查,是对特定时点（或期间）和特定范围内人群中的有关变量（因素）与疾病或健康状况关系的调查。现况调查所获得的描述性资料是在某一时点或在一个短暂时间内收集的,客观地反映该时点疾病分布、人群某些特征与疾病之间的关联,如同时间上的一个横断面,因而又称横断面研究。包括普查和抽样调查两种类型。

（2）现况研究的目的和用途:描述疾病或健康状况的分布;发现病因线索;了解人群的健康水平,为卫生保健工作的计划和决策提供科学依据;适用于疾病的二级预防;进行疾病监测;评价疾病的防治效果。

（3）普查:是指为了解某病的患病率或某人群的健康状况,在特定时间对特定范围内人群中的每一成员进行的全面调查或检查。适用条件:①所普查的疾病患病率较高;②调查目的明确,调查项目简单;③疾病的检验方法、操作技术不很复杂,试验的灵敏度和特异度均较高;④有足够的人力、物质和设备用于发现病例和及时治疗;⑤有严密的组织和高质量的普查人员队伍;⑥有群众基础。普查的优点是能够发现人群中的全部病例,使其得到及时治疗;能提供疾病分布情况和流行因素或病因线索;通过普查能起到普及医学科学知识的作用。缺点是普查工作量大,调查质量不易控制;易发生重复和遗漏现象;不适用于患病率很低的疾病;耗费人力、物力,成本高;一般只能获得患病率资料,而不能获得发病率资料。

（4）抽样调查:是从总体中随机抽取一个有代表性的样本作为研究对象,然后根据调查所得的样本资料估计和推断被调查现象的总体特征。抽样调查的优点是节省时间、人力和物力资源;由于调查范围小,调查工作容易做得细致。但抽样调查的设计、实施及资料分析较为复杂;不适于调查变异较大的资料;当某病的发病率很低时,小样本不能提供足够的信息,若估计的样本量达到总体的75%时,直接进行普查更有意义。

3. 研究设计与实施　①明确研究目的与类型。②确定研究对象。③确定样本量和抽样方法。样本量的决定因素:预期现患率;观察单位间的变异程度;精确度;把握度（$1-\beta$）。抽样方法:常用的抽样方法有单纯随机抽样、系统抽样、分层抽样和整群抽样。④确定研究变量和设计调查表。

（四）病例对照研究

1. 概念　病例对照研究是选择患有所研究疾病的人群作为病例组,和未患该病的人群作为对照组,调查并比较两组人群过去是否暴露于某种或某些可疑因素及暴露程度,从而推断该暴露因素与该病是否有关联及其关联程度大小的一种观察性研究方法。

2. 分类　病例对照研究按照研究设计的不同通常分为两类:一是成组病例对照研究,二是配比病例对照研究。通过配比可以消除配比因素的作用,还可以用较小的样本增加分析时的统计学检验能力,提高流行病学效率。

3. 研究对象的选择及来源　①病例的选择:选择病例时首先要求有一个明确、统一的诊断标准,其次要保证病例样本的代表性。病例的来源主要有两种:一是选择某地区人群中在某时期内发生的全部病例或其随机样本。二是选择某家医院或几家医院在某一时期内就诊或住院的全部病例。②对照的选择:选择对照的基本原则是对照能够代表产生病例的人群。如果病例是从人群中选择的,可以选择同一人群中非病例的随机样本作为对照,或选择病例的配偶、同胞、亲戚、邻居、同学或同事等作为对照。如果病例是从医院中选择的,则可以从同一医院同一时间就诊或住院的其他病例中选择对照。

4. 资料的分析

(1)数据整理:按规定格式进行。

(2)统计描述:对研究对象的一般特征进行描述,并进行均衡性检验。

(3)统计推断:比较病例组与对照组中暴露的差别有无统计学意义,一般采用χ^2检验。

(4)联系强度:OR指暴露者的疾病危险性为非暴露者的多少倍。当$OR = 1$时,表示暴露与疾病无关联;当$OR > 1$时,说明暴露使疾病的危险度增加,称为"正"关联,是疾病的危险因素;当$OR < 1$时,说明暴露使疾病的危险度减少,称为"负"关联,即暴露因素对疾病有保护作用。

5. 优点和局限性

优点:①特别适用于罕见病的研究;②节省人力、物力,容易组织,所需样本较少;③研究周期短,可以较快获得结果;④一次调查可同时研究一种疾病与多个因素的关系;⑤既可以检验有明确危险因素的假设,又可以广泛探索尚不够明确的多种因素,提出病因假设。

局限性:①不适用于研究人群中暴露比例很低的因素;②常难以判断暴露与疾病出现的先后顺序;③选择研究对象时易发生选择偏倚;④获取既往信息时易发生回忆偏倚;⑤易发生混杂偏倚;⑥不能测定暴露组和非暴露组的发病率、死亡率等,因而不能计算相对危险度。

(五)队列研究

1. 概念　队列研究是根据是否暴露于所研究的可疑因素或暴露程度将研究对象分组,然后观察并比较暴露组和非暴露组某种或多种疾病的发病率或死亡率。如果暴露组与非暴露组之间,或不同暴露剂量组之间的发病率或死亡率有显著差异,则可认为暴露因素与疾病存在因果关联。

2. 分类　队列研究根据研究对象进入队列时间及终止观察的时间不同,分为前瞻性队列研究、历史性队列研究和双向性队列研究。

3. 研究对象的选择　①暴露人群的选择:职业人群、特殊暴露人群、一般人群、有组织的人群团体;②对照人群的选择:内对照、外对照、总人口对照、多重对照。

4. 资料的收集　收集内容包括基线资料、随访资料、结局资料。

5. 资料的分析　①相对危险度(RR):是暴露组发病率(I_e)与非暴露组发病率(I_0)的比值。②归因危险度(AR):是暴露组的发病率与非暴露组的发病率之差。③归因危险度百分比($AR\%$):是暴露人群因某因素暴露所致的某病发病或死亡占该人群该病全部发病或死亡的百分比。④人群归因危险度:是指总人群发病率(I_t)中归因于暴露的部分。⑤人群归因危险度百分比:是指PAR占总人群全部发病的百分比。

6. 优点和局限性

优点:①研究对象的暴露资料是在结局发生之前研究者亲自收集的,资料可靠,一般不存在回忆偏倚;②可以得到暴露组和对照组的发病率,计算相对危险度和特异危险度,估计暴露因素与发病的关联强度;③病因发生在前,疾病发生在后,因果关系的时相顺序合理,一般可以验证病因假设;④可以同时研究一种暴露因素与多种疾病的关系,并能了解人群疾病的自然史。

局限性:①不适用于研究人群中发病率很低的疾病;②随访时间长,难以避免失访偏倚;③研究耗费的人力、物力、财力和时间较多,实施难度大;④在随访过程中由于未知变量的引入或已知变量的变化,都可使结局受到影响,使分析复杂化。

(六)实验性研究

1. 实验性研究的基本原理 实验性研究是将研究对象随机分为实验组和对照组,以研究者人为控制的措施给予实验组的人群,而不给对照组的人群该措施,随访并比较两组人群的结局,以评价该措施的效果。实验性研究属于前瞻性研究。

2. 实验性研究的特点 前瞻性观察、随机分组、有平行的对照组、施加干预措施。

3. 分类 根据不同的研究目的和研究对象分为临床试验、现场试验和社区试验三类。①临床试验:是以患者为研究对象的实验研究;②现场试验:是以尚未患所研究疾病的人群作为研究对象,以个体为单位的实验研究,③社区试验:是以尚未患所研究疾病的人群作为研究对象,以群体为单位进行抽样、分组和干预。

4. 实验性研究设计的基本原则 ①随机化原则:实验性研究在研究对象的选择和分组过程中要采用随机方法进行。随机选择研究对象是为了保证样本对总体的代表性。随机分组是使研究对象分到各研究组的机会均等,目的是为了保证组间的可比性。②对照原则:实验组和对照组在一些可能影响实验效应的非处理因素上保持均衡,这样才能正确判断研究因素的实验效应。实验研究中常用的对照形式有:标准对照、安慰剂对照、相互对照等。③重复原则:对于个体间存在变异的现象进行研究时,必须在一定量的重复观察基础上才能掌握其规律性。④盲法原则:在实验研究中,为减少由于主观因素导致的信息偏倚,实验过程中应采用盲法收集资料。临床试验设计中盲法主要分为:单盲、双盲、三盲。

5. 临床试验

(1)概念:临床试验是以患者为研究对象,按照随机分配的原则将试验对象分为实验组和对照组,实验组给予某种治疗措施,对照组不给该措施或给予安慰剂,同等地观察一段时间后,评价该措施产生的效应。

(2)研究对象的选择要点:研究对象的代表性;入选的研究对象确能从研究中受益;选择预期结局事件发生率较高的人群作为研究对象;选择依从性好的人群作为研究对象。

(3)干预措施的确定:干预措施要有明确的规定并严格执行,在整个实验过程中保持不变(标准化)。

(4)结局的确定和测量:结局评价指标包括发病率、死亡率、治愈率、缓解率、复发率等。

(5)随访:临床试验中对所有研究对象都要同等地进行随访到终止期。随访的内容主要包括干预措施的执行情况、有关影响因素的信息和结局变量。

流行病学常用研究方法的差异比较见表 11-1。

表 11-1 流行病学常用研究方法的差异比较

差异	现况研究	病例对照研究	前瞻性队列研究	实验性研究
样本组成	暴露者、现患者或存活者	患病与未患病	暴露和未暴露于所研究因素,但未患所研究疾病	患者或健康人
分组标准	患病或非患病;暴露或非暴露	患病或未患病	暴露或未暴露	随机分组
时间顺序	现况(某一特定时点或特定时期)	回顾性(从果推因)	前瞻性(从因到果)	前瞻性(从因到果)

续表

差异	现况研究	病例对照研究	前瞻性队列研究	实验性研究
比较内容	暴露者与非暴露者的患病情况或患病者与非患病者的暴露情况	病例组与对照组过去的暴露情况	暴露者与未暴露者发病或死亡情况	干预组与对照组的有效、发病、死亡等情况
率	现患率,暴露率	暴露百分比	发病率或死亡率	有效率,治愈率,生存率,不良反应发生率,保护率,效果指数
暴露与疾病联系指标	–	OR	RR , AR , PAR	相对危险度降低,绝对危险度降低
用途	描述疾病或健康状况的分布;提供疾病致病因素的线索;疾病监测;确定高危人群	探索疾病的可疑危险因素;建立和检验病因假说	检验病因假设;描述疾病的自然史	治疗研究;诊断研究;筛检研究;预后研究;病因研究
优点	有来自同一群体自然形成的同期对照,结果具有可比性;一次调查可同时观察多种因素	样本小,获结果快;费用低;可同时研究一种疾病与多种暴露的关系,筛选病因;最适用于罕见病研究	暴露资料较准确;可计算发病率及相对危险度;可同时研究一种暴露与多种疾病的关系	可以人为控制研究对象的条件和暴露情况,对结果可以进行标准化评价;研究对象随机分组,组间均衡性好;因果论证强度高
局限性	因果关系不易确定;仅调查存活者,不适用于调查病程短和死亡快的疾病;不适用于罕见病的调查	样本代表性差,对照选择不易得当;回忆暴露史多偏倚;仅能算 OR ;不适用于研究人群中暴露比例很低的因素	需大样本和长期随访;费用高;失访问题多;不适用于罕见病的病因研究	实施和设计比较复杂;对研究对象的条件控制严格,对一般人群缺乏代表性;研究对象的依从性不易保证,有时还有医德方面的争议

（七）筛检试验

1. 概念　筛检是运用快速、简便的实验、检查或其他方法,从表面健康的人群中去发现那些未被识别的可疑患者或有缺陷者,用于筛检的试验称为筛检试验。

2. 目的　早期发现患者,并进一步诊断和治疗,属于疾病二级预防措施。也可以用于疾病一级预防措施。

3. 研究对象的选择　病例组除要求用金标准正确诊断外,同时要求所选病例应有代表性,应包括临床各型、各期及有或无并发症的病例;非病例组要在其他可能影响试验结果的因素方面与病例组均衡,此外,非病例组还应包括容易与目标疾病产生混淆的疾病。

4. 评价　主要从试验的真实性、可靠性及效益三个方面进行评价。

（1）真实性:是指测量值与实际值的符合程度,是正确地判定受试者有病与无病的能力。评价的指标:①灵敏度:又称真阳性率,是指将实际有病的人正确地判断为患者的能力;②假阴性率:又称漏诊率,是指实际有病者而被判定为非病者的百分比;③特异度:又称真阴性率,是指将实际无病的人正确地判断为非患者的能力;④假阳性率:又称误诊率,是指实际无病者而被判定为有病的百分比;⑤约登指数:是灵敏度和特异度之和减去1。约登指数越大,试验真实性越好。

(2)可靠性:可靠性是指在完全相同的条件下,重复试验获得相同结果的稳定程度。评价指标有:变异系数、符合率。

(3)预测值:用于估计某试验可在某特定人群中发现的新病例数,帮助估计筛检试验的收益。①阳性预测值:筛检试验结果为阳性时受试者患有该病的可能性;②阴性预测值:筛检试验结果为阴性时受试者没有患该病的可能性。

5. 联合试验

(1)并联试验:是指同时做几个试验时,只要其中有一个阳性,即判为阳性的试验方法。并联可提高试验的灵敏度,减少漏诊率;特异度下降,误诊增加。

(2)串联试验:是指依次顺序地做几项试验,只有全部试验均呈阳性时才能判为阳性。该法可提高试验的特异度,灵敏度降低,漏诊增加。

(八)公共卫生监测

1. 定义 公共卫生监测是指连续地、系统地收集疾病或其他卫生事件的资料,经过分析和解释后及时将信息反馈给有关部门,并将这些数据用于规划、完善和评价公共卫生干预措施及方案的过程。

2. 用途 ①定量估计公共卫生问题的严重性;②描述疾病的长期趋势和自然史;③发现疾病的暴发和流行;④描述疾病或其他公共卫生事件的分布及其散播过程和范围;⑤对于已经消灭(消除)或正在消灭(消除)的传染病,判断是否阻断了疾病或病原体的传播;⑥为流行病学和实验室研究提供帮助;⑦监测病原的变化;⑧评价干预措施的效果;⑨制定公共卫生计划。

3. 基本过程

(1)资料收集:可以来自以人群为基础的监测系统、医院为基础的监测系统、实验室为基础的监测系统。

(2)资料的分析和解释:首先,将收集到的原始资料认真核对、整理,建立数据库;其次,利用统计学方法把各种数据转变为有关指标;最后,解释统计分析指标的意义和内涵。

(3)信息反馈:向上反馈给卫生行政部门及其领导,向下反馈给各级监测机构及其工作人员;横向反馈给有关的医疗卫生机构及其专家,以及反馈给社区和居民。

(4)监测资料的利用:利用监测获得的信息可以了解疾病及危险因素的分布特征,为疾病控制服务;掌握疾病的长期变化趋势,进行流行预测;监测资料能够确定高危人群,评价干预措施的效果,为制定合理的公共卫生策略和干预措施提供科学依据。

4. 我国主要的疾病监测方法 ①被动监测;②主动监测;③常规报告;④哨点监测;⑤病例为基础的监测;⑥事件为基础的监测;⑦人群为基础的监测;⑧医院为基础的监测;⑨实验室为基础的监测。

(九)疾病暴发调查

1. 疾病暴发的特点 ①时间较短;②单位集中或地区分布集中;③患者相对较多;④症状相似;⑤患者的病原体一致。

2. 暴发调查的一般步骤

（1）准备与组织：接到暴发报告后，立即做好进入现场的准备和组织。

（2）核实诊断：核实临床诊断、制定病例定义、确定暴发的存在、了解暴发的范围与程度。

（3）现场调查：通过调查搜集到的所有病例和收集到的相关信息，经过分析，了解暴发的流行病学特征、确定暴发的类型，为提出传染源和传播途径的假设提供依据。

（4）暴发调查的分析：分析疾病的三间分布，根据分布特征发现高危人群及防制的重点区域和人群，为制定防控措施提供依据。同时也可寻找可能的传染源和传播因素的线索，从而形成病因假设。

（5）提出假设：通过对初步调查资料疾病三间分布特征的了解，病例与非病例的比较分析，提出传染来源、传播方式以及流行因素、高危人群等，同时提出初步的处理方案，以控制暴发疫情的发展。

（6）验证假设：通过分析性研究证实或否定病因假设。

（7）完善控制措施：在假设得到验证后，制定有针对性的具体措施并评价该措施的效果。

（8）总结报告：对疫情概况、暴发经过、现场调查、实验室检测结果、流行病学分析结果、采取的措施与效果评价，经验教训及今后的工作建议等进行总结。

3. 暴发类型　根据暴露于病原体的性质和时间长短，蔓延和传播的方式以及暴发和流行的间期分为同源暴发、连续传播性流行、混合型。

本章难点与注意点

1. 抽样调查方法。
2. 病例对照研究设计与资料分析。
3. 队列研究设计与资料分析。
4. 实验性研究设计。
5. 暴发调查的一般步骤。
6. 筛检试验中预测值与患病率、灵敏度、特异度的关系。
7. 流行病学常用研究方法的比较。

三、复习题

（一）选择题

[A_1 型题]

1. 目前，流行病学研究的疾病范围是（　）
   A. 传染病　　　　　　　　B. 慢性疾病　　　　　　　　C. 急性疾病
   D. 慢性非传染病　　　　　E. 各种疾病

2. 流行病学研究的对象是（　）
   A. 患者　　　　　　　　　B. 非患者　　　　　　　　　C. 人群
   D. 个体　　　　　　　　　E. 病原携带者

3. 某地欲对40岁以上男性进行高血压现况研究，据此可得到该人群该病的（　）
   A. 死亡率　　　B. 治愈率　　　C. 罹患率　　　D. 患病率　　　E. 病死率

4. 关于普查的目的，以下哪一项不正确（　）
   A. 早期发现患者　　　　　B. 了解疾病的分布　　　　　C. 了解人群的健康水平
   D. 为卫生决策提供依据　　E. 验证病因假设

5. 流行病学的偏倚是指(　　)

    A. 抽样误差　　　B. 系统误差　　　C. 随机误差　　　D. 数据误差　　　E. 逻辑误差

6. 下面关于流行病学说法正确的是(　　)

    A. 从个体角度研究疾病与健康　　　　　　B. 只研究传染病的流行和防治

    C. 只研究慢性病的危险因素　　　　　　　D. 只研究疾病的预防措施

    E. 研究人群中疾病和健康状况的分布及其影响因素

7. 流行病学主要用于(　　)

    A. 研究疾病的病因　　　　　B. 评价人群健康状况　　　　　C. 研究疾病预防与控制

    D. 评价疾病的防治效果　　　E. 以上都对

8. 流行病学研究中的群体是指(　　)

    A. 只限于患者　　　　　　　B. 一定范围内的人群　　　　　C. 只限于全人类

    D. 只限于一个家庭　　　　　E. 只限于非患者

9. 下列说法正确的是(　　)

    A. 发病率和患病率是一样的　　　　　　　B. 罹患率和现患率是一样的

    C. 患病率的分子是新发病例　　　　　　　D. 发病率的分子是现患病人数

    E. 发病率的分母不包括不会发病的人

10. 评价一个医院治疗心肌梗死的水平,常用的指标是(　　)

    A. 死亡率　　　　　　　　　B. 3 年存活率　　　　　　　　C. 病死率

    D. 出院率　　　　　　　　　E. 以上都不是

11. 疾病的分布是指(　　)

    A. 疾病的时间、地区、人群分布　　　　　B. 疾病的民族、职业、性别分布

    C. 疾病的城乡、民族、职业分布　　　　　D. 疾病的年龄、性别、职业分布

    E. 疾病的季节、人群、民族分布

12. 某幼儿园发生麻疹流行,评价发病情况的最好指标是(　　)

    A. 发病率　　　　B. 患病率　　　　C. 罹患率　　　　D. 引入率　　　　E. 续发率

13. 对病因不明的疾病,描述性研究的主要任务是(　　)

    A. 寻找病因线索,提出病因假设　　　　　B. 因果推断

    C. 确定病因　　　　　　　　　　　　　　D. 验证病因

    E. 以上都不是

14. 欲调查某病在某地的危害状况,进行现况调查,宜选用(　　)

    A. 普查　　　　　　　　　　B. 抽样调查　　　　　　　　　C. 典型病例调查

    D. 住院病例调查　　　　　　E. 个案调查

15. 某市欲开展青少年吸烟率的调查,该调查属于(　　)

    A. 个案调查　　　　　　　　B. 典型病例调查　　　　　　　C. 现况调查

    D. 病例对照调查　　　　　　E. 非典型调查

16. 一种新疗法可以延长寿命,但不能治愈疾病,可能发生的情况是(　　)

    A. 该病发病率减少　　　　　B. 该病发病率增加　　　　　　C. 该病患病率增加

    D. 该病患病率减少　　　　　E. 该病发病率和患病率均减少

17. 计算某年婴儿死亡率的分母是(　　)

    A. 年初 0 岁组人口数　　　　B. 年中 0 岁组人口数　　　　　C. 年末 0 岁组人口数

D. 年出生活产数　　　　　E. 年任意时刻 0 岁组人口数

18. 抽样调查能获得(　　)

A. 某因素与疾病的因果联系　　　　　B. 该地区的全部现患病人

C. 该病的相对危险度　　　　　D. 该病的发病率

E. 该病的患病率

19. 移民流行病学主要目的是(　　)

A. 区分遗传因素或环境因素在疾病病因中作用的大小

B. 研究移民中疾病的分布特征

C. 研究移民中疾病的种类

D. 研究移民与非移民饮食方面的差异

E. 研究疾病对移民的影响

20. 某病的发病率指的是(　　)

A. 一定期间内,一定人群中某病病例出现的频率

B. 一定期间内,某人群中发生病例的频率

C. 一定期间内,某人群中发生某病新病例的频率

D. 一定时期内,所有患病人数占总人口数的比例

E. 特定时间内,某病新旧病例占总人口数的比例

21. 在调查问卷的组成部分中,属于问卷主体部分的是(　　)

A. 封面信　　　　　B. 指导语　　　　　C. 问题及答案

D. 编码　　　　　E. 以上都不是

22. 调查问卷中,编码的目的在于(　　)

A. 便于调查者整理分析　　　　　B. 便于被调查者回答问题

C. 使调查表条理清晰　　　　　D. 答案标准化处理

E. 便于计算机分析处理

23. 病例对照研究的研究对象为(　　)

A. 暴露组和非暴露组　　　B. 试验组和非试验组　　　C. 患病组和非患该病组

D. 干预组与对照组　　　E. 试验组与对照组

24. 在病例对照研究中,若从医院的其他患者中选择对照,下列叙述正确的是(　　)

A. 有很好的代表性　　　B. 选择偏倚较小　　　C. 易于操作

D. 可能有较高的无应答率　　　E. 结果外推性较好

25. 下列哪项属于病例对照研究的特点(　　)

A. 耗时、费力

B. 可以直接计算相对危险度

C. 可计算暴露率

D. 选择患有与研究疾病相关疾病的人群作为对照

E. 由"因"推"果"

26. 在设计配对的病例对照研究时,确定配对条件的主要原则是(　　)

A. 对所研究疾病有影响的项目均应列为配对条件

B. 对结果有影响的项目均应列为配对条件

C. 对所研究疾病有影响并与研究因素有关的应列为配对条件

D. 对结果有影响的项目不应列为配对条件

E. 对研究疾病有影响的项目应列为配对条件

27. 在病例对照研究中,匹配是指(　　)

A. 病例组的样本数等于对照组的样本数

B. 限制病例和对照组的选择,使两者的某些特征相一致的方法

C. 限制病例和对照组的,使两者的研究因素一致的方法

D. 限制病例和对照组时,使两者的所有特征相一致的方法

E. 病例组的研究因素的数量与对照组完全一致

28. 病例对照研究中下列哪组病例最佳(　　)

A. 死亡病例　　　　　　　　　　　B. 现患病例

C. 死亡病例和现患病例　　　　　　D. 新发病例

E. 死亡病例和新发病例

29. 病例对照研究收集的资料包括(　　)

A. 一般情况、疾病情况、暴露史

B. 一般情况、疾病情况、随访情况

C. 疾病情况、结局出现情况、一般情况

D. 一般情况、随访情况、结局出现情况

E. 随访情况、疾病情况、暴露史

30. 下列哪一项是病例对照研究的优点(　　)

A. 估计危险因素的暴露情况时,很少或没有偏倚

B. 在选择出暴露因素后,可研究多种疾病的结局(　　)

C. 可减少研究对象对回忆的依赖性

D. 有可能确立该病的发病率

E. 可用于罕见病的病因研究

31. 进行某种疾病的队列研究最初选择的队列是(　　)

A. 患该病的人　　　B. 不患该病的人　　　C. 具有病因因素的人

D. 不具有病因因素的人　　　E. 具有该病家庭史的人

32. 队列研究中调查对象应选择(　　)

A. 在有该病者中,选择有、无某种暴露因素的两个组

B. 在有该病者中,选择有某种暴露因素的为一组,在无该病者中选择无某种暴露因素有为另一组

C. 在无该病者中选择有某种暴露因素的为一组,在有该病者中选择无某种暴露因素的为另一组

D. 在无该病者中,选择有、无某种暴露因素两组

E. 任选有无暴露的两个组

33. 队列研究对象分组的原则是(　　)

A. 按随机化分组分成两部分人群

B. 从人群中选择患者分成两组人群

C. 用整群抽样的方法调查某几类人群

D. 按是否暴露于某因素分为暴露组与对照组

E. 按是否患某病分为病例组与对照组

34. 评价某致病因素对人群危害程度使用(　)

    A. *RR*　　　　B. *AR*　　　　C. *PRR*　　　　D. *AR*%　　　　E. 死亡比例

35. 确定某因素与某病的联系程度用(　)

    A. 暴露人群中该病病死率　　　　　　　　B. 暴露人群中该病死亡率

    C. 暴露人群中该病患病率　　　　　　　　D. 一般人群某因素的暴露率

    E. 相对危险度

36. 如果某暴露因素患 A 病的 *AR* 大于患 B 病的 *AR* ,那么可以认为(　)

    A. 暴露与 A 病的联系比其与 B 病的联系更密切

    B. 控制暴露后,预防 A 病的病例数将多于预防 B 病的病例数

    C. 暴露因素是 A 病的重要病因

    D. A 病的 *RR* 大于 B 病的 *RR*

    E. A 病的 *RR* 小于 B 病的 *RR*

37. 队列研究的最大优点在于(　)

    A. 对较多的人群进行较长时间的随访

    B. 发生选择偏倚可能性比病例对照研究少

    C. 较直接地确定病因与疾病的因果关系

    D. 对混杂因素的作用易于控制

    E. 研究结果常能代表全人群

38. 实验性研究与观察性研究的最主要区别是(　)

    A. 是否人为地施加了干预措施　　　　　　B. 是否考虑了时间因素的影响

    C. 是否设立了对照组　　　　　　　　　　D. 是否使用了盲法

    E. 是否分析了联系强度

39. 下列哪项是实验性研究不具备的(　)

    A. 需随机化分组　　　　　　　　　　　　B. 实验组和对照组是自然形成的

    C. 必须有干预措施　　　　　　　　　　　D. 有严格的平行可比的对照

    E. 是前瞻性研究,必须随访观察实验结果

40. 实验性研究在选择研究对象时下列哪项是错误的(　)

    A. 选择干预措施对其无害的人群　　　　　B. 选择能将实验坚持到底的人群

    C. 选择预期发病率较低的人群　　　　　　D. 选择的对象应能够从实验研究中受益

    E. 选择依从性较好的人群

41. 临床试验研究对象的研究人群应是(　)

    A. 来自于同一总体的一组暴露人群和一组非暴露人群

    B. 来自于同一总体的一组病例人群和一组对照人群

    C. 来自于同一总体的一组干预人群和一组非干预人群

    D. 来自于不同总体的一组干预人群和一组非干预人群

    E. 来自于不同总体的同一组研究人群

42. 流行病学实验研究具有以下特点(　)

    A. 暴露组、非暴露组均有干预措施　　　　B. 病例组、对照组均有干预措施

    C. 随机原则、设立对照、有干预措施　　　D. 在实验室中进行

E. 属于观察性研究

43. 临床试验中对研究对象进行随机分组是为了( )
    A. 使实验组和对照组人数相同
    B. 使实验组和对照组都受益
    C. 平衡实验组和对照组已知和未知的混杂因素
    D. 避免研究者主观偏倚
    E. 增加参与研究对象的依从性

44. 流行病学实验中采用盲法的目的是( )
    A. 增加参与研究对象的依从性　　　　B. 减少选择偏倚
    C. 减少信息偏倚　　　　D. 减少混杂偏倚
    E. 使研究对象更有代表性

45. 应用筛检的主要目的是( )
    A. 病因探索　　　B. 疾病普查　　　C. 确诊患者
    D. 评价患者的预后　　　E. 发现外表正常实际有病者

46. 筛检试验的真实性是指( )
    A. 试验结果精确　　　　B. 试验条件稳定
    C. 试验结果辨别有无疾病的能力　　　　D. 试验的测定值与实际值的符合程度
    E. 重复试验获得相同结果的稳定程度

47. 反映筛检试验可靠性的指标是( )
    A. 灵敏度　　　B. 特异度　　　C. 约登指数　　　D. 预测值　　　E. 符合率

48. 某病早期治疗效果好,漏诊后果严重,对此病的筛检试验应( )
    A. 提高灵敏度　　　B. 提高特异度　　　C. 提高阳性预测值
    D. 提高阴性预测值　　　E. 提高诊断的截断值

49. 为提高诊断试验的灵敏度几个独立试验可( )
    A. 串联使用　　　　B. 并联使用
    C. 先串联后并联使用　　　　D. 要求每个实验假阳性率低
    E. 要求每个实验特异度低

50. 筛检试验标准确定后,筛检结果的阳性预测值取决于( )
    A. 灵敏度　　　B. 特异度　　　C. 患病率
    D. 符合率　　　E. 约登指数

51. 某一特定的筛检试验,用于患病率较高的人群中,则( )
    A. 该试验的灵敏度升高　　　　B. 该试验的特异度升高
    C. 该试验的符合率升高　　　　D. 该试验的阳性预测值升高
    E. 该试验的阴性预测值升高

52. 在筛选试验中,阳性分界点越高( )
    A. 灵敏度越高　　　B. 特异度越高　　　C. 患病率越高
    D. 发病率越高　　　E. 符合率越高

53. 有关几个独立试验的联合使用,下列说法正确的是( )
    A. 串联使用时灵敏度、特异度均提高
    B. 并联使用时灵敏度、特异度均降低

  C. 串联使用时灵敏度降低、特异度提高

  D. 并联使用时灵敏度降低、特异度提高

  E. 串联使用时灵敏度提高、特异度降低

54. 关于我国的公共卫生监测的内容,下列哪项是不正确的(　　)

  A. 法定报告的 39 种传染病　　　　　B. 突发公共卫生事件

  C. 群体性突发事件　　　　　　　　　D. 伤害

  E. 出生缺陷

55. 根据特殊需要,上级单位亲自调查收集或者要求下级单位严格按照规定收集资料,这属于(　　)

  A. 主动监测　　　B. 被动监测　　　C. 常规报告　　　D. 哨点监测　　　E. 信息上报

56. 我国以实验室为基础的监测系统是(　　)

  A. 出生缺陷监测系统　　　B. 流行性感冒监测系统　　　C. 医院内感染监测系统

  D. 疾病监测点监测系统　　　E. 法定传染病报告系统

57. 对能够反映总人群中某种基本流行状况的有代表性特定人群进行监测属于(　　)

  A. 常规报告　　　　　　　B. 被动监测　　　　　　　C. 哨点监测

  D. 医院为基础的监测　　　E. 主动监测

58. 疾病监测体系不包括下列哪一类(　　)

  A. 重点传染病监测系统　　　B. 死因监测系统　　　　　C. 症状监测系统

  D. 自愿报告系统　　　　　　E. 基本监测信息报告管理系统

59. 进行暴发调查的首要工作是(　　)

  A. 计算各种罹患率　　　　　　　B. 形成病因假设并检验假设

  C. 核实诊断　　　　　　　　　　D. 扑灭疫情

  E. 制订防治措施

60. 下面哪一项不是暴发调查的内容(　　)

  A. 核实诊断,证实暴发

  B. 全面考察疫情,计算各种罹患率,描述疾病分布

  C. 形成有关致病因素的假设并加以检验

  D. 把病例随机分为两组,一组给以干预措施,一组作为对照继续观察

  E. 调查的同时采取措施,控制疫情

[A₂ 型题]

1. 某项研究调查煤矿工人的矽肺患病率,则从事采煤一线作业 5 年以上这一特征在流行病学研究中称为(　　)

  A. 危险因素　　　B. 病因　　　　C. 病例组　　　D. 高危人群　　　E. 暴露

2. 某地区进行学龄儿童流脑疫苗接种率调查,首先将该地区各县分为好、中、差三类,然后在每类中随机抽 1/10 的学龄儿童进行调查,这种抽样方法属于(　　)

  A. 整群抽样　　　　　　　B. 分层抽样　　　　　　　C. 多级抽样

  D. 系统抽样　　　　　　　E. 单纯随机抽样

3. 在某地进行居民膳食状况调查,计划从 2000 户居民中选 100 户作为样本,以每隔 20 户选取一户的方法进行抽样,这种方法属于(　　)

  A. 整群抽样　　　　　　　B. 单纯随机抽样　　　　　　C. 分层抽样

D. 系统抽样　　　　　　E. 多级抽样

4. 有人对某地区 250 例胃癌患者进行流行病学调查,包括人口学资料、饮酒、吸烟、劳动强度、吃变硬或发霉的馒头、膳食中蔬菜和蛋白质的量以及情绪变化等,同时对条件与上述 250 例在性别、年龄近似的 400 名当地的非胃癌患者(或健康人)进行同样项目的调查,以便进行结果比较。该项研究采用下列哪种流行病学研究方法(　　)

　　A. 现况研究　　　　　　B. 筛查　　　　　　　　C. 病例对照研究
　　D. 队列研究　　　　　　E. 流行病学实验研究

5. 一项吸烟与肺癌关系的病例对照研究结果显示:$\chi^2 = 12.36$, $P < 0.05$, $OR = 3.3$,正确的结论为(　　)

　　A. 病例组肺癌的患病率明显大于对照组
　　B. 病例组发生肺癌的可能性明显大于对照组
　　C. 对照组发生肺癌的可能性明显大于病例组
　　D. 对照组肺癌的患病率明显小于病例组
　　E. 不吸烟者发生肺癌的可能性明显小于吸烟者

6. 在吸烟与肺癌的病例对照研究中,如果对照组中选入过多的慢性支气管炎患者,可能会(　　)

　　A. 高估 RR 值　　　　　B. 高估 OR 值　　　　　C. 低估 RR 值
　　D. 低估 OR 值　　　　　E. 对结果影响不大

7. 吸烟者肺癌死亡率 $= 0.96$‰,不吸烟者 $= 0.07$‰,一般人群 $= 0.56$‰,人群中吸烟率为 55% ,则完全由吸烟引起的肺癌死亡率占吸烟者肺癌死亡率的比重是(　　)

　　A. 13.7%　　B. 0.89‰　　C. 92.7%　　D. 87.5%　　E. 0.49‰

8. 一项雌激素与子宫内膜癌关系的配对病例对照研究,共 63 对。病例组与对照组两组均有雌激素暴露史者 27 对,两组均无暴露史者 4 对,病例组有暴露史而对照组无暴露史者 29 对,其余为对照组有暴露而病例组无暴露者。OR 为(　　)

　　A. 10.67　　B. 9.67　　C. 2.24　　D. 1.24　　E. 4.47

9. 某研究,经 10 年长期追踪后,发现 2000 名乙型肝炎携带者中有 70 名发生肝细胞癌,而 800 名非携带者中,只有 7 名发生肝细胞癌。请问携带者中发生肝细胞癌的相对危险度是(　　)

　　A. 44.4　　B. 40.0　　C. 10.0　　D. 4.0　　E. 8.0

10. 当某因素与某病的 RR 值为 5.0,95% 可信区间为 1.8 ~ 7.9,下列说法哪项正确(　　)

　　A. 暴露者患该病风险比不暴露者高 5 倍
　　B. 暴露者患该病风险是不暴露者的 5 倍
　　C. 暴露与否与患病风险关系不大
　　D. 暴露者的患病风险是不暴露者的 1/5 倍
　　E. 某因素与某病没有联系

11. 对头胎的孕妇进行随访观察,询问并记录她孕期的吸烟情况,而后研究分析吸烟史与新生儿低出生体重的联系,这种研究类型是(　　)

　　A. 临床试验　　　　　　B. 横断面研究　　　　　C. 病例对照研究
　　D. 队列研究　　　　　　E. 现况研究

12. 随机选择 5 岁组儿童 100 名进行免疫接种预防试验,观察了 8 年,结果表明有 70% 的免疫接种者未患所研究的疾病。此项研究下列哪个观点正确(　　)

    A. 该疫苗有效,因为有 70% 的儿童未患此疾病

    B. 该疫苗无效,因为有 30% 的儿童患了此疾病

    C. 不能下结论,因为未进行统计学检验

    D. 不能下结论,因为未设对照组

    E. 不能下结论,因为观察时间不够长

13. 某地某年用接种疫苗的方法预防流感,结果当年流感病例数明显少于往年,因此认为该疫苗预防流感有效,这个结论(　　)

    A. 不正确,因为未计算发病率

    B. 不正确,因为未计算相对危险度

    C. 不正确,因为未作统计学显著性检验

    D. 不正确,因为未排除其他因素对流行过程的影响

    E. 正确,因为采取措施前后作为对照的方法

14. 某地区的某传染病已持续流行多年,今研制成一种预防该病的新疫苗,为观察该疫苗的流行病学预防效果,观察对象应该选择(　　)

    A. 患病率高的人群　　　B. 患病率低的人群　　　C. 发病率高的人群

    D. 发病率低的人群　　　E. 免疫水平高的人群

15. 某研究者为了评价拜新同治疗高血压的效果,从 10 家市级医院中随机抽取 200 名高血压患者,并随机分为两组,一组服用拜新同,另一组服用安慰剂,随访 6 个月,观察血压的变化情况,比较、分析两组的效果,以判断拜新同的疗效。这种研究属于(　　)

    A. 描述性研究　　　　　B. 病例对照研究　　　　C. 队列研究

    D. 实验研究　　　　　　E. 理论研究

16. 在糖尿病筛检方案中,甲方案血糖阳性标准定为 5.8mmol/L,乙方案定为 6.1mmol/L,乙方案与甲方案比较(　　)

    A. 灵敏度高,特异度低,假阳性率低,假阴性率高

    B. 灵敏度低,特异度高,假阳性率高,假阴性率低

    C. 灵敏度高,特异度高,假阳性率低,假阴性率低

    D. 灵敏度低,特异度高,假阳性率低,假阴性率高

    E. 灵敏度高,特异度高,假阳性率高,假阴性率低

17. 眼压升高是临床诊断青光眼的指征之一,青光眼患者的眼压约在 2.9~5.6kPa,无青光眼者的眼压约在 1.9~3.5kPa,若将诊断标准由眼压 >2.9kPa 升高到 >3.5kPa,则下述正确的是(　　)

    A. 灵敏度升高　　　　　　　　　　B. 特异度升高

    C. 灵敏度和特异度均升高　　　　　D. 灵敏度和特异度均下降

    E. 不确定,因为不知道患病率情况

18. 要评价乳腺钼靶 X 线检查在女性乳腺癌诊断效果,将该检查用于经病理检查证实的乳腺癌患者 100 人和未患乳腺癌 100 人。结果患癌组有 95 例阳性,未患癌组有 10 例阳性。该试验的灵敏度是(　　)

    A. 90.0%　　　　B. 90.5%　　　　C. 92.5%　　　　D. 94.5%　　　　E. 95.0%

19. 要评价乳腺钼靶 X 线检查在女性乳腺癌诊断效果,将该检查用于经病理检查证实的乳腺癌患者 100 人和未患乳腺癌 100 人。结果患癌组有 95 例阳性,未患癌组有 10 例阳性。该试验的阳性预测值是(　　)

    A. 90.0%　　　B. 90.5%　　　C. 92.5%　　　D. 94.5%　　　E. 95.0%

20. 在某特定人群实施筛检计划,该病患病率为 10%,所用筛检试验的灵敏度为 95%,特异度为 90%。如果用此试验检查 1000 人,则被筛检出阳性是多少人(　　)

    A. 90　　　B. 95　　　C. 185　　　D. 810　　　E. 815

21. 对某传染病暴发流行进行调查时正确的调查步骤是(　　)

a 组织和准备

b 初步调查,了解疫情的分布特征

c 深入调查,验证假设

d 总结及深入研究

e 形成假设并采取控制措施

f 核实诊断,确定暴发

g 进一步落实控制措施并考核效果

    A. a-b-f-e-g-c-d　　　　B. b-a-f-d-e-g-c　　　　C. a-f-b-e-c-g-d

    D. a-b-e-c-f-g-d　　　　E. a-b-e-c-d-f-g

22. 一次腹泻暴发调查表明:甲餐馆就餐者中发病者占 35%,而乙餐馆为 15%,丙餐馆为 25%;在饮用公用水的人中发病者占 30%。据以上资料,下列哪个论述是正确的(　　)

    A. 不能下结论,因未分析各餐馆可疑食物和公用饮水与发病的关系

    B. 暴发来源于甲餐馆

    C. 暴发来源不是乙餐馆

    D. 暴发来源是公用饮水

    E. 暴发来源是甲餐馆和公用饮水

[B₁ 型题]

(1~3 题共用备选答案)

    A. 为了早发现、早诊断、早治疗宫颈癌

    B. 为了调查大学生乙肝感染情况,可不必调查所有大学生

    C. 在健康人群中发现可疑的肺结核患者的调查

    D. 对个别发生的麻疹患者进行调查

    E. 一次聚餐引起的食物中毒调查

1. 属于抽样调查的是(　　)

2. 属于普查的是(　　)

3. 属于筛检的是(　　)

(4~7 题共用备选答案)

    A. 0.4　　　B. 8.0　　　C. 10.0　　　D. 1.6　　　E. 2.0

2002 年,共发生 200 例某病患者,在 2002 年初已知有 800 例患者,年内因该病死亡 40 例,年中人口数 1000 万,如果该病的发生和因该病死亡的事件均匀地分布在全年中,那么

4. 2002 年该病的发病率(1/10 万)是(　　)

5. 2002 年 1 月 1 日该病的患病率(1/10 万)是(　　)

6. 2002 年期间,该病的患病率(1/10 万)是( )

7. 2002 年期间,该病的死亡率(1/10 万)是( )

(8~10 题共用备选答案)

    A. 散发　　　　　　　B. 流行　　　　　　　C. 大流行

    D. 暴发　　　　　　　E. 地方性流行

8. 在常年无白喉发生的自然村中,某年秋天突然发生白喉患者 3 例,可用来描述此疾病流行强度的指标是( )

9. 非洲某地区是伤寒年发病率经常维持在 10/10 万左右,某年该地区发生 20 例伤寒患者,这种情况属于( )

10. 某疾病监测点统计该地区以往乙肝的发病率为 1~6‰,某年该病的发病率波动在 5‰,此种情况属于( )

(11~14 题共用备选答案)

    A. 危险因素　　B. 保护因素　　C. 混杂因素　　D. 无关因素　　E. 不能判断

11. 一项病例对照研究中,计算出某研究因素的 OR 值的 95% 的可信区间为 0.3~0.75,那么该研究因素可能为( )

12. 一项病例对照研究中,计算出某研究因素的 OR 值的 95% 的可信区间为 0.3~1.5,那么该研究因素可能为( )

13. 一项病例对照研究中,计算出某研究因素的 OR 值的 95% 的可信区间为 3~7.5,那么该研究因素可能为( )

14. 一项吸烟与肺癌的病例对照研究,年龄因素可能是( )

(15~19 题共用备选答案)

    A. 将某人群按现在是否吸烟分组,观察 5 年后发病情况

    B. 将某人群按 5 年前是否吸烟分组,观察到现在的发病情况

    C. 从某人群中选患某病与不患某病者若干,调查 5 年前是否吸烟

    D. 调查某人群现在是否吸烟和是否患某(些)病

    E. 将某人群按 5 年前是否吸烟分组,观察到现在和 5 年后的发病情况

15. 双向性队列研究如何进行吸烟与某病发病关系的研究( )

16. 回顾性队列研究如何进行吸烟与某病发病的研究( )

17. 前瞻性队列研究如何进行吸烟与某病发病关系的研究( )

18. 病例对照研究如何进行吸烟与某病关系的研究( )

19. 描述性研究如何进行吸烟与某病关系的研究( )

(20~24 题共用备选答案)

    A. 总人群中由于暴露因素引起的发病率为 43.8/10 万

    B. 暴露者中由于暴露因素引起的发病率为 43.8/10 万

    C. 接触暴露因素患病危险性是不接触暴露因素者的 4.36 倍。

    D. 总人群中由于暴露因素引起的发病率占总人群全部发病的比值

    E. 暴露组患病危险是非暴露组的 4.36 倍。

20. 一项病例对照研究表明 OR 值为 4.36(1.78~8.60),其意义是( )

21. 一项队列研究表明 AR 值为 43.8/10 万,其意义是( )

22. 一项队列研究表明 RR 值为 4.36(1.78~8.60),其意义是( )

23. 一项队列研究表明 PAR 值为 43.8/10 万,其意义是( )

24. 一项队列研究表明 $PAR\%$ 值为 43.8%,其意义是( )

(25～29 题共用备选答案)

    A. 并联   B. 串联   C. 可靠性

    D. 阳性预测值   E. 阴性预测值

25. 一系列试验中所有试验均为阳性,其结果才判为阳性( )

26. 一系列试验中任何一试验呈阳性,其结果即判为阳性( )

27. 运用同一方法在相同条件下重复多次试验得到相同结果的程度( )

28. 受试者试验结果阳性时患该病的可能性( )

29. 受试者试验结果阴性时无该病的可能性( )

(30～34 题共用备选答案)

    A. 误诊率降低   B. 漏诊率降低   C. 约登指数升高

    D. 阳性预测值升高   E. 阴性预测值升高

30. 几个独立筛检试验并联使用,可使( )

31. 几个独立筛检试验串联使用,可使( )

32. 某筛检试验诊断标准确定,人群患病率升高时( )

33. 某筛检试验诊断标准确定,人群患病率降低时( )

34. 某筛检试验的灵敏度和特异度均升高时( )

(35～38 题共用备选答案)

    A. 主动监测   B. 被动监测   C. 哨点监测

    D. 医院为基础的监测   E. 实验室为基础的监测

35. 对能够反映总人群中某种疾病流行状况的有代表性特定人群(哨点人群)进行监测,了解疾病的流行趋势,这属于( )

36. 国家法定传染病报告系统,由法定报告人上报传染病病例,这属于( )

37. 主要是采取实验室检测手段对病原体或其他致病原因开展监测,属于( )

38. 上级监测单位专门组织调查或者要求下级监测单位严格按照规定收集资料,属于( )

(39～42 题共用备选答案)

    A. 自愿报告系统   B. 义务性监测   C. 重点医院监测

    D. 重点药物监测   E. 速报制度

39. 要求医生报告所发生的药物不良反应病例,属于( )

40. 指定有条件的医院报告药物不良反应和对药品不良反应进行系统监测研究,属于( )

41. 对一部分新药进行上市后监测,以便及时发现一些未知或非预期的不良反应,并作为这类药品的早期预警系统。属于( )

42. 当医疗机构、药品生产和经营企业的相关人员发现可疑的药物不良反应有关时,就应当填写药物不良反应报告表,逐级上报。属于( )

[A₃/A₄ 型题]

(1～3 题共用题干)

根据专门设计调查所获得资料或已有的各类资料,按照不同的地区、不同的时间和不同的人群特征分组,将疾病或健康状况的分布特点真实地描述出来,为进一步的流行病学研究提供线索。

1. 该研究方法为( )

    A. 诊断试验   B. 现况调查   C. 病例分析

    D. 队列研究   E. 病例对照研究

2. 该研究方法有以下类型( )

    A. 回顾调查   B. 前瞻调查   C. 临床试验

    D. 社区试验   E. 普查和抽样调查

3. 该研究方法可以获得以下指标( )

    A. 患病率   B. 灵敏度   C. 比值比

    D. 正确指数   E. 相对危险度

(4~5 题共用题干)

1996 年某地区 20 000 人口中有某病患者 1000 例,同年新发现该病患者 100 例。

4. 该地区 1996 年某病的发病率是( )

    A. 5.0%   B. 5.5%   C. 0.5%   D. 0.53%   E. 5.8%

5. 该地区 1996 年某病的患病率是( )

    A. 5.0%   B. 5.5%   C. 0.5%   D. 0.53%   E. 5.8%

(6~8 题共用题干)

某项研究在甲城市所有 20 所小学的约 20 000 名小学生中进行近视患病率的调查,该研究以学校为单位,随机抽取 4 所小学,将抽到学校的全部学生均作为研究对象进行调查,结果显示,近视患病率为 15%。而另一项在乙城市中进行的研究表明,小学生近视患病率为14%。比较两个城市小学做眼保健操的情况发现,乙城市小学普遍在课间设有眼保健操时间,且有教师监督,而甲城市无此措施。

6. 在甲城市中进行的研究所选用的抽样方法时( )

    A. 多级抽样   B. 系统抽样   C. 分层抽样

    D. 整群抽样   E. 单纯随机抽样

7. 以下对该抽样方法描述错误的是( )

    A. 该方法便于组织   B. 该方法抽样误差小

    C. 该方法易进行质量控制   D. 该方法易被调查对象接受

    E. 该方法节约人力、物力和时间

8. 通过该项研究能得出的结论是( )

    A. 眼保健操的实施与小学生近视患病情况有关

    B. 眼保健操的实施与小学生近视患病情况无关

    C. 甲城市小学生近视患病率高于乙城市小学生近视患病率

    D. 甲城市小学生近视患病率与乙城市小学生近视患病率差异无统计学意义

    E. 以上均不确定

(二)思考题

1. 调查研究设计的主要内容有哪些?

2. 简述现况研究的目的和用途。

3. 普查和抽样调查有哪些优缺点?

4. 病例对照研究中有何应用？如何选择病例？如何选择对照？

5. 队列研究数据如何分析？

6. 实验性研究设计应遵循哪些基本原则？

7. 何为筛检试验，如何选择筛检试验的研究对象？

8. 何为哨点监测？

9. 列出暴发调查的一般步骤。

（三）案例分析

1. 1962 年，科学家 Ferris 和 Anderson 进行了关于慢性呼吸道疾病与吸烟、空气污染的现况研究。其中，有关吸烟和慢性呼吸道疾病的资料经整理见表 11-2。

表 11-2　吸烟与慢性呼吸道疾病的现况调查结果

	吸烟	不吸烟	合计
现患病人	142	38	180
非病人	12 000	13 100	25 100
合计	12 142	13 138	25 280

请回答下列问题：

（1）根据以上资料可以计算哪些指标？

（2）如何判断吸烟与慢性呼吸道疾病是否有关系？

2. HBV 感染与原发性肝癌关系的一项病例对照研究所获资料见表 11-3。

表 11-3　HBV 感染与原发性肝癌的关系

	HBV +	HBV −	合计
病例	98	11	109
对照	49	60	109
合计	147	71	218

（1）根据上表资料计算 χ^2、OR、OR 的 95% CI。

（2）上述计算结果说明了什么问题？

3. 2001 年 1 月～12 月，某市口腔医院门诊进行了一项关于"吸烟与口腔黏膜白斑病之间关系"的配比病例对照研究。对照选自该口腔医院门诊的非口腔黏膜白斑病就诊者，如：镶牙、补牙、洁牙、牙周炎等患者。病例和对照的配比条件：同性别，年龄相差在 2 岁以内，近 10 年来一直居住在该市的居民。结果为：病例与对照均吸烟者共 45 对；均不吸烟者 20 对；病例吸烟而对照不吸烟者共 25 对；病例不吸烟而对照吸烟者共 10 对。请回答下列问题：

（1）如何分析吸烟与口腔黏膜白斑病之间有无关联？

（2）如何计算和解释关联强度？

（3）根据这一研究结果，如何下结论？为什么？

4. 为确定一种新发明的避孕药是否增加了卒中的危险，进行了一项队列研究。选取生育年龄的一个随机样本，发现 9920 名妇女适于作为研究对象，其中 1000 名定期使用该种避孕药，其他人不用。对整个样本人群随访 10 年，结果见表 11-4。

（1）计算 *RR* 值、*AR* 值、*AR* % 。

（2）分析上述指标的流行病学意义。

表 11-4 避孕药与卒中关系的队列研究

	卒中病例	未卒中者	合计
服避孕药者	10	990	1000
未服避孕药者	10	8910	8920
合计	20	9900	9920

5. 一项直肠指诊筛检前列腺癌的研究结果见表 11-5。

（1）计算该筛检方法的灵敏度,特异度,符合率,阳性预测值,阴性预测值。

（2）解释上述各指标的含义。

表 11-5 直肠指诊筛检大肠癌结果

直肠指诊	前列腺癌患者	非前列腺癌患者	合计
阳性	48	25	73
阴性	21	206	227
合计	69	231	300

6. 某小学师生 500 人均在学校食堂用中餐。2013 年 6 月 5 日开始,先后 220 人出现腹痛、腹泻、呕吐等症状。经调查食堂的可疑食物,整理如下表 11-6。

表 11-6 食堂可疑食物食用结果

食品名称	吃		未吃	
	发病	未发病	发病	未发病
青椒肉丝	180	20	18	2
蔬菜色拉	204	6	2	8
红烧肉	160	18	34	8
鸡腿	140	20	54	6
四季豆	170	20	24	6

（1）该资料如何分析?

（2）最可能污染的食物是什么?

四、参考答案

（一）选择题

[A₁ 型题]

1. E	2. C	3. D	4. E	5. B	6. E	7. E	8. B	9. E	10. C
11. A	12. C	13. A	14. B	15. C	16. C	17. D	18. E	19. A	20. C
21. C	22. E	23. C	24. C	25. C	26. E	27. B	28. D	29. A	30. E
31. B	32. D	33. D	34. C	35. E	36. B	37. C	38. A	39. B	40. C

41. D　42. C　43. C　44. C　45. E　46. D　47. E　48. A　49. B　50. C
51. D　52. B　53. C　54. C　55. A　56. B　57. C　58. D　59. C　60. D

[A₂型题]

1. E　2. B　3. D　4. C　5. E　6. D　7. C　8. B　9. D　10. B
11. D　12. D　13. D　14. C　15. D　16. D　17. B　18. E　19. B　20. C
21. C　22. D

[B₁型题]

1. B　2. A　3. C　4. E　5. B　6. C　7. A　8. D　9. A　10. B
11. B　12. D　13. A　14. C　15. B　16. D　17. A　18. C　19. D　20. C
21. B　22. E　23. A　24. D　25. D　26. A　27. C　28. D　29. D　30. B
31. A　32. D　33. E　34. C　35. C　36. D　37. E　38. A　39. B　40. C
41. D　42. A

[A₃/A₄型题]

1. C　2. E　3. A　4. D　5. B　6. D　7. B　8. E

(二)思考题(略)

(三)案例分析答题要点

1. (1)根据表11-2,可计算吸烟组于不吸烟组的慢性呼吸道疾病的现患率,其分别为142/12142 = 11.69‰和38/13138 = 2.89‰;也可按患病和非患病组计算各自的暴露率,即慢性呼吸道疾病患者中吸烟的暴露率为142/180 = 78.89‰。

(2)可以用χ^2检验,比较患病组与非患病组的吸烟暴露率有无统计学差别,也可比较吸烟与不吸烟组的现患率有无统计学差别。

2. (1)χ^2 = 50.15,$P < 0.05$,结果表明,HBV感染与原发性肝癌之间有关联。

$$OR = \frac{ad}{bc} = 10.9$$

OR的95%可信限为5.63~21.11。

(2)上述结果说明了HBV感染患原发性肝癌的危险性为没有HBV感染的10.9倍,此危险性的95%可信范围在5.63~21.11。

3. (1)关联分析:χ^2 = 5.60,$P < 0.05$,结果表明,吸烟与口腔黏膜白斑病之间有关联。

(2)关联强度:$OR = c/b = 25/10 = 2.5$,OR的95%可信限为1.17~5.35。意义:吸烟患口腔黏膜白斑病的危险性为不吸烟者的2.5倍,此危险性的95%可信范围在1.17~5.35。

(3)结论:在该市,吸烟可能是患口腔黏膜白斑病的危险因素之一,吸烟者患口腔黏膜白斑病的危险性为不吸烟者的2.5倍。从案例中给出的部分研究背景资料看,此项研究病例和对照的代表性均不强,且存在着明显的偏倚,如仅选择一所医院进行研究。另外,选择牙周炎、洁牙等患者作为对照时,由于吸烟也是牙周炎的发病危险因素之一从而导致吸烟和口腔黏膜白斑病之间的关联强度的低估。

4. (1)$RR = 8.92$,服避孕药者发生卒中的危险是不服避孕药的8.92倍;

(2)$AR = 8.88‰$,服避孕药使卒中的发生率增加了8.88‰。

(3)$AR\% = 0.888$,服避孕药卒中发病率中,88.8%是由于服用避孕药物引起的。

5. (1)灵敏度 = 48/69 = 69.57%"金标准"确诊的前列腺癌患者中,直肠指诊检测出的阳性人数所占的比例。将实际有病的人正确判断为患者的能力。

（2）特异度 = 206/231 = 89.18% 指在"金标准"确诊的非前列腺癌患者中,直肠指诊检测出的阴性人数所占的比例。将实际无病的人正确判断为非患者的能力。

（3）符合率 = (48 + 206)/300 = 84.67% 指筛检试验中真阳性和真阴性之和占总受检人数的比例。表示观察值与标准值或真实值符合的程度。

（4）阳性预测值 = 48/73 = 65.75% 指筛检结果为阳性的人患病的可能性是65.75%。

（5）阴性预测值 = 206/227 = 90.75% 指筛检结果为阴性的人未患病的可能性是90.75%。

6.（1）对各种可疑食物分别整理四格表 11-7,分别比较吃某种食品的罹患率与未吃者的罹患率是否有差异。

表 11-7　某种食品与发病的关系

	发病	未发病	合计
吃	a	b	a + b
未吃	c	d	c + d
合计	a + c	b + d	a + b + c + d

（2）蔬菜色拉与发病的关系（表 11-8）

表 11-8　蔬菜色拉与发病的关系

	发病	未发病	合计
吃	204	6	210
未吃	2	8	10
合计	206	14	220

吃蔬菜色拉的罹患率与未吃者的罹患率差异有统计学意义($P < 0.001$),表明吃蔬菜色拉与患病有关。$RR = 4.86$,说明吃蔬菜色拉患病的危险性是未吃的4.86倍。本次食物中毒最可能污染的食物是蔬菜色拉。

（段爱旭　肖焕波）